LOS SECRETOS
de las
MUJERES DE HIELO

LOS SECRETOS
de las
MUJERES
DE HIELO

EL MÉTODO WIM HOF PARA MUJERES

Isabelle Hof y Laura Hof

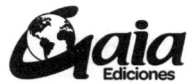

Gaia
Ediciones

Este libro presenta información y consejos relacionados con la salud. Su contenido debe entenderse como un complemento y no como un sustituto de las recomendaciones de un médico u otro profesional sanitario cualificado. Si sabes o sospechas que tienes algún problema de salud, debes consultar a tu médico antes de iniciar cualquier programa o tratamiento médico. Se ha hecho todo lo posible para garantizar la exactitud de la información reunida en este libro a fecha de su publicación. No obstante, la editorial y las autoras declinan toda responsabilidad por los posibles resultados médicos derivados de la aplicación de los métodos aquí descritos.

El material disponible en los sitios web mencionados en esta obra pertenece exclusivamente a sus respectivos autores. La editorial declina cualquier responsabilidad derivada del uso de los contenidos de tales sitios. Todo ese material tiene carácter complementario y no forma parte del presente libro. Los autores se reservan el derecho a cerrar sus sitios web, a su entera discreción, en cualquier momento.

Título original: *Secrets of the Icewomen*

Traducción: Andrea Hernández González

Diseño de cubierta: Amanda Kain

Imágenes de cubierta: © Sam Eye Am Photography

© 2025, Innerfire BV

Publicado por acuerdo con The Foreign Office Agència Literària, S.L.
y The Parkliterary Group, LLC d/b/a Park & Fine Literary and Media

De la presente edición en castellano:
© Distribuciones Alfaomega S.L., Gaia Ediciones, 2024
  Alquimia, 6 - 28933 Móstoles (Madrid) - España
  www.grupogaia.es - E-mail: grupogaia@grupogaia.es

Primera edición: marzo de 2026

Depósito legal: M. 3.724-2026
I.S.B.N.: 978-84-1108-213-6

Impreso en España por Artes Gráficas Cofás, S.A., Móstoles (Madrid)

El poder del frío y la respiración
para equilibrar las hormonas,
reforzar la salud y activar
el potencial interior.

Queremos dedicar este libro a nuestra madre.
Sin el camino recorrido y las lecciones aprendidas
a raíz de su muerte, este libro jamás habría visto la luz.

ÍNDICE

Introducción 11

1. El Método Wim Hof 17
2. El estrés femenino de vivir en un mundo masculino 33
3. Dejarse fluir: el sistema endocrino
   y el equilibrio hormonal 57
4. La química entre las mujeres y el hielo 83
5. Exhalar profundamente:
   las mujeres y la respiración 123
6. De la vacilación a la acción:
   una cuestión de actitud mental 165
7. El WHM durante el embarazo,
   el posparto y la menopausia 187
8. El WHM para combatir las enfermedades inflamatorias
   y autoinmunes 209
9. El WHM para cuidar la salud mental 233
10. Optimizar el organismo con el WHM:
    longevidad y ciclo femenino 249
11. Convertirse en una mujer de hielo 271

Agradecimientos 295
Índice temático 297
Acerca de Isabelle Hof 311
Acerca de Laura Hof 313

INTRODUCCIÓN

En una fría mañana de invierno de 2020, la tormenta Dennis azotaba con fuerza los Países Bajos. Mientras la mayoría de la gente prefería quedarse en la comodidad de su hogar, bien abrigada y con sus calcetines de lana, nosotras teníamos otros planes. Apenas eran las nueve de la mañana cuando, en mitad de una lluvia torrencial y un viento rugiente, nos dimos nuestro primer chapuzón con la Icewomen Community, un grupo que acabábamos de crear para animar a más mujeres a descubrir los beneficios que los baños de agua fría tienen para nosotras. En neerlandés, contamos con una expresión que vendría a decir algo así como «llueva o truene», esto es: vamos a seguir adelante con nuestros planes sin importar el tiempo que haga. ¡Y eso es exactamente lo que hicimos!

De algún modo, las inclemencias de aquel día —con la tormenta causando estragos a nuestro alrededor— potenciaron aún más los efectos apaciguadores del frío. Fue así como, acompañadas de otras mujeres fuertes y resilientes, nos convertimos en el ojo del huracán. A partir de entonces, el otoño y el invierno se han convertido en nuestras estaciones favoritas para mantener estos encuentros, que siempre rebosan de energía positiva, serenidad y, por supuesto, esa mezcla de satisfacción y euforia que acompaña a cada baño. Desde aquel día, la Icewomen Community no solo ha crecido en los Países Bajos, sino también en todo el mundo —desde los Estados Unidos hasta España y Guatemala—, ya que cada vez son más las mujeres que se reúnen para compartir su amor por el frío.

Queremos dar las gracias a los miles de mujeres que han participado en nuestros talleres, viajes, retiros y encuentros vinculados al Método Wim Hof (WHM, por sus siglas en inglés), y a aquellas que incluso han llegado a convertirse en instructoras certificadas: todas sus preguntas nos llevaron a adquirir consciencia de lo necesario que era este libro. Durante todo este tiempo, nos han hecho muchísimas, como por ejemplo: «¿Dónde es posible encontrar más información sobre el método para abordar problemas de salud femenina?», «¿Puede ayudarme esta práctica durante el ciclo menstrual, el embarazo o la menopausia?» o «¿La respiración y el frío afectan de forma distinta a mujeres y hombres?».

¡Las preguntas no podían ser más interesantes! A lo largo de los años, hemos tratado de responder a tantas como nos ha sido posible; hemos compartido anécdotas y observaciones personales, mientras seguíamos impulsando nuevas investigaciones sobre los efectos del WHM en las mujeres. Ahora este libro nos brinda por fin la oportunidad de abordar cada uno de esos interrogantes en un solo lugar y de ofrecer a las mujeres —de nuestra comunidad y de todas partes— un punto de partida para iniciarse en el método desde un enfoque plenamente femenino.

Las siguientes páginas contienen información sobre el WHM en relación con las mujeres, e incluyen consejos y técnicas de gran relevancia para nosotras. Las mujeres soportamos una gran carga de estrés y, tanto de forma mensual como a lo largo de nuestra vida, atravesamos fluctuaciones hormonales que no solo afectan a nuestro cuerpo y a nuestra fisiología, sino también a nuestra estructura cerebral. Estos cambios influyen en la regulación de la temperatura corporal, en la percepción térmica y en el ritmo respiratorio. Por eso, no solo es beneficioso, sino incluso fundamental, que abordemos la salud y el bienestar de la mujer —así como la práctica del WHM— desde una perspectiva que tenga en cuenta la asombrosa y misteriosa variabilidad que la caracteriza.

A lo largo del libro, exploraremos en profundidad la fisiología femenina y los tres pilares del WHM —el frío, la respiración y la actitud mental—, antes de adentrarnos en los beneficios específicos que el método ofrece a las mujeres, según hemos podido comprobar tanto a través de la investigación científica como de nuestra propia experiencia. Por último, te propondremos un desafío de treinta días para mujeres de hielo, lo que te permitirá iniciarte en el WHM de una forma accesible, gradual y fácil de integrar en tu día a día. Para profundizar aún más en esta práctica, siempre es recomendable asistir a un taller con un instructor certificado.

Antes de empezar, conviene recordar ciertas medidas de precaución. Aunque ponerte a prueba constituye una parte fundamental del método, es importante conocer tus propios límites y anteponer la seguridad en todo momento. Realiza siempre los ejercicios de respiración WHM sentada o tumbada, en un entorno seguro. Esta práctica puede afectar al control motor y, en casos puntuales, conducir a la pérdida del conocimiento. De ahí que insistamos tanto en no realizar jamás estos ejercicios mientras estamos al volante, en el agua o cerca de ella, ni en ningún otro lugar donde un desmayo pueda causar daños físicos. Si no estás familiarizada con la exposición al frío, recuerda ir avanzando en esta práctica *de forma gradual*. El frío es una fuerza muy poderosa que puede suponer un gran impacto para el cuerpo si no estás debidamente preparada y entrenada. Además, hay que evitar la práctica durante el embarazo o en caso de padecer epilepsia. Las personas con problemas cardiovasculares u otras afecciones graves han de pedir siempre consejo médico antes de iniciarse en el método. Por último, es fundamental que escuches en todo momento a tu cuerpo y que nunca lo fuerces.

Hemos escrito este libro con la esperanza de que llegue a manos de todas las mujeres que practican el WHM, de modo que puedan conectar con lo más profundo de sí mismas y sentirse plenas. Si estás leyendo estas líneas, deseamos que las siguientes páginas despierten toda la fuerza que hay en ti y transformen tu energía; esperamos también que te ayuden tanto a romper con el condicionamiento social, las expectativas externas y el miedo, como a encontrar el equilibrio y la calma interior necesarios para disfrutar de una vida más serena. Creemos firmemente que el WHM es una de las herramientas naturales más poderosas que puedes llevar contigo en este viaje humano que llamamos vida, pues te devuelve las riendas de tu propia felicidad, salud y fortaleza. Las escalofriantes imágenes de gente metiéndose en baños de hielo o en lagos congelados a menudo intimidan a muchas mujeres y les impiden disfrutar de los transformadores efectos de esta práctica. Pero el muro que ha mantenido a las mujeres alejadas del WHM ya se está resquebrajando; confiamos en que este libro lo derribará por completo y nos invitará a todas a conocer mejor este método.

LOS SECRETOS

de las

MUJERES DE HIELO

1
EL MÉTODO WIM HOF

«Lo imposible es posible».

HOY EN DÍA, PODEMOS APRENDER el Método Wim Hof dondequiera que estemos, a través de cursos en línea, centros especializados, talleres y retiros con instructores altamente cualificados. Sin embargo, lo cierto es que, hasta hace muy poco, nada de todo esto existía. Antes de que el WHM se convirtiera en lo que hoy conocemos, a nuestro padre se lo tenía por un tipo excéntrico, un temerario alocado que atrajo muchas miradas por sus numerosas hazañas sobrehumanas, como escalar el Everest en pantalones cortos, correr media maratón descalzo por el círculo polar ártico, o aguantar más de 112 minutos sumergido en un tanque lleno de cubitos de hielo. Le llevó más de cuatro décadas lograr que dejaran de verlo como una atracción circense y que empezaran a considerarlo una respetada figura del campo de la salud y la medicina.

Este interés científico fue clave para el desarrollo del WHM tal y como lo conocemos hoy en día. La ciencia ha sido, desde siempre, nuestro principal medio para adquirir conocimientos sobre el mundo natural: la observación sistemática, la experimentación y el análisis nos han permitido descubrir los principios y leyes fundamentales que rigen nuestro universo. Este conocimiento sustenta la comprensión que hoy tenemos de lo que nos rodea, y nos ayuda a desenvolvernos en este complejo mundo. Sin el interés de la comunidad científica, nuestro padre, Wim Hof, podría haber seguido siendo una simple anomalía humana, capaz de hazañas extremas. Gracias a la ciencia, ahora conocemos las razones por las que nuestro padre pudo soportar el frío durante tanto tiempo, y sabemos también que cualquier persona puede beneficiarse de sus prácticas.

Del Hombre de Hielo al WHM

La relación de nuestro padre con la ciencia y la salud tuvo sus inicios en 2007, cuando voló a los Estados Unidos para establecer un nuevo récord Guinness mundial: permaneció dos horas, dieciséis minutos y cuatro segundos sentado en un tanque de hielo en mitad de Times Square, en Nueva York. En ese mismo viaje, también acudió a los Institutos Feinstein de Investigación Médica para que le realizaran varias pruebas. Allí, el doctor Kevin Tracey, el presidente y director ejecutivo de dicha institución, además de un eminente estudioso del sistema nervioso, se interesó en la capacidad de Wim para soportar el frío. Más concretamente, quería observar su sistema nervioso autónomo, que es el responsable de regular procesos involuntarios como la frecuencia cardíaca, la presión arterial, la respiración, la digestión y la excitación sexual. Así pues, conectaron a nuestro padre a varias máquinas mientras realizaba ejercicios de meditación y respiración, y le tomaron muestras de sangre para analizar 307 biomarcadores diferentes. Los resultados mostraron que Wim Hof era capaz de influir en el comportamiento de su sistema nervioso autónomo, lo que por aquel entonces se consideraba imposible. En una carta que presentaba las conclusiones del estudio, el doctor Tracey sugería que las técnicas de meditación y respiración de Wim Hof le habían permitido estimular de manera eficaz el nervio vago —algo fundamental para alcanzar un estado de relajación y reparación—, y afirmaba también que todos poseemos ese potencial innato.

En 2009, mientras nuestro padre —sumergido hasta el cuello en un tanque de hielo y vestido tan solo con un bañador— batía un nuevo récord mundial, otro investigador estuvo recopilando datos sobre él. En esa ocasión, le pidieron que ingiriera una cápsula de monitorización VitalSense para registrar su temperatura corporal central durante su permanecía en el tanque de hielo. Esta investigación contó con la colaboración del doctor Ken Kamler, que tenía experiencia médica en algunas de las condiciones más extremas de la Tierra —como la Antártida— y que había trabajado como médico jefe de gran altitud para la NASA. Durante este experimento, el equipo del doctor Kamler observó que la temperatura corporal central de nuestro padre descendió hasta los 31 °C y luego aumentó nuevamente a los 36,4 °C sin ninguna fuente de calor externa*, lo que demostró el increíble control que tenía sobre su propia fisiología. Como el propio doctor Kamler escribió en una carta de seguimiento:

> «Según el dogma médico convencional, una vez que la temperatura corporal central cae por debajo de los 35 °C, el cuerpo deja de temblar [...]; llegado ese punto, a menos que intervenga una fuente de calor externo, la temperatura del organismo seguirá cayendo en picado hasta que la persona acabe muriendo de hipotermia. Wim ha refutado esta teoría [...]. Nos ha dejado bien patente que el cuerpo humano posee un poder increíble que la medicina moderna no acaba de entender del todo».

Wim Hof desafió la teoría médica y probó, una vez más, que lo imposible es posible. Según el doctor Kamler, la posibilidad de reproducir aquellos resultados tendría un gran impacto para la humanidad y abriría una nueva era de investigación sobre el sistema nervioso. Fue entonces cuando dio comienzo la verdadera misión de nuestro padre: demostrar al mundo no solo sus proezas, sino también su capacidad para enseñar a otros a hacer lo mismo.

---

* Kamler, K., y Stewart, G., carta a WHM Services Unipessoal LDA - Innerfire BV (17 de septiembre de 2009), https://media-cdn.wimhofmethod.com/uploads/kcfinder/files/WHM_DataInfo%20Kamler.pdf.

La siguiente figura científica en entrar en escena fue la doctora Marianne Hopman, una profesora de Fisiología del Centro Médico de la Universidad de Radboud, cuyo campo de estudio eran las enfermedades crónicas y sus mecanismos subyacentes. Su interés por nuestro padre se despertó cuando empezó a observarse que este podía influir conscientemente en su sistema nervioso autónomo. En 2010 y 2011, la doctora Hopman llevó a cabo tres experimentos, en los que midió la respuesta inflamatoria de nuestro padre durante su práctica del WHM. A Wim le inyectaron restos de bacterias *E. coli* muertas, para comparar luego su respuesta inmunitaria con la de otras 112 personas expuestas a la misma bacteria. Todos los demás participantes mostraron síntomas de activación inmunitaria, como fiebre y fatiga, a diferencia de nuestro padre, que no cayó enfermo tras la inyección. Su sangre presentaba un nivel inferior de proteínas inflamatorias y su recuento de linfocitos superaba al de los otros participantes, incluso pasados seis días. Aquella investigación sentó las bases para indagar en las habilidades y en los protocolos de Wim Hof no solo en relación con el sistema nervioso, sino también en el marco de la salud inmunitaria, lo que acabó dando lugar al estudio más conocido sobre nuestro padre: el de la Universidad de Radboud, efectuado en 2014.

EL ESTUDIO DE LA UNIVERSIDAD DE RADBOUD, REALIZADO EN 2014

En el campo científico, se conoce como *estudio de caso* a los experimentos que cuentan con un único sujeto. No obstante, aunque puedan arrojar información muy valiosa —como sucedió en el estudio realizado en 2012 sobre nuestro padre*—, su alcance es limitado. Por muy asombrosos que sean los resultados obtenidos,

---

* Kamler, K., y Stewart, G., carta a WHM Services Unipessoal LDA - Innerfire BV (17 de septiembre de 2009), https://media-cdn.wimhofmethod.com/uploads/kcfinder/files/WHM_DataInfo%20Kamler.pdf.

los estudios de este tipo no aportan ninguna prueba de que los resultados sean extensibles a otros sujetos. Los científicos habían constatado que Wim Hof era capaz de verdaderas proezas, pero ¿se trataba de un caso aislado? ¿O acaso era posible observar los mismos resultados en otras personas que practicaran las técnicas de nuestro padre? La Universidad de Radboud deseaba encontrar respuestas. Así fue como empezaron a colaborar con nuestro padre para llevar a cabo, en 2014, un estudio hoy ampliamente conocido, titulado «Voluntary Activation of the Sympathetic Nervous System and Attenuation of the Innate Immune Response in Humans». Para dicho estudio, Wim Hof entrenó a dieciocho hombres, de los cuales doce participaron en el experimento tras una selección aleatoria. Sus resultados fueron posteriormente comparados con los de un grupo de control, al que se le realizaron diversas pruebas para evaluar el sistema inmunitario y nervioso.

Isabelle: recuerdo la primera vez que oí hablar del estudio de la Universidad de Radboud. Mi padre y yo nos encontrábamos en los Países Bajos; dábamos una vuelta en coche cuando me comentó que estaba tratando de acordar con la universidad el número de días que tendría para entrenar a las dieciocho personas. Me pregunté si se trataría de años, meses o semanas... ¡Cuál fue mi sorpresa cuando , con total confianza, me dijo que le bastaba con diez días! Atónita, lo miré con los ojos como platos y señalé:

—Pero tú cuentas con muchísima experiencia y preparación... ¿En serio crees que puedes formarlos en diez días? ¿Y qué pasa si no es suficiente tiempo para entrenarlos?

Me dije para mis adentros que el cuerpo podía tardar años en adaptarse, y que mi padre pretendía enseñar a ese grupo de participantes, en apenas diez días, a hacer algo que hasta el momento solo él había logrado. Aquello tal vez echara por tierra todos los esfuerzos realizados para demostrar el potencial del método. Sin embargo, mi padre se mantuvo firme en su postura, convencido de que con diez días bastaba. Huelga decir que los nervios me carcomían. Ahora, al volver la vista atrás, me doy cuenta de que buena parte del método de nuestro padre se basa precisamente en tener fe.

Acompañado de un séquito de investigadores, Wim Hof llevó a los dieciocho hombres a Polonia para entrenarlos durante cuatro días. Allí los hizo practicar sus ejercicios de respiración y actitud mental y los instó a sumergirse en agua helada. Incluso los exhortó a realizar el ascenso al paso de montaña de Karkonoska, en la frontera polaco-checa, vestidos únicamente con pantalones cortos. Nada más verlos bailar el *Harlem Shake* en la cima de la montaña, ¡supo que estaban listos! De regreso a los Países Bajos, entrenaron cada uno por su cuenta durante otros seis días, en los que siguieron realizando a diario los ejercicios de actitud mental, exposición al frío y respiración. En cuanto concluyó el periodo de entrenamiento, a doce de los dieciocho participantes se les inyectó *E. coli* en el hospital para su posterior observación.

Los resultados fueron asombrosos. Los participantes que no habían seguido el entrenamiento con Wim Hof cayeron enfermos y comenzaron a presentar los síntomas previsibles en un caso así, como náuseas, dolores de cabeza, escalofríos y fiebre. Por el contrario, todos los participantes del grupo que había practicado el WHM se encontraban bien y no manifestaban ningún síntoma, ni siquiera leve. La diferencia era asombrosa. Los resultados indicaban que, al igual que nuestro padre, aquel grupo de hombres también había podido influir en su sistema nervioso autónomo y su sistema inmunitario. En el grupo que había recibido entrenamiento, los mediadores antiinflamatorios eran un 200 por ciento más elevados, mientras que los proinflamatorios eran un 50 por ciento más bajos. Asimismo, el recuento de leucocitos era considerablemente más alto en dicho grupo, algo con implicaciones importantes para quienes padecen afecciones relacionadas con la inflamación y el sistema inmunitario.

¿Qué es la inflamación? La inflamación, que es una respuesta normal y saludable del organismo, se genera cuando sufrimos una infección o lesión. Todos experimentamos inflamación en algún momento de nuestra vida: por ejemplo, cuando nos lesionamos y el tobillo se nos hincha y enrojece, o cuando luchamos contra una infección y tenemos mucosidad y fiebre. Si se siente amenazado, nuestro cuerpo responde liberando en el organismo sustancias químicas que producen inflamación para protegernos. Pero, entonces, ¿cuándo supone la inflamación un problema? Se vuelve complicada cuando persiste —lo que se conoce como *inflamación crónica*— y nuestro organismo no tiene tiempo de recuperarse y depurarse tras desencadenarse esta respuesta. Con el tiempo, la inflamación prolongada de bajo grado parece desregular el sistema inmunitario del organismo, y puede derivar en una amplia gama de enfermedades.

Los resultados de aquel estudio se publicaron en 2014 en la prestigiosa revista *PNAS (Proceedings of the National Academy of Sciences of the United States of America)*[*], lo que confirió una mayor credibilidad a las técnicas de Wim y avivó aún más el interés de la comunidad científica. Este estudio fue lo que realmente despertó el interés general por el método y le dio un respaldo científico.

¿Qué hay de la investigación realizada en mujeres? Quizás te haya llamado la atención que, en los primeros estudios sobre el WHM, todos los participantes fueran hombres. Sin embargo, esto es solo la punta del iceberg de un problema mucho mayor.

---

[*] Kox, M., *et al.*, «Voluntary Activation of the Sympathetic Nervous System and Attenuation of the Innate Immune Response in Humans», *Proceedings of the National Academy of Sciences* 20, vol. 111, (2014), pp. 7379-7384, DOI: 10.1073/pnas.1322174111.

Por regla general, la investigación médica estudia a las mujeres con mucha menos frecuencia. En 2009, por ejemplo, solo el 28 por ciento de las investigaciones realizadas las incluyeron como sujetos de estudio*. Durante años, la preocupación de que sus fluctuaciones hormonales mensuales pudieran alterar los resultados las apartó de los ensayos clínicos, bajo la simple premisa de que podían considerarse «hombres de constitución más pequeña». Esto ha tenido consecuencias nefastas para las mujeres. Por ejemplo, en un estudio de la Universidad de Chicago en el que se analizaban diversos ensayos, los investigadores descubrieron que el 90 por ciento de las mujeres a las que se les administró la misma dosis que a los hombres experimentaron efectos secundarios más intensos con respecto a sus homólogos masculinos. Además, la tasa de reacciones farmacológicas adversas en las mujeres prácticamente doblaba a la de los hombres**. Si bien es cierto que este panorama ha cambiado un poco en los últimos años —ya que el número de estudios que incluyeron a mujeres alcanzó el 49 por ciento en 2019***—, la proporción de investigaciones que analizaban los resultados por sexo no mejoró en ocho de los nueve campos considerados. De hecho, en el área de la farmacología, la tendencia a incluir a participantes femeninas cayó en picado, del 33 por ciento al 29 por ciento. Esta es una de las razones por las que la doctora Elissa Epel, profesora de Psiquiatría de la Universidad de California en San Francisco (UCSF), estaba

---

* Cooney, E., «Females Still Routinely Left Out of Biomedical Research—and in Analyses», *STAT* (9 de junio de 2020), https://www.statnews.com/2020/06/09/females-are-still-routinely-left-out-of-biomedical-research-and-ignored-in-analyses-of-data/.

** Zucker, I., y Prendergast, B. J., «Sex Differences in Pharmacokinetics Predict Adverse Drug Reactions in Women», *Biology of Sex Differences* 1, vol. 11 (5 de junio de 2020), https://doi.org/10.1186/s13293-020-00308-5.

*** Cooney, «Females Still Routinely Left Out of Biomedical Research—and in Analyses», *op. cit.*

interesada en analizar el efecto del WHM sobre el estrés, el estado de ánimo y la depresión específicamente en las mujeres. Dicho estudio está a la espera de ser publicado, pero los resultados preliminares mostraron que el WHM mejoró los niveles de estrés en las mujeres*, lo que se tradujo en un aumento de las emociones positivas diarias, con los consiguientes beneficios a largo plazo.

El estudio reveló, por primera vez en la historia, que todos *podemos* influir de manera consciente en nuestro sistema nervioso autónomo y en nuestro sistema inmunitario, algo que hasta entonces se consideraba imposible. Antes de que se llevara a cabo este estudio, toda la literatura médica afirmaba que no tenemos la capacidad de influir en nuestro sistema nervioso autónomo, y eso es lo que se enseñaba a cualquier médico en la facultad. La magnitud de semejante hallazgo científico puso sobre la mesa la necesidad de replantearnos lo que el ser humano es capaz de hacer, lo que supuso un verdadero cambio de paradigma.

En palabras de Peter Pickkers, profesor de Cuidados Intensivos Experimentales del Centro Médico Universitario Radboud: «Ahora contamos con pruebas científicas inequívocas de que el ser humano puede influir voluntariamente en su sistema nervioso autónomo. Se trata, sin lugar a dudas, de un hito sin precedentes». Cuando nuestro padre se encontraba postrado en la cama de un hospital, rodeado de médicos, profesores e investigadores, un periodista de un medio de comunicación neerlandés le preguntó si le había resultado duro someterse a aquel experimento. La respuesta que le dio dejaba entrever en gran medida cómo había vivido él aquel viaje:

---

* Blackburn, E., y Epel, E., *La solución de los telómeros: Un acercamiento revolucionario para vivir más joven, más sano y más tiempo* (trad. de Elena Preciado), Madrid, Aguilar, 2017.

«Para mí ha sido fácil. ¿Sabes lo que ha sido realmente difícil? El camino para llegar hasta aquí, para demostrar que esto es posible. La burla, los ataques, la incredulidad [...]. Cuando todo esto termine, [...] me echaré a llorar».

Aún recordamos el momento en que se publicaron los resultados del estudio, y lo mucho que tardó en difundirse este cambio de paradigma. De hecho, podría haber pasado completamente inadvertido si no fuera por el inagotable empeño y entusiasmo de nuestro padre. A la televisión y a los periódicos locales les llevó cierto tiempo hacerse eco de la noticia, que al final llegó a la prensa internacional. La voz de nuestro padre acabó cobrando fuerza gracias a pódcast internacionales como los de Tim Ferriss y Joe Rogan, así como a un hermoso documental que se publicó en la plataforma digital VICE. No había día en el que nuestro padre no se desviviera por difundir este mensaje: compartía sus técnicas con quienquiera que estuviera interesado (y a veces incluso con quienes no lo estaban tanto). No solo derrochaba pasión y entusiasmo durante los pódcast y documentales para el gran público, sino también en las conversaciones que mantenía con taxistas, con el personal de enfermería y con cualquier otra persona que él creyera que podría beneficiarse del método. Siempre estuvo convencido de que su capacidad para influir en el sistema nervioso autónomo era algo que todo el mundo podía lograr con un poco de entrenamiento, y la ciencia al fin lo respaldaba. Con el tiempo, consiguió llegar a grandes y pequeñas audiencias y conectar con ellas. Al igual que con todos sus demás logros, no cejó en su empeño por dar a conocer el método.

El estudio de la Universidad de Radboud, realizado en 2014, marcó un antes y un después, y abrió el camino a nuevas investigaciones. En los años siguientes, se publicaron varios estudios sobre el WHM relacionados con el sistema nervioso autónomo, el sistema inmunitario, los niveles de estrés, e incluso determinadas dolencias y enfermedades específicas, lo que arrojó nueva luz sobre la «magia» detrás de las habilidades de Wim Hof. Los resultados de estos estudios fueron clave para comprender mejor el método y sus posibles aplicaciones en la atención médica convencional, muchas de las cuales abordaremos aquí, conforme vayamos profundizando en los beneficios del WHM. Estas primeras investigaciones también permitieron a nuestro padre sistematizar el método, hasta definir los tres pilares de la práctica que él mismo llevaba décadas desarrollando, para que otros pudieran aprenderla.

LOS TRES PILARES DEL WHM

El WHM se fundamenta en tres pilares básicos: la exposición al frío, la respiración y la actitud mental. Al combinar estos tres elementos, reavivamos todo el potencial de nuestra fisiología, con lo que no solo ganamos un mayor control sobre nuestra salud, sino también sobre nuestra felicidad. El WHM nos permite reequilibrar el sistema nervioso, estimular el sistema inmunitario y desarrollar resiliencia mental.

El primer pilar: la exposición al frío

El primer pilar del WHM es la exposición al frío: una fuerza arrolladora que activa las partes más primarias de nuestro cerebro. Cuando nos exponemos a las bajas temperaturas, nuestra mente se detiene y logramos cortar en seco el incesante torrente de pensamientos, lo que nos ancla al «aquí y ahora». Además, nuestros más de treinta billones de células responden a este intenso y breve estresor activando nuestros mecanismos de adaptación; en otras palabras, remodelan el paisaje interno de nuestro organismo para afrontar mejor el próximo episodio de estrés, lo que acaba volviéndonos más resistentes a nivel celular.

La exposición al frío:

- Mejora la capacidad del sistema cardiovascular y linfático.
- Nos enseña a lidiar con el estrés.

- Mejora la capacidad mental y de concentración.
- Activa las hormonas del «bienestar».
- Induce la producción de proteínas de choque por frío, lo que tiene un impacto positivo sobre la longevidad.
- Activa las células madre.
- Mejora el sueño.
- Optimiza el metabolismo.
- Activa la grasa parda y aumenta la actividad metabólica celular.
- Depura el organismo.
- Reduce la inflamación.
- Aumenta la producción de leucocitos.
- Incrementa la producción de la hormona del crecimiento en el cerebro.

Este pilar también acrecienta nuestra resiliencia física, emocional y mental. Cuando realizamos algo que nos genera incomodidad, aprendemos a no dejar que nuestra respuesta al estrés nos arrebate las riendas de la situación. Al fin y al cabo, la respuesta al estrés que nos insta a salir del hielo es la misma que interviene cuando recibimos una llamada de nuestro jefe, discutimos con nuestra pareja, estamos en mitad de un atasco, tenemos preocupaciones económicas, o nuestros hijos no dejan de chillar y patalear. Cuando nos exponemos al frío, nuestro organismo nos recompensa con un torrente de hormonas de la felicidad. De ahí que nos sintamos más radiantes, fuertes y saludables, y tengamos una mente más ágil y una mayor confianza.

El segundo pilar: la respiración

El WHM comprende diversas técnicas de respiración que afectan a nuestra química corporal, lo que desencadena una cascada de efectos positivos para la salud. Las técnicas varían en función del propósito deseado, pero en nuestros talleres y clases solemos enseñar la respiración básica WHM, que fue la práctica empleada en la mayoría de las investigaciones científicas. Con esta técnica, alternamos entre fases de respiración activa profunda y momentos de retención voluntaria de la respiración (lo que también se conoce como *apnea*).

Estos ejercicios de respiración constituyen un entrenamiento integral de nuestro sistema respiratorio. Como contrapartida, el organismo establece toda una serie de mecanismos de protección que modifican y fortalecen nuestra fisiología. El trabajo respiratorio nos permite:

- Revitalizar el organismo y estimular la función metabólica.
- Aumentar la capacidad pulmonar y del sistema cardio-vascular.
- Masajear los tejidos y la musculatura que rodean los pulmones y el diafragma.
- Estimular la circulación sanguínea.
- Reducir la inflamación y mejorar el sistema de respuesta inmunitaria.
- Reducir el estrés y restaurar el sistema nervioso.
- Aumentar la tolerancia al dolor.
- Desarrollar la resistencia al frío.
- Conectar con nuestras emociones y trabajar los traumas.
- Mejorar la eficiencia en el uso del oxígeno y desarrollar la tolerancia al CO_2.
- Alcanzar un estado meditativo.
- Regular nuestro estado mental y emocional.

Cuando explicamos los beneficios de este tipo de trabajo a personas que nunca lo han practicado, estas a menudo se muestran escépticas. Pero lo cierto es que gracias a él podemos, literalmente, darnos un «viaje» con nuestra propia química: hay quien afirma tener visiones caleidoscópicas o experiencias extracorporales, ver otras dimensiones, sanar sus traumas al revivir experiencias del pasado desde otra perspectiva, o incluso hablar con sus antepasados o familiares

(¡tanto fallecidos como vivos!). Basta con una sesión de respiración de entre quince y veinte minutos para inducir este tipo de estados alterados de la consciencia. Esto solo es un avance de lo poderosos que pueden resultar los ejercicios de respiración, cuyos increíbles beneficios abordaremos con mayor detalle en el capítulo 5.

Practicar los ejercicios de respiración WHM nos permite adquirir las habilidades de los yoguis o monjes más avezados: nos adentramos en esferas que hasta el momento solo conocíamos a través los libros, pero sin tener que entrenar durante décadas ni renunciar a nuestras posesiones mundanas. De este modo, podemos disfrutar de sus beneficios como personas del mundo real, con nuestros altibajos, nuestras apretadas agendas y nuestras obligaciones familiares y laborales.

El tercer pilar: la actitud mental

El último pilar estriba en la mente. Esta tercera pieza del rompecabezas a menudo se pasa por alto, ya que tanto la respiración como la exposición al frío son prácticas tangibles, perceptibles a través de la vista, el oído y el tacto. La actitud mental suele ser un concepto más escurridizo cuando todavía no se ha experimentado, pero constituye la verdadera piedra angular del WHM. Como ya hemos visto, muchos de los estudios sobre Wim revelaron que él era capaz de influir en su sistema nervioso autónomo por pura fuerza de voluntad: demostró que, al reproducir y visualizar mentalmente un determinado estímulo, lograba que su cuerpo reaccionara como si aquel fuera real.

En esencia, el WHM se basa en cultivar la resiliencia mental, y lo hacemos reforzando la conexión entre cuerpo y mente. En otras palabras, entrenamos para fortalecer dicha conexión, al igual que quien va al gimnasio a reforzar la musculatura. Así como cabe la posibilidad de ejercitar la capacidad de concentración, también podemos aprender a usar la mente a través de la meditación. La creencia es una poderosa herramienta y, si trabajamos con ella de manera habitual, podemos crear nuevas conexiones neuronales y ver beneficios reales y tangibles. Cuando aprendes a controlar tu mente, esta se convierte en tu mejor aliada, lo que te permitirá hacer posible lo imposible.

El WHM te enseñará a aprovechar el poder de tu mente. Como le gusta decir a nuestro padre: «El cielo no es el límite; el límite es la mente».

Por separado, los pilares ya son increíblemente poderosos, pero la investigación científica demuestra que su poder no tiene parangón cuando se combinan*. Es la conjugación de los tres pilares lo que da lugar a los beneficios del WHM. Por supuesto, no siempre resulta fácil abrir el grifo de agua fría en la ducha o meterse en un baño de hielo; pero, con cada intento, fortalecemos nuestra musculatura mental y aprendemos a lidiar con la incomodidad, lo que nos brinda la confianza necesaria para afrontar la siguiente ronda de exposición al frío, o nuestro próximo desafío vital.

DEL HOMBRE DE HIELO A LA MUJER DE HIELO

Cuando nos remontamos a los orígenes del WHM, no podemos obviar lo evidente: desde sus inicios, ha estado dominado por los hombres. Cuando empezamos a ofrecer talleres y entrenamientos, al menos el 80 por ciento de los participantes eran varones. De hecho, la presencia de una mujer en nuestros talleres o actividades era algo que no se veía todos los días, y solíamos bromear diciendo que, si eras soltera y heterosexual, ¡no había mejor lugar para encontrar pareja!

En nuestra opinión, esta diferencia tan abismal entre ambos sexos pudo deberse a que, en los inicios, Wim era el rostro del

* Zwaag, J., Naaktgeboren, R., van Herwaarden, A. E., Pickkers, P., y Kox, M., «The Effects of Cold Exposure Training and a Breathing Exercise on the Inflammatory Response in Humans: A Pilot Study», *Psychosomatic Medicine* 4, vol. 84 (23 de febrero de 2022), pp. 457-467, https://doi.org/10.1097/psy.0000000000001065.

método. A fin de cuentas, su aspecto no dista mucho del de un hombre de las cavernas en plena era glacial. A esto cabe añadir que a muchas mujeres los baños de hielo pueden resultarles demasiado duros o extremos. Sin embargo, esta tendencia fue cambiando poco a poco. Al principio, solo veíamos a una mujer cada pocas sesiones. Pero luego esa mujer invitaba a su amiga o hermana, que a su vez invitaba a su compañera de trabajo, madre o amiga de la infancia, hasta que un día notamos que el público que asistía a nuestros entrenamientos había cambiado por completo. Hoy por hoy, el porcentaje de mujeres se sitúa en torno al 35-40 por ciento; además, organizamos retiros exclusivamente femeninos. Las mujeres se han convertido en el pilar fundamental de nuestra comunidad.

Conforme aumentaba el número de mujeres que probaban el WHM, pudimos constatar, con gran asombro, lo profundos que parecían ser los beneficios para ellas. Y no solo lo probaban, sino que, cada vez más, daban un vuelco a sus vidas gracias a él. Creemos que esto guarda relación con la capacidad del método para contrarrestar los efectos del estrés crónico, algo que afecta a tantísimas mujeres. De ahí que el WHM ganara tantas adeptas durante la pandemia de COVID-19, ya que muchas se vieron sometidas a un estrés aún mayor de lo habitual, al encontrarse en la difícil tesitura de tener que hacer malabares para ocuparse de sus hijos y seguir con su vida laboral, personal y relacional. En el siguiente capítulo, nos adentraremos en la intrincada fisiología del sistema nervioso y conoceremos mejor la epidemia de estrés crónico que afecta a la población femenina; veremos también que el WHM puede llegar a ser la solución que tantas mujeres necesitan con desesperación.

2
EL ESTRÉS FEMENINO DE VIVIR EN UN MUNDO MASCULINO

«Bienvenido sea el estrés».

E L MÉTODO WIM HOF actúa de manera profunda sobre nuestro sistema nervioso, ayudándonos a construir una base de calma y resiliencia. Como veremos en este capítulo, gestionar el estrés crónico es fundamental para que las mujeres de todo el mundo disfrutemos de una vida sana y feliz, dado que, debido a diversos factores históricos, culturales, sociales y neurobiológicos, somos más vulnerables a padecerlo y a desarrollar enfermedades asociadas.

El WHM no solo nos brinda la oportunidad de conocer la fisiología del estrés y cómo este afecta a nuestra vida, sino que también nos proporciona las herramientas necesarias para seguir evolucionando.

EL RITMO DE LA MADRE NATURALEZA Y NUESTRO ESTILO DE VIDA MODERNO

La fisiología humana es el resultado de millones de años de evolución, durante los cuales fue perfeccionándose para amoldarse a los ritmos naturales de la Tierra. De ahí que nuestro organismo pueda adaptarse a las estaciones y a las variaciones de luz y temperatura que tienen lugar a lo largo del año. Funcionamos en perfecta armonía con el ciclo diario: liberamos cortisol al amanecer, en respuesta a la luz solar, y melatonina —la hormona del sueño— al caer la noche, al reducirse la luz del entorno.

En el caso de las mujeres, nuestro organismo se acompasa además con otros ciclos naturales, como la menstruación, el embarazo y la menopausia. Estos ciclos tienen una duración superior a la del ritmo circadiano de veinticuatro horas, y se conocen como *ritmos infradianos*. Al igual que los planetas o el Sol y la Luna, el cuerpo de la mujer funciona siguiendo ciclos naturales, y varía de ritmo según la fase en la que se encuentre. Cuando observamos el funcionamiento del cuerpo femenino, resulta evidente que estamos constantemente adaptándonos a las fluctuaciones de nuestro entorno, tanto interior como exterior, lo que significa que nuestro organismo es más propenso a desequilibrarse.

El sistema nervioso autónomo desempeña un papel clave cuando se trata de estar en sintonía con nuestro entorno. Puedes imaginarlo como si fuese un puente que conecta el mundo exterior con el interior. Su principal objetivo consiste en preservar el equilibrio de nuestro ecosistema interno para que podamos funcionar de manera óptima, lo que implica regular aspectos como la temperatura corporal, la frecuencia cardíaca, la respiración, la producción de sudor y el sistema inmunitario, cuyos valores deben mantenerse estables y situarse dentro de un rango muy específico. Este equilibrio recibe el nombre de *homeostasis*, un término formado a partir de dos palabras griegas que significan 'igual' y 'estabilidad'. Nuestro organismo trabaja constantemente para mantener bajo control este equilibrio homeostático mediante lo que se conoce como *neurocepción*, un proceso que hace que el sistema nervioso supervise en todo momento las señales de seguridad o amenaza sin recurrir a las partes conscientes y «pensantes» del cerebro. En otras palabras, aunque la mayor parte del tiempo no tengamos conciencia de ello, nuestro sistema nervioso está siempre operando en un segundo plano para responder y reajustarse al entorno, con el fin último de preservar la homeostasis.

Cuando algo pone en riesgo este equilibrio homeostático, se produce lo que conocemos como *estrés**, y la reacción automática ante cualquier amenaza —ya sea real o percibida— se denomina *respuesta al estrés*. La mayoría de las personas no damos ninguna importancia a esta parte de nuestra fisiología, pero lo cierto es que la capacidad de procesamiento de nuestro cerebro subconsciente supera en doscientas mil veces a la del consciente, que solo puede procesar, como máximo, sesenta bits por segundo, lo que contrasta con los 11,2 millones de bits por segundo que es capaz de procesar el inconsciente**.

HOMEOSTASIS VS. ALOSTASIS: la *homeostasis* se refiere a la capacidad del organismo de preservar la estabilidad interna pese a los cambios externos. Esto es posible gracias a una serie de procesos que mantienen determinados parámetros fisiológicos —como la temperatura, el pH y el equilibrio de fluidos— dentro de un rango óptimo muy limitado. Por ejemplo, cuando nos exponemos al frío, el cuerpo empieza a temblar para generar calor y garantizar que la temperatura corporal central se mantenga estable. Por otro lado, la *alostasis* se refiere al proceso que permite alcanzar la estabilidad a través del cambio***. Se trata de un concepto más dinámico, que tiene que ver con la capacidad del organismo para adaptarse a los factores de estrés y a las condiciones cambiantes a lo largo del tiempo. La alostasis parte de la idea de que el organismo puede necesitar ajustar sus rangos normales para lidiar

---

* Schneiderman, N., Ironson, G., y Siegel, S. D., «Stress and Health: Psychological, Behavioral, and Biological Determinants», *Annual Review of Clinical Psychology* 1, vol. 1 (1 de abril de 2005), pp. 607-628, https://doi.org/10.1146/annurev.clinpsy.1.102803.144141.

** Dijksterhuis, A., Het slimme onbewuste: denken met gevoel, Ámsterdam, Amsterdam University Press, 2007.

*** Ramsay, D. S., y Woods, S. C., «Clarifying the Roles of Homeostasis and Allostasis in Physiological Regulation», *Psychological Review* 2, vol. 121 (2014), pp. 225–247, https://doi.org /10.1037/a0035942.

con los factores de estrés nuevos o persistentes, como adaptarse al frío extremo. La exposición repetida al frío que comporta el entrenamiento del WHM puede dar lugar a adaptaciones que perduren en el tiempo, de modo que el organismo se vuelva más eficiente en la gestión del estrés por frío. Esta continua adaptación puede incluir una mejora de la circulación sanguínea y la tasa metabólica, así como un aumento de la tolerancia al frío. Este tipo de cambios fisiológicos constituye un claro ejemplo de alostasis, en el que el organismo reajusta sus sistemas de respuesta al estrés para afrontar mejor la exposición prolongada al frío.

El sistema nervioso es un mecanismo asombroso, diseñado para protegernos frente a cualquier amenaza que ponga en riesgo nuestra salud o supervivencia. Ahora bien, el problema estriba en que nuestra respuesta al estrés se desarrolló en un momento en el que llevábamos una vida muy distinta a la de hoy. Atrás quedaron los días en que teníamos que huir a la carrera de un león hambriento, o dar caza a una presa para poder alimentarnos. En la actualidad, ya no estamos expuestas a tantos peligros reales como lo estaban nuestras antepasadas de la era de las cavernas. Sin embargo, nuestro cuerpo y nuestro cerebro están sometidos a un estrés crónico de baja intensidad, que engloba aspectos como:

- El estrés laboral, ya sea por desgaste profesional, ansiedad o jornadas excesivas.
- El estrés alimentario, lo que incluye consumir alcohol o llevar una dieta rica en azúcares o pobre en nutrientes.
- El estrés físico, como, por ejemplo, llevar un estilo de vida sedentario o tomar medicación de manera regular.
- El estrés social, como el que puede derivarse de la política, la violencia, la delincuencia y la guerra.
- El estrés ambiental, como la exposición a toxinas o a los efectos del cambio climático.

- El estrés económico, como, por ejemplo, cuando vivimos un período de recesión.
- El estrés relacionado con la salud, como el desencadenado por las enfermedades crónicas o por la responsabilidad de cuidar a otra persona.

Nuestro sistema nervioso se mantiene en un estado sostenido de activación intensa porque aún no ha llegado a asimilar que estos factores de estrés distan mucho de aquel león hambriento del que debíamos huir.

EL SISTEMA NERVIOSO SIMPÁTICO:
LA RESPUESTA DE LUCHA, HUIDA O PARÁLISIS

El sistema nervioso autónomo se divide en dos ramas: el sistema nervioso simpático (SNS) y el sistema nervioso parasimpático (SNP). Ambas ramas trabajan de forma coordinada de manera semejante a como lo hacen el acelerador y el freno de un vehículo: el SNS se encarga de nuestra respuesta de «lucha, huida o parálisis»; y el SNP, de nuestra respuesta de «descanso y digestión». El SNS puede, a su vez, activarse a corto y a largo plazo.

La respuesta al estrés a grandes rasgos

Imagina que llegas a casa tras un largo día de trabajo. Dejas tu abrigo y tu bolso en el recibidor y, tras una breve parada en el baño, vas directa a la cocina para tomar un té y algo de picar. Luego, te pones cómoda en el sofá y cierras los ojos unos instantes, cuando, de repente, oyes un ruido en el piso de arriba. Un escalofrío recorre tu cuerpo, mientras te preguntas si lo que oíste fue real. Entonces, vuelves a oír el ruido, seguido de unos pasos. Tu cuerpo entra en modo de lucha o huida, y tu mente se acelera. ¿Deberías gritar, llamar a la policía o echar a correr? Puede que te quedes paralizada, abrumada por el ritmo frenético de tu corazón y por el aluvión de pensamientos y emociones, todo ello desencadenado por tu sistema nervioso simpático.

La primera vez que nos enfrentamos a un estresor concreto —en este caso, los pasos procedentes de arriba—, el sistema nervioso simpático se activa, lo que induce la liberación de adrenalina y noradrenalina en el torrente sanguíneo. Estas hormonas preparan al cuerpo para entrar en acción, al desencadenar importantes cambios fisiológicos: el pulso empieza a acelerarse, la presión arterial aumenta, las vías respiratorias se dilatan para captar más oxígeno, y aumenta el riego sanguíneo en el cerebro, el corazón, los pulmones y los músculos principales. La adrenalina también acelera el metabolismo y libera glucosa en el torrente sanguíneo para un mayor aporte energético. Esta respuesta conocida como *respuesta de lucha, huida o parálisis* inhibe, de forma temporal, las funciones no esenciales —como la digestión y los procesos reproductivos— para redirigir la energía a donde más se necesita. Una vez activada, el cuerpo empieza a prepararse para luchar por su vida, pasar totalmente inadvertido o salir corriendo a toda prisa. De pronto, todo se vuelve más nítido a nuestro alrededor, el tiempo se ralentiza y reaccionamos con una agudeza y rapidez inusuales.

Pero entonces, justo cuando decides salir corriendo de casa y llamar a la policía, descubres que la persona que andaba por arriba era tu hija. Con un suspiro de alivio, empiezas a subir las escaleras, mientras tu corazón va recuperando su ritmo habitual y notas cómo la tensión de tu cuerpo va disipándose. Ahora es la otra rama del sistema nervioso autónomo —es decir, el sistema nervioso parasimpático o SNP— la que está al mando. Al ver a tu hija, le das un fuerte y largo abrazo. El sistema nervioso parasimpático se activa cuando nos sentimos a salvo, induciendo una sensación de calma que promueve un estado de descanso, digestión y reparación. En las páginas siguientes, veremos el SNP con mayor detalle, pero antes profundizaremos un poco más en la respuesta al estrés que desencadena el sistema nervioso simpático.

La respuesta al estrés en mayor detalle

Ahora imagina que, un poco más tarde, te sientas a cenar. Tratando de quitarle hierro al asunto, te ríes de lo ocurrido esa tarde, cuando creíste —ni que fuera por unos instantes— que alguien había entrado a robar. Estás tranquila cuando, de repente, tu teléfono se enciende. Le echas un vistazo y ves que se trata de un mensaje de tu jefe. Tu empresa se encuentra en pleno proceso de reestructuración y sabes que van a despedir a la mitad de la plantilla. En los últimos seis meses, en tu trabajo se respira tensión en el ambiente, y te pasas el día preocupada, dándole vueltas a si tendrás un empleo dentro de seis meses. Llevas semanas sin dormir bien; te levantas agotada por la mañana, pero por la noche vas como una moto. Además, has dejado de hacer ejercicio debido al cansancio, lo que ha acabado provocándote dolores de cabeza frecuentes y un ligero dolor de espalda. Al ver el mensaje, empiezas a notar esa conocida sensación de hormigueo que te invade en los momentos de estrés, y los pensamientos se agolpan en tu cabeza. Lo que estás experimentando se parece mucho a lo que sentiste hace unas horas, cuando oíste los pasos, aunque con una intensidad menor.

Una vez que empieza a disminuir el efecto de la adrenalina liberada durante la respuesta de estrés agudo, comienza una segunda fase de activación neurofisiológica, que estimula la liberación de la hormona del estrés por excelencia: el cortisol. Su función principal es ayudar al organismo a hacer frente el estrés prolongado, y también contribuye a mantener el sistema nervioso simpático «activo» mediante la regulación del metabolismo energético, la inflamación, el sistema inmunitario, los niveles de glucosa en sangre y la digestión[*].

---

[*] LeWine, H. E. (rev.), «Understanding the Stress Response», *Harvard Health Publishing: Harvard Medical School* (3 de abril de 2024), https://www.health.harvard.edu/staying-healthy/understanding-the-stress-response.

EL ESTRÉS Y LA ENFERMEDAD: ¿alguna vez te has puesto enferma nada más comenzar tus vacaciones? Pues debes saber que no eres la única. Esto es algo que ocurre con muchísima frecuencia, a menudo porque el cuerpo se encuentra en un estado de activación simpática crónica, en su afán por dejarlo todo listo antes de las vacaciones y cumplir con todas las obligaciones tanto personales como profesionales. Cuando ese estado se prolonga, el organismo sigue liberando cortisol, manteniéndote en lo que este interpreta como una situación de «emergencia». Pero, en cuanto por fin te relajas, los niveles de cortisol disminuyen, lo que te obliga a hacer frente a todos los efectos residuales del estrés y la inflamación crónica. Es entonces cuando la enfermedad aflora.

Aunque pueda parecer que el estrés derivado de un posible allanamiento tenga efectos más perjudiciales para el cuerpo que un simple mensaje de tu jefe, lo cierto es que el estrés crónico de baja intensidad es el más pernicioso. Al fin y al cabo, el organismo no distingue entre un peligro físico tangible y el «peligro» que la mente percibe. La mente ha sido secuestrada y, en consecuencia, se desconecta del cuerpo. Cuando esta clase de estrés se cronifica, el organismo termina por «adaptarse» a unas condiciones que distan mucho de lo óptimo produciendo cortisol, estrés oxidativo e inflamación, tres factores vinculados a la mayoría de las enfermedades crónicas hoy en día conocidas. Esto entraña una amenaza para la vida humana en todo el mundo, ya que el estrés emocional figura entre los principales factores de riesgo asociados a las seis causas de muerte más comunes[*]. De hecho, según algunos estudios, entre el 75 y el 90 por ciento de las consultas médicas están relacionadas con problemas derivados del estrés. Este afecta a todos los sistemas

---

[*] Salleh, M. R., «Life Event, Stress and Illness», *Malaysian Journal of Medical Sciences* (MJMS) 4, vol. 15 (2008), pp. 9-18.

corporales —incluidos el sistema musculoesquelético, respiratorio, cardiovascular, endocrino, digestivo, nervioso y reproductivo—, y se asocia con los siguientes problemas de salud:

- Ansiedad.
- Depresión.
- Trastornos digestivos.
- Dolores de cabeza.
- Disfunciones tiroideas.
- Tensión y dolor musculares.
- Enfermedades cardíacas, infarto de miocardio, hipertensión arterial e ictus.
- Trastornos del sueño.
- Aumento de peso.
- Problemas de memoria y concentración.
- Desequilibrios hormonales, problemas menstruales e infertilidad.
- Inflamación crónica y enfermedades autoinmunes.
- Enfermedades atópicas como alergias, eccema o asma.
- Disminución del deseo sexual.
- Aumento del riesgo de infección.

La eficacia del WHM para reducir el estrés podría explicar por qué resulta tan efectivo para abordar tantas enfermedades.

LA RELACIÓN ENTRE EL ESTRÉS Y EL AUMENTO DE PESO: en algún momento de nuestra vida, casi todas hemos tenido uno de esos días tan largos y estresantes que, al llegar a casa, lo único que queríamos era atiborrarnos de patatas fritas o helado, en vez de preparar una cena en condiciones. El estrés alimentario —que es más común entre las mujeres— es una de las causas del aumento de peso. La falta de sueño también puede hacer que el cuerpo te pida azúcar y carbohidratos al no tener energía. El aumento de peso puede ser aún más considerable si a esto le sumamos que, para que el organismo desarrolle sus funciones metabólicas, es necesario que el SNS no esté activado, ya que solo así el organismo puede entrar en modo de «descanso y digestión».

Antes de proseguir, conviene dejar algo muy claro: las mujeres no tenemos la culpa de cargar con tanto estrés, por mucho que a menudo se diga de nosotras, en tono despectivo, que «nos preocupamos por todo» o que «necesitamos relajarnos un poco». El cerebro femenino está biológicamente diseñado para estar más alerta ante posibles amenazas que el masculino[*]. Al fin y al cabo, ¡anticipar los peligros es lo que nos permitió sobrevivir en la era de las cavernas! Sin embargo, hoy en día, vivimos llenas de pequeñas preocupaciones que mantienen nuestro cerebro en un estado permanente de lucha, huida o parálisis.

EL ESTRÉS FEMENINO: DE LA CRIANZA A LA NATURALEZA

Si existiera una competición para determinar cuál de los dos sexos está sometido a un mayor estrés, las mujeres nos llevaríamos la palma. De hecho, somos *dos veces más propensas* que los hombres a sufrir estrés grave, ansiedad y depresión[**]. Según la Asociación Estadounidese de Psicología, esta «brecha de estrés» se amplía cada año, ya que el estrés femenino sigue aumentando respecto al masculino.

---

[*] Lee, T. M. C., Chan, C. C. H., Leung, A. W. S., Fox, P. T., y Gao, J. H., «Sex-Related Differences in Neural Activity During Risk Taking: An fMRI Study», *Cerebral Cortex* 6, vol. 19 (junio de 2009), pp. 1303-1312, https://doi.org/10.1093/cercor/bhn172.

[**] Remes, O., Brayne, C., van der Linde, R., y Lafortune, L., «A Systematic Review of Reviews on the Prevalence of Anxiety Disorders in Adult Populations», *Brain and Behavior* 7, vol. 6 (5 de junio de 2016), https://doi.org/10.1002/brb3.497.

Esta diferencia no tiene una única causa, sino que intervienen múltiples aspectos, como las expectativas sociales, los estereotipos de género y las experiencias de aprendizaje, así como factores de tipo genético, biológico y ambiental. ¡Menuda combinación! Veamos ahora con mayor detalle algunos de estos factores, empezando por uno de los más importantes: lo poco que conocemos la salud femenina y la escasa inversión que se destina a su investigación.

- LA FALTA DE INVESTIGACIÓN: la exclusión de las mujeres de la investigación médica se ha traducido en un escaso conocimiento del sistema nervioso femenino. Aunque los estudios realizados indican que las mujeres y los hombres tienden a reaccionar de manera similar ante un factor de estrés agudo —como evitar que un coche te atropelle o escuchar pasos en casa—, el sistema nervioso femenino responde de manera diferente a los factores de estrés crónico. En los últimos años, se ha llegado a plantear que las mujeres tienen una respuesta al estrés más, conocida como respuesta de «cuidar y conectar». Shelley Taylor, una investigadora del Departamento de Psicología de la Universidad de California en Los Ángeles (UCLA), fue la primera persona en formular esta teoría en el año 2000[*], mientras que el término *respuesta de lucha o huida* fue acuñado por Walter Cannon en 1915[**]. Esto significa que hemos necesitado 85 años para conocer mejor las particularidades del sistema nervioso femenino, y es probable que hasta ahora no hayas oído nada sobre esta teoría, ya que apenas comienza a reconocerse. Su principal premisa es que las mujeres tienden a internalizar los problemas para que «siga reinando la paz». En otras

---

[*]   Taylor, S. E., «Tend and Befriend Theory», en Van Lange, P. A., Kruglanski, A. W., Higgins, E. T. (eds.), *Handbook of Theories of Social Psychology*, vol. 1, Londres, SAGE Publications, 2012, pp. 32-49, http://dx.doi.org/10.4135/9781446249215.n3.

[**]   Brown, T. M., y Fee, E., «Walter Bradford Cannon», *American Journal of Public Health* 10, vol. 92 (octubre de 2002), pp. 1594-1595, https://doi.org/10.2105/ajph.92.10.1594.

palabras, mientras que los hombres parecen exteriorizar el estrés explotando, las mujeres tienden a interiorizarlo implosionando. Esto podría deberse a diferencias en la estructura y el funcionamiento del cerebro.

- UNA MAYOR SENSIBILIDAD CEREBRAL A LOS EFECTOS DEL ESTRÉS: el cerebro es el encargado de identificar las amenazas y, si algo sabemos con certeza, es que el cerebro femenino es más plástico, es decir, más maleable y susceptible al cambio. También tiene un menor tamaño —pesa unos 150 gramos menos— y alberga un mayor número de conexiones neuronales. Además, las neuronas del cerebro femenino registran una mayor actividad[*], ya que hay más regiones que se iluminan durante la resolución de problemas, lo que sugiere un mayor nivel de conectividad y una función cerebral más integrada. Por otro lado, la corteza prefrontal femenina, que es la parte más analítica y consciente del cerebro, presenta una conexión más estrecha con la amígdala, que es considerada el centro del miedo. Durante un episodio de estrés, las mujeres también muestran una mayor actividad en las regiones límbicas, una de las cuales es precisamente la amígdala[**]. Aunque estas diferencias cerebrales ofrecen numerosas ventajas, toda esta interconexión y actividad tienen la contrapartida de que los acontecimientos externos dejan una huella más profunda en el cerebro. Por lo tanto, el estrés agudo puede volverse crónico con mucha más facilidad.

- EL TRABAJO INVISIBLE: el equilibrio entre la vida laboral y personal de las mujeres ha dado un vuelco en tan solo unas pocas décadas. Aunque el número de mujeres que traba-

---

[*] Sommer, I. E. C., «The Female Brain», portal de búsqueda de la Universidad de Groninga, consultado el 16 de octubre de 2024, https://research.rug.nl/en/publications/het-vrouwenbrein.

[**] Goldfarb, E. V., Seo, D., y Sinha, R., «Sex Differences in Neural Stress Responses and Correlation with Subjective Stress and Stress Regulation», *Neurobiology of Stress*, vol. 11 (noviembre de 2019), 100177, https://doi.org/10.1016/j.ynstr.2019.100177.

jan fuera de casa no ha dejado de aumentar, a menudo se espera de ellas que sigan ocupándose de la mayoría de las tareas domésticas, como cuidar a los hijos, limpiar, hacer la compra o cocinar. Esto es lo que a menudo se conoce como «trabajo invisible», el cual viene a sumarse a toda la carga física y mental que ya de por sí asumen las mujeres. Por eso, no es de extrañar que acaben agotadas y extenuadas, y vivan con la sensación de estar desbordadas y no llegar a todo. Los estudios realizados indican que las mujeres tienen, por término medio, cinco horas menos de tiempo libre a la semana que los hombres.

- LAS EXPECTATIVAS SOCIOCULTURALES: las mujeres no solo están más ocupadas que nunca tratando de conciliar sus obligaciones familiares y laborales, sino que, además, siempre se ha esperado de ellas que carguen con todo sin rechistar. De ahí que muchas veces no les quede más remedio que poner buena cara y tirar para adelante como si nada. Se las educa para ser dulces, amables, cariñosas y femeninas; y, cómo no, para estar al servicio de los demás. Esa expectativa social de que la mujer debe mostrarse siempre complaciente lleva a muchas de ellas a ocultar sus verdaderos sentimientos. Un buen ejemplo de ello es la tendencia a encomendarles tareas que carecen de reconocimiento profesional —como formar a las nuevas incorporaciones, organizar fiestas de empresa o tomar notas durante las reuniones—, esperando además que se ocupen de todo con una sonrisa. Casi todas las mujeres han sentido alguna vez que no podían expresar su descontento ante sus superiores, o han tenido dificultades para intervenir en una reunión o negociar su salario. En definitiva, tanto en casa como en el trabajo, las mujeres parecen tener que cargar con una mayor cantidad de trabajo invisible, a cambio de un menor reconocimiento y una menor retribución económica.

- LAS DESIGUALDADES LABORALES: el salario de las mujeres que trabajan a tiempo completo durante todo el año equivale, de media, al 84 por ciento de lo que cobran sus homólogos masculinos. Según los estudios realizados, las mujeres dedican más tiempo que los hombres a tareas que carecen de reconocimiento profesional y que, pese a ser fundamentales para el día a día de la empresa, no se tienen en cuenta en las promociones internas debido a que pasan desapercibidas y no tienen un impacto claro en los resultados empresariales[*]. En otras palabras, se espera que las mujeres asuman este trabajo invisible, pero sin ningún tipo de reconocimiento o gratificación económica.

• EL DESGASTE PROFESIONAL: en nuestros talleres, vemos a muchas más mujeres que hombres tratando de recuperarse del agotamiento y la falta de energía. Las mujeres tienen un mayor riesgo de sufrir desgaste profesional[**], una tendencia que la pandemia de COVID-19 no hizo más que agravar. La cifra de mujeres que sufren este problema se ha incrementado en más del doble desde 2019.

• LA FALTA DE SUEÑO: las mujeres están más ocupadas que nunca y, aunque en realidad necesitan más horas de sueño que los hombres[***], lo cierto es que tienden a dormir mucho menos. Tienen un descanso menos profundo y un sueño de peor calidad, y son un 40 por ciento más propensas a sufrir insomnio[****].

---

[*] Babcock, L., Recalde, M. P., Vesterlund, L., y Weingart, L., «Gender Differences in Accepting and Receiving Requests for Tasks with Low Promotability», *American Economic Review* 3, vol. 107 (1 de marzo de 2017), pp. 714-747, https://doi.org/10.1257/aer.20141734.

[**] Saad, L., Agrawal, S., y Wigert, B., «Gender Gap in Worker Burnout Widened amid the Pandemic», *Gallup* (27 de diciembre de 2021), https://www.gallup.com/workplace/358349/gender-gap-worker-burnout-widened-amid-pandemic.aspx.

[***] Burgard, S. A., y Ailshire, J. A., «Gender and Time for Sleep Among U.S. Adults», *American Sociological Review* 1, vol. 78 (30 de enero de 2013), pp. 51-69, https://doi.org/10.1177/0003122412472048.

[****] Mallampalli, M. P., y Carter, C. L., «Exploring Sex and Gender Differences in Sleep Health: A Society for Women's Health Research Report», *Journal of Women's Health* 7, vol. 23 (julio de 2014), pp. 553-562, https://doi.org/10.1089/jwh.2014.4816.

- LA VIOLENCIA CONTRA LAS MUJERES Y EL TRAUMA: es un hecho indiscutible que las mujeres no pueden bajar la guardia en ningún momento en lo que respecta a su seguridad. En todo el mundo, se estima que 736 millones de mujeres —lo que representa casi una de cada tres— han sido víctimas de violencia física y/o sexual por parte de su pareja, han sufrido agresiones sexuales fuera de la pareja, o ambas cosas, al menos una vez en su vida[*]; y esta cifra no incluye el acoso sexual. Las experiencias traumáticas dejan una huella muy profunda tanto en nuestro sistema nervioso como en respuesta al estrés. Cada persona tiene su propia forma de responder a las situaciones estresantes, en función de lo que haya vivido en el pasado. Cuando cargas con un trauma, te vuelves más sensible a este tipo de estímulos, por lo que el organismo, al estar en un estado permanente de alerta, reacciona de manera más intensa e inmediata ante los acontecimientos estresantes. Esta respuesta puede incluso transmitirse de generación en generación, ya que deja una huella en la expresión genética, algo que afecta en especial a las comunidades marginadas, donde las mujeres son quienes soportan la mayor carga.

- LAS HORMONAS FEMENINAS: los hombres y las mujeres muestran la misma respuesta al estrés hasta la pubertad. A partir de ese momento, se cree que el aumento de las hormonas sexuales marcaría una diferencia en este sentido. Las investigaciones realizadas en animales por el destacado neurobiólogo Bruce McEwen, de la Universidad Rockefeller, demostraron que, en los machos, el estrés crónico provocaba una pérdida de volumen en determinadas áreas cerebrales, así como una pérdida neuronal. Sin embargo, en las hembras, no se observó la misma pérdida de volumen cerebral y, de hecho,

---

[*] ONU Mujeres, «Datos y cifras: violencia contra las mujeres» (25 de noviembre de 2024), https://www.unwomen.org/es/articulos/datos-y-cifras/datos-y-cifras-violencia-contra-las-mujeres.

se detectó un mayor número de conexiones neuronales en la amígdala*. Pero aquí viene lo realmente interesante: estos resultados solo se obtuvieron en presencia de estrógeno. En ausencia de esta hormona, los efectos fueron idénticos en ambos sexos. Existen otras investigaciones que respaldan estos hallazgos. Por ejemplo, un estudio demostró que las ratas hembra presentan una respuesta neuroendocrina más robusta debido a los niveles de estrógeno circulante**, que elevan los niveles de la hormona del estrés durante y después del estresor, tanto si este constituye una amenaza para la vida como si no.

Las mujeres afrontan una peligrosa combinación de factores biológicos y sociales que crean una tormenta perfecta de estrés crónico. Por suerte, venimos de serie con un mecanismo antiestrés especialmente diseñado para ayudarnos a recuperarnos y combatir este tipo de estrés.

EL WHM Y EL BOTÓN ANTIESTRÉS

Ningún organismo está diseñado para hacer frente a periodos prolongados de estrés intenso. Para mantener el cuerpo y la mente en forma, el descanso y la relajación son indispensables, y la recuperación del estrés es crucial. Aquí es donde entra en juego el sistema nervioso parasimpático (SNP), que tiene su origen en el tronco encefálico y actúa contrarrestando los efectos del sistema

---

* McEwen, B. S., Nasca, C., y Gray, J. D., «Stress Effects on Neuronal Structure: Hippocampus, Amygdala, and Prefrontal Cortex», *Neuropsychopharmacology: Official Publication of the American College of Neuropsychopharmacology* 1, vol. 41 (2016), pp. 3-23, https://doi.org/10.1038/npp.2015.171.

** Oyola, M. G., y Handa, R. J., «Hypothalamic-Pituitary-Adrenal and Hypothalamic-Pituitary-Gonadal Axes: Sex Differences in Regulation of Stress Responsivity», *Stress* 5, vol. 20 (septiembre de 2017), pp. 476-494, https://doi.org/10.108 0/10253890.2017.1369523.

nervioso simpático (SNS), como si fuese el pedal de freno de un automóvil. El SNP estimula el sistema digestivo e inmunitario, contrae las pupilas y los bronquios, y reduce la frecuencia cardíaca. El estado parasimpático permite reducir la inflamación, combatir el estrés oxidativo y eliminar las hormonas del estrés, de modo que el cerebro pueda descansar, procesar la información y crear nuevas conexiones. Durante los períodos de descanso, las partes del cerebro responsables de la regulación emocional, la creatividad y la imaginación se activan por fin.

Uno de los componentes más importantes del sistema nervioso parasimpático es el nervio vago, del latín *vagus*, que significa 'errante', en alusión a su largo recorrido. De hecho, es uno de los nervios más largos del cuerpo humano: tiene su origen en la base del cráneo y pasa por numerosos órganos vitales, como los pulmones, el corazón, el diafragma, el estómago, el cuello, la garganta, los ojos y los oídos. De ahí que desempeñe un papel tan crucial en la regulación de las funciones fisiológicas involuntarias, como la frecuencia cardíaca, la digestión, la frecuencia respiratoria y las respuestas inmunitarias. Lo cierto es que el nervio vago es una de las herramientas más importantes que tenemos a nuestro alcance para salir del estado simpático y combatir el estrés crónico. Y para estimularlo y activar el SNP, podemos recurrir a toda una serie de prácticas, como el ejercicio físico, la técnica de vocalización conocida como *humming*, el canto, la respiración profunda o (¡exacto, lo has adivinado!) la exposición al frío. Hoy en día, incluso se está trabajando para desarrollar dispositivos capaces de estimular el nervio vago, pero puede hacerse de forma natural.

Así pues, ya tenemos en nuestra mano las herramientas necesarias para combatir el estrés crónico: el WHM simplemente nos ayuda a activar esos mecanismos ya presentes en el ingenioso diseño de nuestra fisiología, lo que lo convierte en un antídoto sumamente eficaz.

Lo fascinante de practicar el WHM es que te permite obtener esta doble respuesta: por un lado, te brinda una profunda sensación de calma y descanso, mientras que, por el otro, te aporta lucidez y vitalidad; de ahí que nos refiramos a ese estado como «calma enérgica». Este equilibrio dinámico también explica la efectividad del método para lidiar con el trauma. Inducir una respuesta al estrés de forma controlada nos permite afrontar cualquier emoción conservando la calma a través de la activación del nervio vago, lo que constituye una oportunidad única de transformar tu relación con el miedo y el estrés.

LA CALMA ENÉRGICA: cuando en 2007 Wim Hof se sumergió en un tanque de hielo, no solo batió un récord mundial, sino que contribuyó a ampliar el conocimiento sobre el nervio vago. El autor del estudio, el doctor Tracey, creía que Wim había desarrollado la capacidad de modular su sistema nervioso autónomo a través de la estimulación voluntaria del nervio vago. Para comprobarlo, el día en que trató de establecer una nueva marca mundial, le tomaron muestras de sangre tanto antes de la inmersión como a las dos horas. Los resultados fueron sorprendentes: los análisis revelaron alteraciones compatibles con una estimulación profunda del nervio vago —lo que indica un aumento notable de la actividad parasimpática—, junto con una liberación significativa de adrenalina —lo que suele asociarse con la activación simpática—.

LA INVESTIGACIÓN SOBRE EL WHM Y EL ESTRÉS

Ya desde el primer estudio sobre el WHM, no fue difícil observar mejoras inmediatas en los niveles de estrés. ¿Cómo sino iban a poder aquellos dieciocho valientes que se prestaron a ir a las montañas más altas de Polonia con Wim para el estudio de la Universidad de Radboud ponerse a bailar semidesnudos al ritmo del *Harlem Shake* como si nada, a pesar de las bajas temperaturas? Por suerte, la investigación sobre los beneficios del WHM para el estrés ha avanzado bastante desde aquella primera experiencia.

Un estudio demostró que el WHM redujo el estrés en los miembros de una expedición a la Antártida[*], una experiencia conocida por provocar un elevado estrés psicológico debido a los largos períodos de aislamiento y a la dureza de las condiciones. Los participantes iniciaron la práctica del WHM un mes antes de la expedición y la mantuvieron durante un total de ocho semanas, lo que significa que siguieron practicando durante parte de la expedición. Los resultados obtenidos mostraron una reducción del estrés psicológico y un aumento de la melatonina —la hormona del sueño, la cual puede verse afectada por el estrés— con respecto al grupo que no había practicado el WHM. Estos hallazgos llevaron a los autores del estudio a concluir que el WHM «puede tener un efecto positivo sobre los síntomas del estrés y favorecer la adaptabilidad del sistema hormonal para garantizar una respuesta adecuada al ritmo circadiano». En otro estudio publicado en 2024 en *Brain Behavior and Immunity Integrative*, se observó una mejora en los marcadores cerebrales vinculados a la resiliencia y la regulación del estrés tras solo seis semanas practicando el WHM[**].

También se han realizado varios estudios sobre los efectos del WHM en el estrés femenino. En uno de ellos, 71 de los 99 participantes eran mujeres, y los resultados revelaron una reducción significativa de los niveles de estrés tras dos semanas de práctica del WHM. Esta mejora fue más pronunciada en el grupo que combinó ejercicios de respiración, exposición al frío y actitud mental[***], lo que demuestra el efecto sinérgico de los tres pilares

[*] Touskova, T. P., Bob, P., Bares, Z., Vanickova, Z., Nyvlt, D., y Raboch, J., «A Novel Wim Hof Psychophysiological Training Program to Reduce Stress Responses During an Antarctic Expedition», *Journal of International Medical Research* 4, vol. 50 (abril de 2022), 3000605221089883, https://doi.org/10.1177/03000605221089883.

[**] Muzik, O., Mann, T., Kopchick, J., Chowdury, A., Yacou, M., Vadgama, J., Bonello, D., y Diwadkar, V. A., «The Impact of a Focused Behavioral Intervention on Brain Cannabinoid Signaling and Interoceptive Function: Implications for Mood and Anxiety», *Brain Behavior and Immunity Integrative*, vol. 5 (enero de 2024), 100035, https://doi.org/10.1016/j.bbii.2023.100035.

[***] Kopplin, C. S., y Rosenthal, L., «The Positive Effects of Combined Breathing Techniques and Cold Exposure on Perceived Stress: A Randomised Trial»,

a la hora de combatir el estrés. En una encuesta retrospectiva realizada por la Universidad RMIT de Melbourne a más de tres mil personas con diferentes perfiles y nacionalidades que practicaban el WHM —de las cuales 411 eran mujeres—, alrededor de un tercio de los encuestados afirmó haber experimentado una reducción importante de sus niveles de estrés. En otro estudio realizado junto con el Departamento de Psiquiatría de la Universidad de California en San Francisco (UCSF), también se observó una disminución de los niveles de estrés tras tres semanas practicando el WHM*. Además, los resultados de este estudio, que solo incluyó a mujeres, mostraron que la salud mental de las participantes había experimentado una mejora duradera, que se mantuvo incluso después de interrumpir la práctica del WHM. También se comprobó que el WHM favorecía la generación de emociones positivas en mayor medida que el entrenamiento de intervalos de alta intensidad (HIIT).

Llegado este punto, puede que te estés preguntando: pero ¿cómo es posible que un baño de hielo pueda reducir los niveles de estrés? ¡Si sentarse en agua helada parece una experiencia tremendamente estresante! Aunque pueda sonar contradictorio, lo cierto es que la exposición al frío combate el estrés debido a un fenómeno denominado *estrés hormético*, o estrés «positivo».

El estrés hormético

La evidencia científica sugiere que una forma eficaz de aumentar nuestra resistencia al estrés consiste, paradójicamente, en exponernos a factores de estrés breves y controlados. Puede que, después de leer sobre los peligros del estrés en las páginas

---

Current Psychology 31, vol. 42 (7 de octubre de 2022), pp. 27058–27070, https://doi.org/10.1007/s12144-022-03739-y.

* Epel, E., *La receta para la calma: 7 días para deshacerte del estrés y cultivar la serenidad y la alegría* (trad. de Carmen Ternero), Barcelona, Editorial Diana, 2024.

anteriores, no te esperaras en absoluto algo así. Sin embargo, el estrés hormético es, en verdad, un concepto ampliamente estudiado y aceptado en el campo de la salud y la medicina. Cuando nos exponemos brevemente a un estresor agudo —que podría llegar a ser nocivo en caso de prolongarse o de aumentar en intensidad—, nuestro organismo empieza a desarrollar una respuesta adaptativa. Con el tiempo, esto acaba provocando cambios en las vías celulares y moleculares para aumentar nuestra tolerancia al estrés. El ejercicio físico es un excelente ejemplo de estrés hormético. Cuando entrenas, el organismo se ve sometido, de forma transitoria, a estrés térmico, metabólico, hipóxico, oxidativo y mecánico*; pero, en contrapartida, desarrolla una respuesta adaptativa que mejora tu capacidad muscular y cardiovascular general. ¿Y qué ocurre entonces? Pues que acabas desarrollando tu fuerza y resistencia físicas y, antes de que quieras darte cuenta, puedes hacer, sin apenas esfuerzo, aquello que antes te dejaba exhausta y dolorida. Otros ejemplos de estrés hormético son:

- Adquirir una nueva habilidad y/o superar un reto cognitivo.
- Realizar un ayuno intermitente.
- Realizar sesiones de sauna.
- Hacer *puenting*.
- Hablar en público.

Como puedes ver, todas estas actividades tienen un denominador común: pueden suponer un desafío durante la experiencia y exigen cierta resiliencia y concentración, pero, a largo plazo, resultan increíblemente gratificantes y te convierten en una persona más fuerte, saludable y completa.

---

* Peake, J. M., Markworth, J. F., Nosaka, K., Raastad, T., Wadley, G. D., y Coffey, V. G., «Modulating Exercise-Induced Hormesis: Does Less Equal More?», *Journal of Applied Psychology* 3, vol. 119 (2015), pp. 172-189, https://doi.org/10.1152/japplphysiol.01055.2014.

Los estudios realizados a este respecto demuestran que el estrés hormético puede conllevar los siguientes beneficios físicos y mentales[*]:

- Potenciar la respuesta al estrés adaptativo.
- Reforzar la resiliencia celular.
- Mejorar la condición física y la función cognitiva.
- Activar la renovación tisular y celular.
- Regular la producción y los niveles hormonales.
- Reforzar el sistema inmunitario.
- Aumentar el nivel de energía.

Realizar este tipo de prácticas es el mejor antídoto para contrarrestar la comodidad extrema de nuestro estilo de vida moderno. Y es que, aunque en cierto modo tenemos más estrés que nunca —por nuestras preocupaciones económicas, la vida sedentaria y la dieta pobre en nutrientes que llevamos, y las largas horas que pasamos trabajando o viendo las redes sociales, la televisión o las noticias—, también disfrutamos de un nivel de comodidad jamás visto en la historia. En muchos casos, ya no tenemos que recorrer largas distancias para conseguir comida o agua, ni tampoco tenemos que sufrir hambre, frío, calor o agotamiento físico, ya que casi siempre disponemos de una chaqueta, algo que llevarnos a la boca o un lugar donde sentarnos. De hecho, si no queremos hacer algo difícil, exigente o que nos saque de nuestra zona de confort, la mayoría de las veces podemos encontrar la forma de librarnos. El estrés hormético es uno de los principios básicos en los que se basa el WHM. En otras palabras, el método lleva nuestro cuerpo al límite para que salgamos reforzados.

Con el WHM, aprovechamos conscientemente el estrés para desestresarnos. La práctica se centra en ampliar el intervalo entre la exposición al factor de estrés y el momento en que se produce

---

[*]   Chu, B., Marwaha, K., Sanvictores, T., Awosika, A. O., y Ayers, D., «Physiology, Stress Reaction», *StatPearls* (7 de mayo de 2024).

la respuesta, lo que mejora nuestra capacidad para responder, en lugar de reaccionar. Durante nuestros entrenamientos y talleres, a menudo les decimos a nuestros estudiantes «encuentra la calma en el estrés» o «bienvenido sea el estrés» mientras se sumergen en agua helada, una práctica fundamental para aumentar la resiliencia al estrés.

Como se explica en el libro *La receta para la calma*, la clave para aumentar la resiliencia al estrés reside en «aceptar» nuestros propios sentimientos y pensamientos, en especial las experiencias negativas que por lo general rechazamos[*]. Las personas que no solo cultivan la conciencia de sus pensamientos y sentimientos, sino también la aceptación de su estado emocional y mental, experimentan mejoras en la reactividad al estrés, lo que indica que la «aceptación» es un componente clave de la resiliencia. Cuando no nos limitamos a soportar el frío, sino que además abrazamos y aceptamos los sentimientos que acompañan a la experiencia, desarrollamos nuestra tolerancia al estrés. Como le gusta decir a nuestro padre: «Cuando el estrés llame a tu puerta, invítalo a entrar, acógelo con los brazos abiertos, y luego haz que se largue».

Confiar en tu capacidad de gestionar el estrés te aporta toda una serie de beneficios físicos que promueven un estado de salud y equilibrio en todo el organismo, puesto que el estrés crónico es un factor de riesgo que interviene en el desarrollo de múltiples enfermedades. Esto reviste especial importancia para las mujeres, ya que las fluctuaciones hormonales nos vuelven más vulnerables al estrés y a sus efectos para la salud.

---

[*] Epel, E., *La receta para la calma, op. cit.*

3
DEJARSE FLUIR: EL SISTEMA ENDOCRINO Y EL EQUILIBRIO HORMONAL

«Así como el océano se mueve en sintonía con la luna, las mujeres fluímos con la corriente de nuestro ciclo».

R ESULTA IMPOSIBLE ABORDAR el Método Wim Hof, la salud femenina o el estrés sin hablar del importante papel que desempeñan las hormonas en todos ellos. El sistema endocrino es el responsable de la producción y liberación hormonal del organismo, y guarda una estrecha relación con el sistema nervioso. De hecho, cuando hablamos de este último, bien podríamos referirnos a él como sistema neuroendocrino. Aunque históricamente se veían por separado, ambos sistemas están interrelacionados desde un punto de vista sintomático y requieren una mirada holística, ya que cualquier alteración en uno de ellos repercute en todos los demás sistemas. Por ejemplo, al actuar sobre el sistema nervioso, afectamos también al sistema hormonal y a todos los sistemas relacionados con él.

Por esta razón, antes de pasar a los tres pilares del WHM —la exposición al frío, la respiración y la actitud mental—, conviene entender el sistema hormonal y las principales hormonas femeninas. Adentrémonos, pues, en este mágico y misterioso sistema que llevamos en nuestro interior.

EL SISTEMA ENDOCRINO BAJO LA LUPA

Aunque el sistema endocrino y el sistema nervioso comparten algunas similitudes —como el hecho de que ambos regulan la conexión entre cuerpo y mente—, también presentan diferencias importantes. Mientras que el sistema nervioso envía señales eléctricas a través de las neuronas, el sistema endocrino hace que las glándulas segreguen hormonas, que actúan como mensajeras químicas. Los mensajes eléctricos que envía el sistema nervioso viajan tan rápido como la electricidad, y son más breves y localizados. En cambio, las hormonas que liberamos circulan más despacio por el torrente sanguíneo y tienden a permanecer en el organismo mucho más tiempo. Estas actúan como poderosas mensajeras químicas que interactúan entre sí para orquestar diferentes funciones fisiológicas.

Cuando la mayoría de la gente piensa en las hormonas, lo primero que le suele venir a la mente es la pubertad, el ciclo menstrual o el embarazo. Sin embargo, las hormonas que libera el sistema endocrino no solo cumplen una función reproductiva, sino que actúan en todo el organismo: en los órganos, la piel, los músculos y otros tejidos. En definitiva, no solo causan acné durante la pubertad o náuseas durante el embarazo, sino que también influyen en nuestra forma de pensar, actuar y sentirnos, tanto física como emocionalmente. De hecho, el ser humano produce constantemente unas cincuenta hormonas diferentes, que funcionan como una auténtica orquesta capaz de dirigir funciones fisiológicas como[*]:

- El metabolismo.
- El crecimiento y el desarrollo.
- La presión arterial.
- Los niveles de glucosa en sangre.
- La respuesta al estrés.
- El equilibrio hidroelectrolítico.
- La temperatura corporal.
- La función sexual.

---

[*] Cleveland Clinic, «Endocrine System» (última revisión del 22 de noviembre de 2023), https://my.clevelandclinic.org/health/body/21201-endocrine-system.

- La reproducción.
- El ciclo de sueño y vigilia.
- El estado de ánimo.

Por ejemplo, el cortisol y la adrenalina regulan nuestra respuesta al estrés, mientras que la melatonina regula nuestro ciclo de sueño; hormonas como la leptina y la grelina controlan las señales de hambre y saciedad; y la insulina y el glucagón regulan los niveles de glucosa en sangre. Incluso hay un grupo de hormonas conocidas como hormonas del «bienestar» —entre las que se encuentran la serotonina, la dopamina, la oxitocina y las endorfinas—, que regulan el placer, la motivación y la felicidad. El equilibrio hormonal contribuye a nuestra salud general, lo que nos genera una sensación de bienestar físico y mental. Pero, en cuanto se produce el más mínimo desajuste —ya sea por exceso o por defecto—, nuestra salud puede resentirse debido a toda una serie de efectos secundarios negativos.

Las hormonas son secretadas por glándulas distribuidas por todo el cuerpo, que actúan como centros de control que facilitan la comunicación entre el sistema nervioso y el endocrino para mantener la homeostasis. Esto se consigue regulando al alza o a la baja determinadas funciones fisiológicas en función de lo que el cuerpo necesite. La mayoría de las hormonas están controladas por un circuito de retroalimentación negativa, lo que significa que, cada vez que se libera una hormona, esta envía una señal a la glándula para disminuir su producción. Este mecanismo contribuye a garantizar que los niveles hormonales nunca se disparen ni se desplomen. Cualquier alteración del delicado equilibrio hormonal puede desencadenar problemas en todo el organismo. Probablemente hayas oído hablar de algunas alteraciones hormonales femeninas, como el síndrome de ovario poliquístico (SOP) o el trastorno disfórico premenstrual (TDPM), pero los desequilibrios hormonales también causan otras enfermedades comunes que afectan tanto a hombres como a mujeres, como el hipertiroidismo, el hipotiroidismo, la diabetes o la obesidad.

Las hormonas del «bienestar» más de cerca

1. Cuando nos sentimos contentas o satisfechas, producimos serotonina. También podemos liberarla con los placeres sencillos, como cuando contemplamos un hermoso atardecer y nos damos cuenta de que la felicidad puede encontrarse en pequeños momentos como ese. Los niveles de serotonina tienden a bajar en invierno debido a la falta de vitamina D, que es necesaria para activar el triptófano, un precursor de la serotonina; de ahí que algunas personas experimenten «tristeza invernal», que en algunos casos puede derivar en trastorno afectivo estacional (TAE). Por eso, cuando todo se vuelve gris en invierno, me doy un chapuzón extra. ¡Así es como yo, Laura, le digo adiós a mi tristeza invernal! Si lo piensas bien, resulta asombroso que el 80 por ciento de nuestra serotonina se produzca en el intestino, y que el nervio vago —que puede estimularse a través de la respiración profunda— vaya desde el cerebro hasta el intestino.

2. La oxitocina —a menudo apodada la «hormona del amor» o la «droga del amor»*— se libera en momentos de vínculo afectivo, como durante la lactancia materna o cuando te acurrucas en el sofá con un ser querido. Esta hormona despierta en nosotros sentimientos de amor, ternura y seguridad. Tal y como señala la profesora de Harvard y experta en hormonas, la doctora Sara Gottfried, en su libro *Salud hormonal***, la oxitocina actúa como la hormona antiestrés que las mujeres tanto necesitan para paliar el estrés y con-

---

* LeWine, H. E., «Oxytocin: The Love Hormone», *Harvard Health Publishing: Harvard Medical School* (13 de junio de 2023), https://www.health.harvard.edu/mind-and-mood/oxytocin-the-love-hormone.

** Gottfried, S., *Salud hormonal: Recupera tu equilibrio, el sueño, el deseo sexual y la vitalidad de manera natural* (trad. de Carmen Peláez Ortiz de Solórzano), Madrid, Gaia, 2024.

trarrestar los efectos del cortisol. Nuestro organismo la produce cuando sentimos seguridad, amor, confianza, empatía, perdón, pero también cuando besamos o abrazamos a alguien, o estrechamos lazos con los demás. Se ha demostrado que la oxitocina reduce de manera directa los marcadores proinflamatorios, como la interleucina 6 (IL-6) y el factor de necrosis tumoral alfa (TNF-a), cuyo nivel también disminuye con la práctica del WHM.

3. La dopamina es otra sustancia química clave, que está asociada con la motivación y gratificación. Su liberación se produce cuando anticipamos una experiencia placentera, como una suculenta comida o un posible encuentro sexual. La dopamina fomenta la motivación, el aprendizaje y el entusiasmo. De hecho, hay estudios científicos que han demostrado que los ratones con déficit de dopamina dejan de comer y renuncian a la vida[*]. Esta hormona también desempeña un papel importante en nuestras conductas adictivas, ya que nos impulsa a repetir aquellas acciones que nos hacen sentir bien, como jugar a las tragaperras, fumar o darnos un capricho dulce.

4. Las endorfinas, conocidas como los analgésicos naturales del cuerpo, tienen un efecto calmante y se liberan en respuesta al estrés o el dolor. Además, mejoran el estado de ánimo, reducen el estrés y aumentan la sensación de bienestar.

Los desequilibrios y trastornos hormonales afectan en mayor medida a las mujeres. En parte, esto se debe a que, a diferencia de las hormonas masculinas, que apenas fluctúan a lo largo del día,

---

[*] Palmiter, R. D., «Dopamine Signaling in the Dorsal Striatum Is Essential for Motivated Behaviors: Lessons from Dopamine-Deficient Mice», *Annals of the New York Academy of Sciences*, vol. 1129 (2008), pp. 35-46, https://doi.org/10.1196/annals.1417.003.

las femeninas presentan variaciones importantes cada mes, y aún mayores a lo largo de las distintas etapas de la vida, lo que deja más margen para que se produzcan desajustes.

LAS MUJERES Y LAS HORMONAS

Además de las hormonas que intervienen en funciones fisiológicas no reproductivas, están las sexuales, que regulan nuestro sistema reproductor. A lo largo de nuestra vida como mujeres, estas hormonas nos envían señales sumamente valiosas, que no solo influyen en nuestras funciones fisiológicas, sino también en nuestras emociones, pensamientos y comportamiento. Entre ellas se encuentran:

- EL ESTRÓGENO: se trata de un término que, en realidad, engloba todo un conjunto de hormonas, como la estrona (la principal forma de estrógeno tras la menopausia), el estriol (la forma predominante durante el embarazo) y el estradiol (la forma más abundante y potente que produce la mujer durante sus años fértiles). El estrógeno desempeña un papel clave en la pubertad, el ciclo menstrual y el embarazo, e interviene en otras funciones fisiológicas, como la regulación del colesterol, la glucosa en sangre, la masa ósea y muscular, la elasticidad de la piel y la función cerebral.

  Durante la pubertad, los niveles de estrógeno aumentan de manera drástica, lo que desencadena la aparición de los rasgos físicos femeninos, como el desarrollo de curvas y senos. Este aumento contribuye también a mantener las paredes vaginales gruesas, elásticas y lubricadas. La disminución de sus niveles durante la menopausia es lo que causa la aparición de síntomas como dolor durante las relaciones sexuales o sequedad vaginal, y también explica el incremento significativo de ciertos problemas de salud, como la osteoporosis o las enfermedades cardíacas.

Cuando los niveles de estrógeno son demasiado elevados, pueden aparecer síntomas como períodos irregulares, sangrado menstrual anormal o aumento de la densidad del tejido mamario. Los altos niveles de esta hormona también se relacionan con diversas enfermedades, como el cáncer de mama y de ovario, la resistencia a la insulina y el síndrome de ovario poliquístico (SOP).

El estrógeno ejerce una influencia considerable en nuestro estado de ánimo. Es el equivalente de la testosterona en los hombres, en el sentido de que nos prepara para pasar a la acción. El estrógeno también afecta a la producción de serotonina, una de las hormonas del bienestar.

- LA TESTOSTERONA: aunque sea la hormona sexual masculina por excelencia, también abunda en las mujeres. En el organismo femenino, promueve aspectos como la cognición, el deseo sexual y la salud ósea. El déficit de testosterona puede causar debilidad ósea, disminución de la libido y fatiga. Por el contrario, cuando existe un exceso, pueden aparecer síntomas como acné, aumento del vello en zonas típicamente masculinas, irregularidades menstruales o pérdida de cabello.

- LA PROGESTERONA: esta hormona cumple numerosas funciones importantes en la salud femenina. Contribuye, por ejemplo, a modular aspectos como el estado de ánimo, la función tiroidea, el sueño y la inflamación. Durante el ciclo menstrual, los niveles de progesterona fluctúan, ya que su función principal consiste en preparar el endometrio para la implantación y el posterior desarrollo del óvulo fecundado. En caso de producirse la concepción, los niveles de progesterona aumentan para apoyar el desarrollo del embarazo. De lo contrario, estos descienden, lo que provoca la descomposición y desprendimiento del endometrio, un proceso que culmina en la menstruación. Es muy poco común que las mujeres presenten un exceso de progesterona, pero las que presentan un déficit pueden experimentar síntomas como irregularidades menstruales, sensibilidad mamaria, depresión o cambios de humor, problemas de la vesícula biliar y disminución del deseo sexual. Durante el embarazo, los niveles bajos de progesterona pueden aumentar el riesgo de sufrir un aborto espontáneo, un parto prematuro o un embarazo ectópico.

Esta hormona tiende más bien a calmar el estado de ánimo, por lo que es habitual sentir menos energía y una mayor inclinación a la introspección cuando sus niveles aumentan. Los picos de progesterona también pueden favorecer una mayor relajación y mejorar el sueño, ya que estimula los neurotransmisores cerebrales que inducen un estado de calma.

El estrógeno y la progesterona funcionan de manera orquestada para regular el ciclo menstrual.

El ciclo menstrual

Además del reloj circadiano que vimos en el capítulo anterior, las mujeres cuentan con un segundo reloj interno: el ciclo menstrual. Se trata de un ritmo infradiano, es decir, un ciclo fisiológico que dura más de un solo día. Por lo general, tiene una duración aproximada de veintiocho días, aunque puede variar entre veintiún y 35 días. El ciclo menstrual se divide en dos fases —la fase folicular y la fase lútea— y está marcado por fluctuaciones en las hormonas sexuales que provocan cambios en nuestro organismo: todo con el objetivo de traer una descendencia sana al mundo.

La primera parte del ciclo menstrual, la fase folicular, abarca los primeros catorce días del ciclo, desde el primer día de la menstruación hasta el inicio de la ovulación. Durante la menstruación, todas las hormonas femeninas se sitúan en su nivel más bajo, pero luego el estrógeno comienza a experimentar un rápido aumento, con el fin de estimular el crecimiento del endometrio. El incremento en los niveles de estrógeno trae consigo una mayor energía, una mejora en el estado de ánimo y una sensación de bienestar y confianza, además de sacar a relucir nuestro lado más extrovertido y sociable. Más tarde, cuando el estrógeno alcanza su nivel máximo, el óvulo se libera de su folículo, un pequeño saco lleno de líquido situado en el ovario donde tiene lugar el desarrollo y la maduración del óvulo. Todo este proceso es lo que da lugar a la ovulación. La duración de la fase folicular depende del tiempo que tarde el folículo dominante en formar un óvulo completamente maduro, y puede variar en distintas etapas de su vida, aunque suele durar entre diez y dieciséis días.

La fase lútea da comienzo con la ovulación, momento en el que el organismo está biológicamente preparado para alcanzar su mayor vitalidad y energía; de ahí la sensación de bienestar que acompaña a este (breve) período. Luego, el óvulo liberado se convierte en una estructura conocida como *cuerpo lúteo*, una glándula temporal que libera grandes cantidades de progesterona y una cantidad más reducida de estrógeno. El aumento constante de los niveles de progesterona hace que nos sintamos más tranquilas e introvertidas, además de estimular el crecimiento del endometrio para acoger a un posible óvulo fecundado. En caso de no producirse la fecundación, los niveles de estrógeno y progesterona se desploman, lo que da lugar a la menstruación, que marca el inicio del siguiente ciclo. La fase lútea suele durar entre doce y catorce días.

Con todas estas fluctuaciones hormonales ocurriendo en nuestro interior, no es de extrañar que las mujeres experimentemos cambios en nuestro nivel de energía, salud mental y fisiología a lo largo del mes. Las hormonas desempeñan un papel clave en la regulación de nuestros ritmos naturales. Así como las mareas suben y bajan, las hormonas femeninas también fluctúan en una danza perfectamente acompasada de picos y valles. No obstante, el ciclo menstrual, con todas sus variaciones hormonales, no solo está relacionado con la fertilidad, sino que también es un reflejo de la salud de la mujer. Y es que no solo tiene efectos físicos y mentales, sino que también influye en nuestro estado de ánimo y comportamiento. El equilibrio hormonal contribuye a nuestra salud y bienestar general.

Recientemente también se ha demostrado que el cerebro femenino experimenta cambios importantes durante las diferentes fases del ciclo menstrual*, lo que puede afectar de manera considerable a nuestro estado de ánimo, memoria y comportamiento.

Los desequilibrios hormonales

Cuando los niveles hormonales están equilibrados, nuestro comportamiento y estado anímico apenas parecen variar a lo largo del mes. Sin embargo, cuando se produce algún desajuste hormonal, estos cambios pueden volverse mucho más intensos y venir acompañados de síntomas no deseados. Todo en la naturaleza es más vulnerable durante las transiciones, por lo que tiene sentido que incluso el más mínimo factor de estrés pueda alterar las intrincadas fluctuaciones hormonales del organismo femenino. Por desgracia, el mundo en el que vivimos hoy en día nos expone a un aluvión constante de microestresores. Así, factores como el estrés crónico, una alimentación pobre en nutrientes, el sedentarismo, las toxinas ambientales o la falta de tiempo para descansar y recuperarse pueden alterar de forma significativa el delicado equilibrio de las hormonas femeninas.

Cuando esto sucede, el cuerpo nos avisa de que algo no va bien mediante señales como:

- Alopecia.
- Falta de deseo sexual.
- Disminución de la calidad del sueño.
- Cambios de humor.

---

* Mishra, S., «The Menstrual Cycle Can Reshape Your Brain», *National Geographic* (23 de septiembre de 2025), https://www.nationalgeographic.com/premium/article/menstruation-brain-women-reshape.

- Niebla mental y problemas de concentración.
- Alteraciones de la piel.
- Fatiga y baja energía.
- Aumento constante de peso.
- Sofocos y sudores.
- Infertilidad.
- Secreción mamaria.

Estos síntomas no siempre son fáciles de entender, y muchas mujeres pasan años sin obtener respuestas ni recibir apoyo. Debido a la falta de investigación, muchos médicos suelen estar poco informados sobre la salud hormonal femenina, lo que obliga a las mujeres a tener que investigar por su cuenta. En resumidas cuentas, puede decirse que la medicina occidental —que tiende a adoptar un enfoque generalizado que pasa por alto las necesidades individuales de salud— no ofrece tratamientos eficaces para las mujeres que sufren desequilibrios hormonales.

Los desequilibrios hormonales también pueden provocar alteraciones del ciclo menstrual. De hecho, como este ciclo implica una compleja interacción entre órganos y hormonas, puede ser indicativo del estado de salud general y revelar la existencia de problemas; tanto es así que a menudo se dice que debería considerarse el «quinto signo vital», junto con la presión arterial, la temperatura corporal, la frecuencia cardíaca y la frecuencia respiratoria. Por eso, es importante prestar atención a cualquier alteración en el ciclo menstrual, como:

- EL SÍNDROME PREMENSTRUAL (SPM): las investigaciones indican que alrededor del 80 por ciento de las mujeres experimenta problemas relacionados con el SPM, y el 50 por ciento de ellas recurre a ayuda médica para tratarlos[*]. Los sínto-

---

[*] Gold, E. B., Wells, C., y Rasor, M. O., «The Association of Inflammation with Premenstrual Symptoms», *Journal of Women's Health* 9, vol. 25 (septiembre de 2016), pp. 865-874, https://doi.org/10.1089/jwh.2015.5529.

mas pueden incluir: depresión, irritabilidad, retención de líquidos, sensibilidad mamaria, dolores de cabeza, dolores abdominales y cambios de humor.

- Las IRREGULARIDADES MENSTRUALES: las irregularidades menstruales engloban una serie de alteraciones que pueden incluir cambios en la cantidad de sangrado, la duración de la menstruación y/o el intervalo entre ciclos. Durante la pubertad, el posparto y la perimenopausia, aumenta la probabilidad de que estas aparezcan, y se estima que entre el catorce y el 25 por ciento de las mujeres experimenta este síntoma asociado a un desequilibrio hormonal[*].

- La AMENORREA: la amenorrea primaria se refiere a la ausencia de la primera menstruación a los quince años. Se ha demostrado que la exposición a una serie de disruptores endocrinos provoca trastornos en el metabolismo hormonal durante la pubertad, y puede «contribuir a acelerar o retrasar la aparición de la menarquia»[**]. Por otro lado, la amenorrea secundaria es la ausencia de menstruación durante más de tres meses consecutivos. Cuando este diagnóstico no está asociado al embarazo, la lactancia o la menopausia, es probable que se deba a estrés metabólico, físico o psicológico.

- El DOLOR MENSTRUAL: la mayoría de las mujeres experimenta, en algún momento de su vida, dolores menstruales, o también conocidos como *dismenorrea*. De hecho, una encuesta realizada a 42 000 niñas en los Estados Unidos reveló que el 85 por ciento experimentaba calambres do-

---

[*] Departamento de comunicación de los Institutos Nacionales de Salud (NIH), «What Are Menstrual Irregularities?» (31 de enero de 2017) https://www.nichd.nih.gov/health/topics/menstruation/conditioninfo/irregularities.

[**] Lu, M., Feng, R., Qin, Y., Deng, H., Lian, B., Yin, C., y Xiao, Y., «Identifying Environmental Endocrine Disruptors Associated with the Age at Menarche by Integrating a Transcriptome-Wide Association Study with Chemical-Gene-Interaction Analysis», *Frontiers in Endocrinology*, vol. 13 (24 de febrero de 2022), 836527, https://doi.org/10.3389/fendo.2022.836527.

lorosos durante la menstruación*. Según otro estudio, el 20 por ciento de las mujeres experimenta un dolor menstrual tan intenso que les impide realizar sus actividades cotidianas**.

Aunque nos hemos acostumbrado a oír todo el tiempo expresiones como «calambres menstruales» o «síndrome premenstrual», no por ello son menos graves o debilitantes. Los cambios hormonales pueden agravar de manera significativa la ansiedad y la depresión, e incluso exacerbar los trastornos psiquiátricos***. De hecho, las investigaciones realizadas sugieren que, durante la fase lútea, la ansiedad, el estrés y los atracones tienen una incidencia relativamente mayor. Además, existe evidencia sólida que muestra un incremento de los episodios de psicosis, manía, depresión, suicidio o intentos de suicidio, así como un mayor consumo de alcohol, durante la fase menstrual y premenstrual.

Tales síntomas también pueden estar relacionados con trastornos de tipo hormonal, como:

- La endometriosis.
- Los miomas uterinos.
- El síndrome de ovario poliquístico.
- La insuficiencia ovárica prematura.
- Las irregularidades menstruales.
- Las alteraciones relacionadas con la menarquia.

---

* Schoep, M. E., Nieboer, T. E., van der Zanden, M., Braat, D. D. M., y Nap, A. W., «The Impact of Menstrual Symptoms on Everyday Life: A Survey Among 42,879 Women», *American Journal of Obstetrics and Gynecology* 6, vol. 220, (2019), 569.e1-e7, https://doi.org/10.1016/j.ajog.2019.02.048.

** Latthe, P., Champaneria, R., y Khan, K., «Dysmenorrhea», *American Family Physician* 4, vol. 85 (15 de febrero de 2012), pp. 386-387.

*** Barron, M. L., Flick, L. H., Cook, C. A., Homan, S. M., y Campbell, C, «Associations Between Psychiatric Disorders and Menstrual Cycle Characteristics», *Archives of Psychiatric Nursing* 5, vol. 22 (octubre de 2008), pp. 254-265, https://doi.org/10.1016/j.apnu.2007.11.001.

- La infertilidad.
- El hipertiroidismo.

Las transiciones hormonales: cómo manejar estos delicados momentos de cambio

Además del ciclo menstrual, las mujeres también atraviesan, a lo largo de su vida, varios períodos importantes de transición hormonal: la pubertad, el embarazo, la perimenopausia y la menopausia. Estas grandes transiciones no solo afectan al sistema reproductor, sino que, como señala la neurocientífica Lisa Mosconi, conviene considerarlas como transiciones neuroendocrinas, ya que el cerebro también experimenta cambios importantes. Estos períodos de cambio se caracterizan por un aumento del estrés y la inflamación, que la mujer puede contrarrestar de manera natural si sus glándulas suprarrenales están saludables, es resistente al estrés y cuenta con una dosis diaria de agentes antiestrés. A esto se suma que el estrógeno y la progesterona, que tienen propiedades protectoras, disminuyen entre los treinta y cuarenta años, lo que amplifica de manera considerable el impacto tanto del estrés como de los hábitos poco saludables. Estas delicadas transiciones hormonales también pueden coincidir con otros acontecimientos importantes que actúan como factores de estrés crónicos, algo que suele afectar especialmente a las mujeres de entre treinta y cuarenta años. A esa edad, suelen vivirse momentos vitales cargados de estrés, como la aparición de traumas no resueltos, las elevadas exigencias profesionales, cuidar de un ser querido, la pérdida de alguien cercano, un despido o un divorcio. Las transiciones hormonales ya desestabilizan de por sí nuestro organismo. Pero si a esto le añadimos otros factores de estrés, las fluctuaciones hormonales se vuelven más pronunciadas, lo que dificulta que se reequilibren. El WHM nos permite recuperar las riendas al apoyar la capacidad innata de nuestro organismo para restablecer su equilibrio.

LOS DISRUPTORES ENDOCRINOS

Nuestro sistema neuroendocrino no ha tenido tiempo de adaptarse a los desafíos del mundo moderno ni al incesante goteo de estrés, tensión y desajustes. Cuando el organismo se siente amenazado a todas horas, produce de forma sostenida cortisol y adrenalina. Y aunque ambas hormonas resultan sumamente eficaces para afrontar desafíos puntuales, su liberación prolongada no es sostenible y puede causar estragos en la salud femenina.

Si alguna vez se te ha retrasado la menstruación debido al estrés o a una enfermedad, ya habrás experimentado de primera mano lo conectados que están ambos aspectos. Cuando estamos sometidas a una gran carga de estrés, el ciclo menstrual puede verse afectado en gran medida, ya que el organismo piensa que está en modo de lucha o huida y antepone la supervivencia a las funciones reproductivas. De ahí que deje de producir hormonas sexuales para centrarse en la producción continuada de cortisol, que pasa a ocupar un rol protagonista, relegando al resto de las hormonas femeninas a un segundo plano. La necesidad de mantener unos niveles de cortisol tan elevados supone un desgaste significativo para nuestro cuerpo y salud.

La jerarquía hormonal

Para comprender el equilibrio hormonal, debemos saber que existe una jerarquía en la producción y el equilibrio de las hormonas. Al igual que en la pirámide de necesidades de Maslow, la supervivencia prima por encima de todo lo demás, ya que es la necesidad básica de cualquier organismo. Por esta razón, nuestro organismo siempre dará prioridad a las hormonas que intervienen en la respuesta de lucha, huida o parálisis. Por debajo de las hormonas responsables de la supervivencia, se encuentran las encargadas de mantener las funciones fisiológicas, como las hormonas tiroideas y la insulina. Estas regulan muchas funciones esenciales para gozar de una salud óptima, como el metabolismo y la digestión. En un nivel inferior, encontramos las hormonas que desempeñan funciones relacionadas con aspectos como la socialización, el desarrollo personal y la reproducción, como el estrógeno, la progesterona y la serotonina. Cuando tenemos clara toda esta jerarquía hormonal, resulta evidente que el estrés puede alterar el equilibrio entre las distintas hormonas: al someter a nuestro organismo a una presión constante, hace que se inhiban otras funciones importantes en favor de la supervivencia.

El estrés

Dado que el sistema de estrés afecta a la función reproductiva, el estrés puede influir en la liberación de hormonas femeninas. Esto puede tener un gran impacto en la salud de la mujer, ya que puede alterar algunas hormonas —como las tiroideas, la progesterona, el estrógeno y la testosterona— y perturbar el delicado equilibrio entre ellas. La interacción entre el cortisol y las distintas hormonas femeninas es tan intrincada que puede desequilibrarse con facilidad. Por ejemplo, cuando aumenta el cortisol, el estrógeno disminuye, y viceversa. Otro buen ejemplo de cómo el cortisol puede afectar de manera directa a las hormonas sexuales lo encontramos en la progesterona. Y es que la síntesis de ambas hormonas depende de los mismos nutrientes esenciales. Como la supervivencia es la máxima prioridad para nuestro organismo, siempre prima la producción de cortisol, lo que reduce los nutrientes disponibles para la síntesis de progesterona. Esto puede afectar a la producción de esta hormona en las glándulas suprarrenales, e incluso bloquear algunos de sus receptores. El exceso de cortisol también puede reducir la producción de testosterona, una hormona que suele estar vinculada a la disminución del deseo sexual. Las investigaciones indican que el estrés psicológico puede contribuir al aumento o disminución natural de los niveles de estrógeno durante el ciclo menstrual[*], lo que puede hacer que los altibajos se vuelvan

---

[*] Assad, S., Khan, H. H., Ghazanfar, H., Khan, Z. H., Mansoor, S., Rahman, M. A., Khan, G. H., Zafar, B., Tariq, U., y Malik, S. A., «Role of Sex Hormone Levels and

más intensos o, por el contrario, más atenuados. Como señala un estudio: «El estrés a cualquier edad conduce al agotamiento de las reservas de estrógeno y testosterona en el organismo»[*].

Según las investigaciones, el estrés crónico en las mujeres puede causar irregularidades menstruales, anovulación, amenorrea e incluso infertilidad[**]. Un estudio demostró que las mujeres con altos niveles de estrés tenían entre dos y tres veces más probabilidades de ser infértiles[***]. Por otro lado, en el grupo con mayores niveles de estrés, las mujeres que lograron concebir lo hicieron tras un mayor número de ciclos menstruales. Cuando nuestro organismo se siente amenazado, decide que no es el momento de procrear, sino de esconderse, alejarse de la interacción social y estar alerta ante el peligro. El cortisol también interfiere en la producción y regulación de las hormonas tiroideas, lo que se ha asociado con una reducción de la fertilidad, e incluso con la infertilidad. En los Estados Unidos, millones de mujeres sufren de hipertiroidismo o hipotiroidismo, lo que desencadena muchos de los síntomas asociados con el desequilibrio hormonal femenino, como fatiga, alopecia, ansiedad, aumento o pérdida de peso, o incluso trastornos que afectan principalmente a las mujeres, como la fibromialgia o la enfermedad de Hashimoto.

El estrés también está directamente asociado con la inflamación crónica. Cuando experimentamos estrés crónico, liberamos proteínas proinflamatorias para detectar las posibles amenazas. Como señalan los autores de un estudio: «Prácticamente cualquier etapa de la respuesta inflamatoria e inmunitaria se ve afectada

---

Psychological Stress in the Pathogenesis of Autoimmune Diseases», *Cureus* 6, vol. 9 (5 de junio de 2017), e1315, https://doi.org/10.7759/*cureus*.1315.

[*]   *Ibidem.*

[**]   Prokai, D., y Berga, S. L., «Neuroprotection via Reduction in Stress: Altered Menstrual Patterns as a Marker for Stress and Implications for Long-Term Neurologic Health in Women», *International Journal of Molecular Sciences* 12, vol. 17 (20 de diciembre de 2016), 2147, https://doi.org/10.3390/ijms17122147.

[***]   Rooney, K. L., y Domar, A. D., «The Relationship Between Stress and Infertility», *Dialogues in Clinical Neuroscience* 1, vol. 20 (marzo de 2018), pp. 41-47, https://doi.org/10.31887/DCNS.2018.20.1/klrooney.

por la acción de las hormonas»*. Estas interactúan y se influencian entre sí, lo que puede tener efectos en el estado de ánimo, el comportamiento y la salud. El estrés persistente causa inflamación crónica, e incluso puede llegar a inhibir los sistemas encargados de la función reproductora, y de la reparación y restauración del organismo. Un estudio reveló que la intensidad de la mayoría de los síntomas del síndrome premenstrual fue entre un veinticuatro y un 41 por ciento mayor en las mujeres con altos niveles de inflamación**. Los datos recabados en 2022 parecen confirmar que los niveles más elevados de inflamación están vinculados con el síndrome premenstrual y el trastorno disfórico premenstrual***. Incluso el dolor menstrual se asocia con los procesos inflamatorios: los calambres se producen por un aumento de los niveles de prostaglandinas, que desempeñan un papel similar al de las hormonas en la regulación de los procesos fisiológicos e intervienen en la respuesta inflamatoria del organismo frente a lesiones. Las investigaciones realizadas a este respecto han hallado una relación entre el estrés, los calambres y los niveles de prostaglandinas****.

Como veremos en el capítulo 8, la inflamación se encuentra en el origen de la mayoría de las principales enfermedades que afectan al ser humano en la actualidad, por lo que resulta fundamental saber cómo romper ese círculo vicioso de estrés, inflamación y desequilibrio hormonal. La interacción entre estos tres aspectos es extremadamente compleja, y aún se sabe muy poco sobre las dinámicas concretas que afectan negativamente a la salud de la

---

* Garcia-Leme, J., y Farsky, S. P., «Hormonal Control of Inflammatory Responses», *Mediators of Inflammation* 3, vol. 2 (1993), pp. 181-198, https://doi.org/10.1155/S0962935193000250.

** Gold *et al.*, «The Association of Inflammation with Premenstrual Symptoms».

*** Tiranini, L., y Nappi, R. E., «Recent Advances in Understanding/Management of Premenstrual Dysphoric Disorder/Premenstrual Syndrome», *Faculty Reviews* 11 (28 de abril de 2022), 11, https://doi.org/10.12703/r/11-11.

**** Nagaraja, A., «Figure 1: Chronic Stress Increases Levels of Prostaglandins», *ResearchGate*, https://www.*researchgate*.net/figure/Chronic-stress-increases-levels-of-prostaglandins-a -Primary-ovarian-tumors-were_fig3_280909179.

mujer. Por ello, resulta vital seguir investigando los desequilibrios hormonales femeninos y sus efectos en nuestra salud y bienestar. Lo que está claro es que toda la energía que destinamos a garantizar nuestra supervivencia es energía que no podemos emplear para restablecer nuestro equilibrio hormonal.

La insulina y la grelina

La producción sostenida de cortisol también aumenta el riesgo de desarrollar resistencia a la insulina, otro factor importante que altera el equilibrio hormonal y afecta a la salud femenina. El cortisol libera en el organismo grandes cantidades de glucosa, que se envía a los músculos para proporcionarles energía rápida con la que poder afrontar la respuesta de lucha o huida. Y aunque este proceso es tremendamente eficaz para prepararnos ante una emergencia, si se vuelve recurrente, el organismo puede desarrollar resistencia a la insulina, al no poder mantener el ritmo de la demanda metabólica. Esta alteración suele ir acompañada de un aumento de peso, lo que crea un efecto dominó en las mujeres con desequilibrios hormonales, ya que el sobrepeso también favorece la inflamación y contribuye al exceso de estrógenos. Con el aumento de peso, las células demandan una glucosa que no pueden absorber debido a la resistencia a la insulina. Esto hace que las mujeres se sientan agotadas y recurran a alimentos calóricos ricos en azúcares, grasas y sal. Como señala la doctora Elissa Epel en uno de sus artículos: «El estrés crónico puede conducir a la sobreingesta alimentaria, elevar los niveles de cortisol e insulina, e inhibir determinadas hormonas anabólicas. A su vez, este estado de estrés metabólico contribuye a la adiposidad abdominal. Tanto la respuesta directa al estrés como la acumulación de grasa visceral pueden promover un entorno de inflamación sistémica y estrés oxidativo»[*].

---

[*] Epel, E. S., «Psychological and Metabolic Stress: A Recipe for Accelerated Cellular Aging?», *Hormones* (Atenas) 1, vol. 8 (2009), pp. 7-22, http://www.hormones.gr/503/article/article.html.

De manera análoga, cuando las mujeres se estresan, producen grelina —la hormona del hambre—[*], lo que alimenta su apetito y los pensamientos sobre comida, en especial aquellos que tienen como protagonistas alimentos poco nutritivos y con un sabor altamente adictivo que conllevan un alto riesgo de atracón. Todo este cóctel conduce a un aumento de la grasa visceral, lo que a su vez se asocia con la inflamación de bajo grado[**]. Al mismo tiempo, cuando acumulamos grasa, el organismo segrega más cortisol, lo que crea un círculo vicioso en el que esta hormona y el aumento de peso se retroalimentan. Una amplia gama de alteraciones hormonales femeninas se ha relacionado con la resistencia a la insulina, cuya vigilancia resulta fundamental durante la perimenopausia y la menopausia, ya que en estas etapas disminuyen los niveles de estrógeno, una hormona que protege al organismo frente a este problema.

Sin embargo, el estrés no es el único factor que afecta a las hormonas, sino que existen otros disruptores endocrinos que cabe tener en cuenta.

Los disruptores endocrinos ambientales

No cabe duda de que el estrés psicológico puede afectar a la salud, pero los factores ambientales y asociados a nuestro estilo de vida no vienen sino a alimentar el ciclo de estrés, inflamación y desequilibrios hormonales. Además del estrés psicológico, estamos

---

[*] Bouillon-Minois, J. B., Trousselard, M., Thivel, D., Gordon, B. A., Schmidt, J., Moustafa, F., Oris, C., y Dutheil, F., «Ghrelin as a Biomarker of Stress: A Systematic Review and Meta-Analysis», *Nutrients* 3, vol. 13 (27 de febrero de 2021), 784, https://doi.org/10.3390/nu13030784.

[**] Castro-Barquero, S., Casas, R., Rimm, E. B., Tresserra-Rimbau, A., Romaguera, D., Martínez, J. A., Salas-Salvadó, J., *et al.*, «Loss of Visceral Fat Is Associated with a Reduction in Inflammatory Status in Patients with Metabolic Syndrome», *Molecular Nutrition & Food Research* 4, vol. 67 (24 de enero de 2023), 2200264, https://doi.org/10.1002/mnfr.202200264.

constantemente expuestas a los disruptores endocrinos presentes en nuestros productos de limpieza, cosméticos, ropa y productos menstruales, a lo que cabe añadir la contaminación del aire, el agua y los alimentos, que pueden contener microplásticos, metales pesados y pesticidas. Esto es lo que se conoce como *disruptores endocrinos*, ya que se ha comprobado que estas sustancias químicas provocan inflamación y pueden imitar, bloquear o alterar la producción natural de ciertas hormonas[*], lo que puede derivar en un exceso o déficit de las mismas.

Entre los disruptores endocrinos más comunes se encuentran:

- Los parabenos: estos compuestos químicos se emplean en la industria de alimentación y bebidas, así como en los productos de belleza y cuidado personal.
- Los pesticidas: se encuentran en los herbicidas y otros productos de jardinería.
- El bisfenol A: se encuentra presente en los productos de plástico, como las fiambreras.
- Los ftalatos: pueden encontrarse en cosméticos comunes.
- El triclosán: puede encontrarse en los jabones de uso habitual.
- Los bifenilos policlorados: se encuentran en productos industriales y de consumo.

Estos desequilibrios hormonales pueden incluso transmitirse de generación en generación, y afectar al feto si la madre está expuesta a este tipo de sustancias durante el embarazo. La sensibilidad a estos disruptores es mayor durante las etapas de cambio hormonal, como la pubertad, el ciclo menstrual, el embarazo, el posparto, la perimenopausia y la menopausia.

Por otro lado, los resultados de las investigaciones han confirmado que ciertos alimentos también pueden actuar como dis-

---

[*] Instituto Nacional de Ciencias de la Salud Ambiental (NIEHS), «Endocrine Disruptors», https://www.niehs.nih.gov/health/topics/agents/endocrine.

ruptores endocrinos. Los estudios han relacionado el consumo de azúcar, productos lácteos, cereales refinados, carne roja y alimentos procesados con niveles más altos de estrógeno en las mujeres[*], niveles más bajos de testosterona en los hombres[**], e incluso con la desregulación de la insulina y el cortisol[***].

¿ES LA PÍLDORA ANTICONCEPTIVA UN DISRUPTOR ENDOCRINO? De manera análoga a lo que acabamos de ver, los anticonceptivos hormonales —como la píldora— imitan la acción de algunas hormonas femeninas, lo que provoca alteraciones y aumenta el riesgo de desarrollar algunos tipos de cáncer[****], ansiedad y depresión. Un estudio reciente en el que participaron 131 mujeres que tomaban anticonceptivos orales reveló que estos afectaban a la capacidad del organismo para regular el estrés y tenían un impacto negativo en la respuesta femenina frente al mismo[*****].

---

[*] Sánchez-Zamorano, L. M., Flores-Luna, L., Angeles-Llerenas, A., Ortega-Olvera, C., Lazcano-Ponce, E., Romieu, I., Mainero-Ratchelous, F., y Torres-Mejía, G., «The Western Dietary Pattern Is Associated with Increased Serum Concentrations of Free Estradiol in Postmenopausal Women: Implications for Breast Cancer Prevention», *Nutrition Research* 8, vol. 36 (agosto de 2016), pp. 845-854, https://doi.org/10.1016/j .nutres.2016.04.008.

[**] Hu, T. Y., Chen, Y. C., Lin, P., Shih, C. K., Bai, C. H., Yuan, K. C., Lee, S. Y., y Chang, J. S., «Testosterone-Associated Dietary Pattern Predicts Low Testosterone Levels and Hypogonadism», *Nutrients* 11, vol. 10 (16 de noviembre de 2018), 1786, https://doi.org/10.3390/nu10111786.

[***] Janssen, J. A. M. J. L., «The Impact of Westernization on the Insulin/IGF-I Signaling Pathway and the Metabolic Syndrome: It Is Time for Change», *International Journal of Molecular Sciences* 5, vol. 24 (25 de febrero de 2023), 4551, https://doi.org/10.3390 /ijms24054551.

[****] Lovett, J. L., Chima, M. A., Wexler, J. K., Arslanian, K. J., Friedman, A. B., Yousif, C. B., y Strassmann, B. I., «Oral Contraceptives Cause Evolutionarily Novel Increases in Hormone Exposure: A Risk Factor for Breast Cancer», *Evolution, Medicine, and Public Health* 1, vol. 2017 (5 de junio de 2017), pp. 97-108, https://doi.org/10.1093/emph/eox009.

[*****] Mengelkoch, S., Gassen, J., Slavich, G. M., y Hill, S. E., «Hormonal Contraceptive Use Is Associated with Differences in Women's Inflammatory and Psy-

Lo que está claro es que este tipo de disruptores dan lugar a desequilibrios hormonales, ya que interfieren en el funcionamiento normal de nuestro sistema endocrino. Además, pueden impedir que el organismo produzca, de manera natural, las hormonas necesarias para mantener la homeostasis.

EL WHM PARA MANTENER LA SALUD HORMONAL

Puede que, a estas alturas, te estés preguntando: ¿acaso estamos las mujeres abocadas a sufrir desequilibrios hormonales, así como los síntomas y enfermedades que los acompañan? ¡Por supuesto que no! Nuestro organismo está diseñado para tender a la armonía (y no al caos) hormonal.

Para apoyar el equilibrio hormonal, recomendamos empezar por sentar una buena base, lo que te permitirá reducir la exposición a los disruptores endocrinos y ayudará a tu organismo a salir del estado de supervivencia, de modo que pueda centrarse en otras funciones, como la reproducción y la reparación. Estas son algunas ideas:

- Reducir la exposición a los disruptores endocrinos comiendo productos orgánicos y libres de tóxicos.
- Limitar en la medida de lo posible el consumo de azúcar.
- Realizar ejercicio físico.
- Cuidar al máximo los hábitos de sueño.

Estos pasos pueden ayudarnos a reducir la inflamación, depurar nuestro organismo de sustancias nocivas y mantener un ecosistema interno lo más saludable posible. Además de cuidar tu estilo de vida con estos consejos, el WHM actúa directamente

chological Reactivity to an Acute Social Stressor», *Brain, Behavior, and Immunity*, vol. 115 (enero de 2024), pp. 747-757, https://doi.org/10.1016/j.bbi.2023.10.033.

sobre el organismo para reequilibrar las hormonas y reducir la inflamación.

El WHM puede contrarrestar los efectos de los disruptores endocrinos, ya que actúa sobre la musculatura de la pared arterial, mejora la circulación sanguínea y limpia las arterias y el sistema linfático. Con sus más de ochocientos pequeños ganglios linfáticos repartidos por todo el cuerpo que transportan leucocitos, el sistema linfático es una pieza clave del sistema inmunitario y cumple funciones esenciales, como eliminar el exceso de hormonas, toxinas, subproductos de la inflamación y otros desechos del organismo. Al igual que el sistema cardiovascular, este sistema aprovecha la contracción de los pequeños músculos de los vasos sanguíneos para transportar un líquido, solo que en este caso no se trata de sangre, sino de linfa: un líquido claro que circula por todo el cuerpo a razón de cinco litros diarios. Tanto la respiración profunda como la exposición al frío refuerzan el sistema linfático, lo que fortalece la salud inmunitaria y los mecanismos de depuración del organismo.

Las transiciones hormonales ya merman de por sí la resistencia al estrés, por lo que sobrecargar aún más el organismo en esos momentos puede tener un impacto considerable. Así pues, la mayor virtud del WHM radica en su capacidad para contrarrestar los efectos psicológicos y fisiológicos del estrés, ya que aborda la raíz del desequilibrio hormonal al ayudar al organismo a pasar del modo de «supervivencia» al de «reparación». Cuando nos encontramos en un estado de mayor relajación, nuestro cuerpo puede centrarse en algo más que la supervivencia y empezar a atender sus propias necesidades de restauración, reparación y regulación hormonal. La alostasis nos ayuda a mantener la homeostasis y a aumentar la resistencia al estrés del organismo, lo que contribuye a restablecer el equilibrio hormonal. Al modificar nuestra bioquímica mediante los ejercicios de respiración y la exposición al frío, restablecemos nuestro sistema nervioso y, con ello, también el sistema endocrino. En un estudio sobre el WHM realizado con una muestra reducida que incluía a mujeres, se destacó el restablecimiento del sistema hormonal en relación con la hormona del estrés, el cortisol y la melatonina, lo que llevó a los autores a concluir que el «WHM puede mejorar la adaptabilidad del sistema hormonal»*. Este estudio no solo confirmó cambios en las hormonas relacionadas con el ritmo circadiano, sino que también sugiere que el WHM puede favorecer la capacidad de ajuste y adaptación del sistema hormonal. Cuando reducimos nuestros niveles de estrés, eliminamos toxinas, reducimos la inflamación y equilibramos las hormonas. En definitiva, rompemos el círculo vicioso y restauramos nuestro estado natural de armonía hormonal. Además, mejoramos la capacidad del organismo para afrontar el estrés y desarrollamos una mayor resiliencia mental, algo básico para las mujeres durante las principales transiciones vitales y hormonales, ya que es entonces cuando los efectos del estrés pueden sentirse con mayor intensidad.

Como instructoras de WHM, tenemos ocasión de hablar con miles de mujeres que practican el método, lo que nos ha permitido comprobar de primera mano cómo muchas de ellas experimentan mejoras en relación con sus desequilibrios hormonales. Algunos de los beneficios observados son:

- La disminución o desaparición del dolor durante el ciclo menstrual.
- Unos ciclos menstruales más regulares y menos impredecibles.
- Mejoras en algunos trastornos femeninos, como la endometriosis o el síndrome de ovario poliquístico.
- Una mejor regulación del estado de ánimo durante el síndrome premenstrual.
- Menos altibajos emocionales.
- Un aumento del deseo sexual.

---

* Touskova *et al.*, «A Novel Wim Hof Psychophysiological Training Program to Reduce Stress Responses During an Antarctic Expedition», *Journal of International Medical Research* 4, vol. 50 (abril de 2022), 3000605221089883, https://doi.org/10.1177/03000605221089883.

- Un mayor nivel de energía.
- Una adaptación más fácil a los cambios que conllevan la menopausia, el embarazo y el posparto.

En los próximos capítulos, veremos con mayor detalle los beneficios del WHM para manejar determinadas afecciones relacionadas con la inflamación, los desequilibrios hormonales y el sistema inmunitario y linfático. Pero antes conoceremos mejor el método y por qué la combinación de ejercicios de exposición al frío, respiración y actitud mental resulta tan poderosa para mejorar la salud femenina.

4
LA QUÍMICA
ENTRE LAS MUJERES Y EL HIELO

«La poderosa fuerza masculina del frío encuentra su equilibrio en la delicada manera femenina de acogerlo y soltarlo».

DURANTE TRES MIL AÑOS, las legendarias buceadoras japonesas conocidas como *ama* —que en japonés significa 'mujer del mar'— han sondeado las gélidas profundidades marinas para recolectar perlas y mariscos que llevar a casa. Esta profesión se consideraba sagrada y, a lo largo de las décadas, las *ama* llegaron a aclimatarse a temperaturas que en ocasiones rayaban el punto de congelación. Buceando en aguas profundas desde los doce años hasta una edad que podía llegar a los setenta u ochenta años, las *ama* aprendieron a regular su temperatura corporal y a mantenerse calientes contra viento y marea. Nos encanta pensar en la analogía entre las *ama* y las perlas que durante miles de años recogieron, cuya formación da comienzo cuando el molusco inicia una acción defensiva contra un agente irritante, como la arena. En el caso de las *ama*, es el frío el que activa ese mismo proceso defensivo que las ayuda a adaptarse y libera su fuerza interior. Según documentos históricos, se consideró que las mujeres eran las más idóneas para esta función debido a su mayor porcentaje de grasa corporal. De hecho, ahora sabemos que la grasa puede actuar como una capa aislante*, lo que suponía una ventaja para las mujeres a la hora de enfrentarse al frío.

---

* Speakman, J. R., «Obesity and Thermoregulation», *Handbook of Clinical Neurology*, vol. 156 (2018), pp. 431-443, https://doi.org/10.1016/B978-0-444-63912-7.00026-6.

En los talleres del Método Wim Hof y encuentros de mujeres del hielo que hoy ofrecemos, recibimos a mujeres con edades y perfiles muy diversos, sin importar su nivel de experiencia con el frío. (De hecho, una de las primeras practicantes del WHM es una maravillosa mujer de noventa y cinco años, ¡que aprendió de su hermana de noventa y siete años!). Y lo que hemos aprendido a lo largo de todos estos años viendo a las mujeres interactuar con el frío es que les permite entablar una conexión más profunda y poderosa consigo mismas, en la que el ruido exterior se desvanece en el acto. Lo cierto es que, por mucho que a menudo titubeen a la hora de inscribirse a un taller de WHM —no necesariamente por el baño de hielo en sí, sino ante la idea de aparecer en bikini frente a un grupo de extraños para hacer algo que sale por completo de su zona de confort—, las mujeres son mucho más resilientes de lo que creen.

Es impresionante ver cuántas de ellas empiezan a confiar en sí mismas y a sentirse más empoderadas en cuanto comprueban que pueden vencer su miedo al frío. Tras años impartiendo talleres de WHM, las dos mayores sorpresas cuando pasamos al baño de hielo son siempre el exceso de confianza de los hombres, por un lado, y la vacilación de las mujeres, por el otro. Hemos visto a docenas de tipos a lo Arnold Schwarzenegger meterse sin titubear en agua helada, para acabar con su ego echo añicos a los pocos segundos, mientras se debaten por permanecer sumergidos entre alaridos. Y también hemos visto a tantas otras mujeres que, pese a toda la ansiedad que les generaba su primer baño de hielo, enseguida descubren que son mucho más resilientes de lo que creían, e incluso llegan a entrar en un estado zen ya desde su primera inmersión. En resumidas cuentas, vemos mucha más ansiedad femenina antes de entrar en el agua helada, y mucha más ansiedad masculina durante el baño.

Durante muchas de las actividades de Wim, hay gente que decide quedarse un rato más en el baño de hielo o volver a meterse, tras el primer chapuzón «oficial» bajo la supervisión de Wim y los instructores. Siempre hay personas a las que les gusta alargar la fiesta, ¡y en su gran mayoría son mujeres! Este aparente gusto por el aspecto social del baño reforzaría su capacidad de prolongar su exposición al frío. La escena resultante es una especie de hora del té (helado) exclusivamente femenina. Al igual que las *ama*, todas las mujeres tienen un vínculo sagrado con el frío; basta con despertarlo para que aflore.

Pero ¿qué hay detrás exactamente de esta conexión sagrada entre las mujeres y el frío? ¿Y qué podemos aprender de él? Esta es una pregunta que nos hacen todo el tiempo. Para dar respuesta a estos interrogantes, debemos tener en cuenta tanto las vivencias de las propias mujeres como el conocimiento científico, empezando por el principal sistema que entra en juego cuando nos exponemos al frío: el sistema cardiovascular.

Nuestro organismo y el frío

Las enfermedades cardiovasculares son la principal causa de muerte entre las mujeres de todo el mundo, algo que está estrechamente vinculado con nuestro estilo de vida moderno. Con el aire acondicionado en verano y la calefacción en invierno, nuestro sistema cardiovascular apenas se ve estimulado, lo que acaba debilitándolo con el tiempo. Sin embargo, el frío nos permite reactivar el potencial de este increíble sistema, que funciona al compás de los latidos de nuestro corazón. Cuando nos exponemos al frío, en realidad estamos entrenando esta infraestructura invisible que contiene 125 000 kilómetros de vasos sanguíneos —como las arterias— y un corazón que bombea constantemente seis litros de sangre por todo el organismo. Si diseccionáramos un cuerpo humano y extrajéramos todas las venas y arterias para colocarlas en línea recta, su longitud alcanzaría para dar la vuelta al mundo 2,5 veces; así de intrincado es este sistema. Cada vaso sanguíneo está formado por pequeños músculos lisos que se contraen (vasoconstricción) y se dilatan (vasodilatación) para bombear sangre rica en oxígeno hacia cada órgano, tejido y célula, y devolver la sangre rica en dióxido de carbono a los pulmones. Con la exposición al frío, los vasos sanguíneos se contraen; y, al entrar en calor, se dilatan. Podría decirse que es como ir al gimnasio para hacer un entrenamiento vascular de alta intensidad.

Cuando la musculatura lisa del sistema vascular funciona bien, la sangre circula por todo el organismo sin que el corazón tenga que realizar grandes esfuerzos, lo que reduce su carga de trabajo y proporciona un alivio inmediato. Por otro lado, cuando el sistema vascular goza de buena salud, el organismo puede eliminar las toxinas y desechos con facilidad, y evitar que se acumule placa en las arterias, que es una de las principales causas de enfermedades cardíacas. Además, una buena circulación sanguínea también contribuye a estimular el sistema nervioso, ya que la musculatura vascular se contrae y se relaja debido a la actividad eléctrica de los nervios motores. La exposición al frío te permite entrenar estos pequeños músculos, al igual que entrenas los grandes en el gimnasio. Las bajas temperaturas hacen que la musculatura de las paredes venosas y arteriales se contraigan y los vasos se estrechen. Y, cuando acto seguido entramos en calor, esta musculatura es la que permite que las venas se dilaten. Interactuar con el frío constituye un entrenamiento vascular completo, que nos permite ejercitar y tonificar esta extensa infraestructura.

Laura: en casa, no era el parte metereológico lo que dictaba la ropa que usábamos, sino que siempre nos basábamos en nuestras propias sensaciones. Si tenía frío, se lo decía a mi padre, y él me daba un jersey o una chaqueta. Recuerdo que, en un par de ocasiones, mi maestra le pidió que me trajera una chaqueta porque supuestamente hacía demasiado frío afuera. A los catorce años, vivía totalmente ajena a los cambios de estación. Llevaba desde los once años dándome duchas frías, y un año incluso llevé una camiseta sin mangas en pleno invierno. Nunca notaba grandes diferencias durante los cambios de estación; simplemente me dejaba guiar por mis sensaciones e iba adaptándome de manera progresiva y natural. Una vez, una niña de la escuela se acercó a mí en el patio y me preguntó de malas maneras por qué iba en camiseta de tirantes y no llevaba chaqueta. Y aunque ahora entiendo perfectamente su preocupación, en aquel momento me limité a levantar una ceja, sorprendida por su extraña pregunta. Y es que, para mí, la respuesta era obvia: ¡no tenía frío!

Sin embargo, ya desde muy pequeños se nos enseña a temerle al frío. Nuestros padres nos abrigaban con bufandas y gorros calentitos, y nos pedían que nos quedáramos adentro para no «atrapar un buen resfriado». (Aunque, como bien podrás imaginar, nuestro padre nos decía justo lo contrario: «¡Quítate el abrigo o te pondrás enferma!»). Por mucho que exponernos, de manera deliberada, a esta poderosa fuerza de la naturaleza pueda parecer una verdadera locura, lo cierto es que nuestro cuerpo es increíblemente inteligente y perfectamente capaz de adaptarse y tolerar temperaturas más bajas. Las poblaciones antiguas consiguieron habitar lugares como Siberia y Alaska mucho antes de que existiera la electricidad. Lo que ocurre es que la mente puede interferir en la inteligencia natural de nuestras capacidades innatas, que han ido moldeándose para adaptarse a los cambios de temperatura a lo largo de millones de años de evolución. Por supuesto, esto no quiere decir tampoco que debamos deshacernos de toda nuestra ropa de abrigo, pero sí podemos preparar nuestro cuerpo para no tener que correr a ponernos cinco capas en cuanto sentimos algo de fresco.

Contrariamente a la falsa creencia de que el frío es perjudicial para el ser humano, nuestro organismo está perfectamente diseñado para adaptarse a él, ya que cuenta con toda una serie de mecanismos que permiten regular su temperatura interna.

La regulación de la temperatura corporal

Nuestro organismo posee una capacidad asombrosa para mantener su temperatura interna en una agradable media de 37 °C, con ligeras variaciones en función de la hora del día y de la persona.

La evolución lo quiso así porque es la temperatura a la que se encuentran los ambientes externos más calurosos que el ser humano suele habitar. Y es que, como contamos con más mecanismos para entrar en calor que para enfriarnos, el cuerpo tiende a preferir que la temperatura interna supere a la del exterior. Cuando el cuerpo sobrepasa los 37 °C, nuestras funciones fisiológicas pueden verse afectadas, por lo que mantener esta media es esencial para conservar un equilibrio térmico saludable.

Cuando la temperatura exterior sube o baja, nuestro sistema cardiovascular y nuestro sistema nervioso trabajan juntos como si tuviésemos en nuestro interior un calefactor y un aire acondicionado controlados por el hipotálamo, una región del cerebro que funciona como una especie de centro de coordinación para mantener la homeostasis del organismo. La exposición al calor hace que el hipotálamo active la vasodilatación para que los vasos sanguíneos se ensanchen y la sangre caliente pueda fluir hasta las extremidades. De este modo, podemos liberar calor a través de la piel y bajar nuestra temperatura corporal. Cuando esta se mantiene demasiado elevada, nuestro cerebro recibe una señal que le manda tomar medidas adicionales, lo que activa nuestras glándulas sudoríparas para que la temperatura descienda a un nivel adecuado. Todo está estrictamente regulado. Si lo piensas bien, basta con que tu temperatura aumente solo un grado para tener fiebre.

Este mismo sistema es el que se activa cuando nos exponemos al frío. Bajo las órdenes del hipotálamo, lo primero que hace nuestro organismo es recurrir a la vasoconstricción, que reduce el flujo sanguíneo y aumenta la capacidad aislante de la piel al cerrar los poros. Este proceso empieza en manos, pies, brazos y piernas para reducir el flujo de sangre caliente hacia la periferia del cuerpo y poder, así, conservar el calor de la cabeza y los órganos vitales, que son más importantes para la supervivencia que las extremidades. El ejemplo más conocido de este fenómeno es la congelación. Si te sorprendiera una tormenta de nieve en mitad de la Antártida sin contar con el equipo adecuado, tus extremidades se volverían negras y, básicamente, acabarían «muriendo». Es la manera que tiene el organismo de proteger los órganos vitales sacrificando las partes no esenciales. Y aunque imaginarse algo así no sea demasiado agradable, estos mecanismos de conservación del calor son los que, en un momento dado, pueden mantener tu temperatura corporal central y salvarte la vida.

La retención del calor corporal se activa a partir de los 35 °C en el agua, frente a los 26 °C en el aire, ya que el calor se disipa más rápido en el medio acuático. Algo curioso es que los termorreceptores están estrechamente relacionados con los receptores del dolor. De ahí que la exposición al frío pueda producirnos un dolor insoportable: es la manera que tiene el organismo de decirle al cerebro que algo está poniendo en «peligro» su homeostasis interna, y que debe evitar lo que quiera que esté ocurriendo. El dolor no es más que una señal que nos impulsa a tomar medidas: en este caso, buscar un entorno más cálido. La vasoconstricción comienza cuando la temperatura de la piel desciende a 35 °C, y alcanza su punto álgido cuando baja de los 31 °C.

No obstante, nuestro organismo no solo es capaz de retener el calor, sino también de generarlo: cuenta con mecanismos que nos protegen contra el frío activando los procesos fisiológicos internos que producen calor de manera natural, conocidos como *procesos metabólicos*. Cuando nos sumergimos en agua helada, el organismo no solo trabaja para conservar el calor, sino también para producirlo mediante uno de estos procesos. En esta función participan diversas vías metabólicas que generan calor a partir de carbohidratos, grasas y proteínas. El organismo recurre a una vía metabólica u otra en función de la que sea más eficiente en términos energéticos, lo que depende de la constitución y las capacidades de cada persona. La activación de la grasa parda es uno de estos procesos.

La activación de la grasa parda

La mayor parte de nuestra grasa corporal se compone de grasa blanca, que es el tipo más conocido. En comparación con este primer tipo —que actúa como reserva de energía—, la grasa parda es metabólicamente más activa, pues quema calorías para producir calor. Dado que su funcionamiento se asemeja más al de los músculos que al de la grasa, a menudo se la denomina «grasa activa». Este tipo de grasa tiene un alto contenido en mitocondrias ricas en hierro, que son las centrales energéticas de nuestras células y permiten generar calor rápidamente cuando la temperatura exterior baja a 16 °C o menos*. Este proceso comienza cuando el cuerpo reacciona al frío liberando la hormona norepinefrina, que activa las mitocondrias de la grasa parda para aumentar la producción de energía y generar calor al instante.

La grasa parda cumple un papel fundamental en el ser humano durante los primeros meses de vida, ya que evita que la temperatura de los recién nacidos baje demasiado en un momento en el que aún no han desarrollado su musculatura y, obviamente, no pueden vestirse por sí solos. En otras palabras, funciona como un increíble mecanismo de supervivencia que protege a los más pequeños y vulnerables, distribuyéndose por zonas muy concretas del cuerpo con el fin de proteger el corazón y el cerebro. Durante años, se creyó que la grasa parda desaparecía tras los primeros años de vida. Sin embargo, en 2009, un grupo de investigadores neerlandeses demostró que no era así. En otros estudios, las exploraciones por técnicas de imagen (PET/TC) mostraron que los adultos tienen alrededor de cincuenta gramos de grasa parda**, cuyas funciones aún se están descubriendo. Investigaciones más recientes también han demostrado que el entrenamiento de exposición al frío permite transformar, de manera gradual, la grasa blanca en grasa parda***.

---

* van Marken Lichtenbelt, W. D., Vanhommerig, J. W., Smulders, N. M., Drossaerts, J. M. A. F. L., Kemerink, G. J., Bouvy, N. D., Schrauwen, P., y Teule, G. J. J., «Cold-Activated Brown Adipose Tissue in Healthy Men», *New England Journal of Medicine* 16, vol. 360 (9 de abril de 2009), pp. 1500-1508, https://doi.org/10.1056/NEJMoa0808718.

** Cypess, A. M., *et al.*, «Identification and Importance of Brown Adipose Tissue in Adult Humans», *New England Journal of Medicine* 15, vol. 360 (9 de abril de 2009), pp. 1509-1517, https://www.nejm.org/doi/full/10.1056/NEJMoa0810780.

*** Lee, P., Smith, S., Linderman, J., Courville, A. B., Brychta, R. J., Dieckmann, W., Werner, C. D., Chen, K. Y., y Celi, F. S., «Temperature-Acclimated Brown Adipose

La activación de la grasa parda permite explicar muchos de los beneficios de la exposición al frío para la salud metabólica, como el aumento del metabolismo y una mejor regulación de la glucosa en sangre.

No obstante, la grasa parda no es la única vía metabólica importante que interviene en la producción de calor. De hecho, el aumento de la actividad muscular parece ser una forma aún más eficaz de subir la temperatura corporal.

¿Temblar o no temblar? ¡Esa es la cuestión!

Echarse a temblar es la forma más eficiente que tiene el cuerpo humano de generar calor, ya que la contracción de la musculatura esquelética acelera el metabolismo de la glucosa y los ácidos grasos con el fin de aumentar la temperatura corporal. Los temblores pueden ser tan mínimos que pasen inadvertidos al ojo humano y ocurran sin que la persona apenas los perciba, o bien volverse visibles en caso de que la temperatura corporal central descienda a niveles críticos. El temblor visible es un proceso involuntario en el que los músculos del torso y las extremidades se activan por sí solos y tiemblan de manera involuntaria para generar calor como mecanismo de protección. Experimentar este tipo de temblores puede resultar incómodo, ya que puede darnos la sensación de que no tenemos control sobre nuestro propio cuerpo.

En los últimos tiempos, este mecanismo ha llegado a promocionarse como método de adelgazamiento, lo que ha creado una moda que alienta a las personas a exponerse al frío de manera demasiado reiterada y prolongada con el objetivo de temblar a más no poder, convencidas de que esa es la forma correcta de hacerlo. Y aunque, desde un punto de vista fisiológico, es innegable que echarnos a temblar como posesas puede ayudarnos a quemar ca-

Tissue Modulates Insulin Sensitivity in Humans», *Diabetes* 11, vol. 63 (noviembre de 2014), pp. 3686-3698, https://doi.org/10.2337/db14-0513.

lorías, ¡el cuerpo está usando muchísima energía para sobrevivir! Sin embargo, no es necesario llegar a esos extremos para disfrutar de los beneficios de la exposición al frío. Para acelerar la función metabólica no hace falta temblar tanto, ya que, a fin de cuentas, este tipo de respuesta también indica una desconexión entre la mente y el cuerpo, que de pronto asume todo el control. Esto es justo lo opuesto a lo que busca el WHM y, de hecho, conforme practicamos y desarrollamos una conexión más fuerte entre cuerpo y mente, vamos dejando de tiritar. Al entrenar la exposición al frío, deberíamos sentir un mayor control sobre nuestros procesos fisiológicos, una mayor conexión con nuestro cuerpo y una mayor capacidad de entrar en calor de forma gradual, sin echarnos a temblar de manera involuntaria. El WHM te enseña a elevar la temperatura corporal desde el interior y a desarrollar una conexión más profunda entre cuerpo y mente, y lo hace a través de una práctica que incluye ejercicios de respiración y entrenamiento mental, así como posturas y movimientos físicos.

ACONDICIONAMIENTO AL FRÍO EXTREMO: en 2008, en el Laboratorio de Hipotermia de la Universidad de Minnesota, se observó la temperatura corporal de Wim durante más de dos horas de exposición al frío. Cuando el cuerpo humano se expone a temperaturas muy bajas durante largos períodos de tiempo, lo normal es que se produzca una vasoconstricción extrema que restringe automáticamente el flujo sanguíneo a las extremidades para proteger los órganos vitales. En estos casos, podemos experimentar una sensación de hormigueo y quemazón en la piel, o incluso una pérdida de sensibilidad, que puede derivar en la muerte del tejido. Cuando la temperatura corporal central desciende por debajo de los 35 °C, entramos en estado de hipotermia y el pulso, la presión arterial y la frecuencia respiratoria disminuyen, lo que provoca que la persona se sienta débil y mareada, y hasta pueda perder el conocimiento. Al cabo de aproximadamente una hora, a menos que intervenga una fuente de calor externa para revertir la situación, la hipotermia suele tener consecuencias letales.

Sin embargo, durante el experimento de 2008, la temperatura de Wim se mantuvo por debajo de los 32,2 °C durante más de ochenta minutos sin que se produjeran estos efectos. Por increíble que parezca, los ejercicios de respiración y entrenamiento mental que Wim llevaba décadas perfeccionando le permitieron aumentar, a voluntad, su temperatura corporal de los 32,2 °C a los 36,4 °C por sus propios medios, sin recurrir a ninguna fuente de calor externa. El doctor Ken Kamler, el investigador especialista en hipotermia más destacado y autor de *Sobrevivir al límite*, se mostró perplejo ante lo sucedido. En sus propias palabras: «Es un misterio que aún estamos lejos de resolver y que sugiere que el cerebro posee un enorme potencial todavía inexplotado. Y si pudiésemos seguir estudiándolo a él y a otras personas con sus mismas capacidades, tal vez podríamos poner ese potencial al alcance del resto de la humanidad». Otro estudio mostró que, durante ochenta minutos de inmersión en agua fría, la temperatura corporal de Wim no varió de los 37 °C, su frecuencia cardíaca permaneció baja y su presión arterial se mantuvo dentro de un rango normal*.

Pero ¿cómo puede algo así ser físicamente posible? La respuesta sobrehumana de Wim al frío ha sido objeto de varios estudios, entre ellos el que llevó a cabo en 2010 la doctora Marianne Hopman, de la Universidad de Radboud**. Los resultados de dicho estudio mostraron que la tasa metabólica de Wim aumentó en un 300 por ciento mientras permanecía sumergido hasta el cuello en un tanque de agua helada. La doctora Hopman observó que Wim

---

* Kox *et al.*, «The Influence of Concentration/Meditation on Autonomic Nervous System Activity and the Innate Immune Response: A Case Study», *Psychosomatic Medicine* 5, vol. 74 (2012), pp. 489-494, DOI: 10.1097/PSY.0b013e3182583c6d.
** *Ibidem.*

no tenía temblores ni se estremecía, lo que la llevó a afirmar: «No entendemos cómo es posible algo así». Otro estudio realizado en 2014 por la Universidad de Maastricht mostró que Wim producía un 35 por ciento más de calor corporal en un entorno frío a 11 ºC que a temperatura ambiente*. De hecho, su temperatura corporal central llegó a incrementarse en un 50 por ciento durante el experimento, un aumento que contrasta con el 20 por ciento observado en otras personas en experimentos similares.

De acuerdo con estos resultados, no cabe duda de que Wim es capaz de generar calor interno a un ritmo muy superior al de una persona promedio. En un primer momento, el investigador principal, el doctor Wouter Lichtenbelt, lo atribuyó a que tal vez Wim tenía más grasa parda que la media. Sin embargo, tras evaluarlo y comparar sus resultados con los de su hermano gemelo, se observó que ambos tenían cantidades similares. Fue un estudio realizado en Michigan en 2018 el que finalmente esclareció la razón por la que Wim podía generar una cantidad tan asombrosa de calor**. Los investigadores observaron que, debido a los ejercicios de respiración que realizó a lo largo del experimento, sus músculos intercostales absorbieron un 300 por ciento más de glucosa, que luego se convirtió en calor. En este estudio, Wim se sirvió de la musculatura intercostal para controlar, a voluntad, la producción de calor de su cuerpo, y no presentó ninguna forma de vasoconstricción, temblores ni hipotermia. En ese mismo estudio, los investigadores observaron la respuesta de Wim al frío mediante una resonancia magnética funcional. Durante esa

---

* Vosselman, M. J., Vijgen, G. H. E. J., Kingma, B. R. M., Brans, B., y van Marken Lichtenbelt, W. D., «Frequent Extreme Cold Exposure and Brown Fat and Cold-Induced Thermogenesis: A Study in a Monozygotic Twin», *PLOS ONE* 7, vol. 9 (11 de julio de 2014), e101653, https://doi.org/10.1371/journal.pone.0101653.

** Muzik, O., Reilly, K. T., y Diwadkar, V. A., «'Brain over Body'—A Study on the Willful Regulation of Autonomic Function During Cold Exposure», *NeuroImage*, vol. 172 (15 de mayo de 2018), pp. 632-641, https://doi.org/10.1016/j.neuroimage.2018.01.067.

parte del experimento, no se le permitió hacer ningún ejercicio de respiración, pero sí practicó meditación y *humming*; y, para sorpresa de todos, consiguió aumentar su temperatura corporal como lo había hecho antes. Como el propio Wim explicaba: «Me visualicé en el mismo estado que cuando estaba escalando el Everest o corriendo una media maratón descalzo y en pantalón corto a temperaturas bajo cero. Accedí al potencial de mi fisiología a través de mi mente». Además, el *humming* le permitió entrar en un estado meditativo pese a la distracción que suponía el ruido de la máquina. Esta técnica también activa el nervio vago y dilata los vasos sanguíneos, lo que permite que la sangre caliente fluya hacia las partes del cuerpo donde más se necesita.

Por último, es importante tener presente que Wim cuenta con años de preparación, y que estas condiciones tan extremas se han dado en el marco de investigaciones científicas sometidas a un riguroso control. Dicho esto, cabe decir también que los ejercicios de exposición al frío, respiración y actitud mental que se emplearon en estos estudios son idénticos a los que te enseñaremos en las siguientes páginas.

Al analizar la respuesta fisiológica al frío, no podemos pasar por alto algunas diferencias evidentes entre ambos sexos. Y es que las mujeres experimentan el frío de manera diferente a como lo hacen los hombres, lo que podría explicar su reticencia inicial a exponerse a las bajas temperaturas.

LAS MUJERES Y LA TEMPERATURA: MANOS FRÍAS, CORAZÓN CALIENTE

Tras años pidiendo prestadas chaquetas, corriendo a casa a buscar un jersey o pasando frío en oficinas y restaurantes, no creo que muchas mujeres se sorprendan al saber que las investigaciones indican una clara preferencia femenina por los ambientes más cálidos*. Sin embargo, no se trata de una mera cuestión de preferencia: lo cierto es que existen diferencias biológicas que vuelven a las mujeres más sensibles al frío.

Los termorreceptores en la piel son los que activan la «sensación de frío», que en realidad se basa en la diferencia entre la temperatura corporal central y la periférica. Las investigaciones muestran que, por término medio, las mujeres tienen las manos unos 2,8 °C más frías que los hombres, mientras que su temperatura corporal central suele ser entre dos y cuatro décimas más alta. Esto se traduce en un mayor contraste entre la temperatura corporal central y la de pies y manos en condiciones normales, lo que explica que las mujeres suelan sentir más frío. ¡De ahí el dicho de «manos frías, corazón caliente»! Además, el organismo femenino también presenta una vasoconstricción más marcada y una mayor densidad de terminaciones nerviosas en la piel, lo que las vuelve más receptivas y sensibles a los estímulos ambientales, como las variaciones de temperatura. Por otro lado, el TRPM8 —un termorreceptor cutáneo que se activa en torno a los 25 °C y que estimula la respuesta de temblor— es más sensible en las mujeres que en los hombres**.

¿SENTIRSE ATRACTIVA ATRAE EL CALOR? Un fascinante estudio mostró que la autopercepción puede influir en la sensación de frío que experimentamos. Tras entrevistar a diversas mujeres que esperaban fuera de una discoteca en una noche fría, se descubrió que, cuanto más atractivas se sentían, menos frío fí-

---

* Houtermans, T., Spetter, E. K. J., Freire, B. N., y Smeets, P., «Stress-Like Glucocorticoid Levels Increase Fasting Hunger and Decrease Resting Energy Expenditure in Humans», *Neuroscience*, vol. 394 (2018), pp. 33-44, https://doi.org/10.1016/j.neuroscience.2018.10.018.

** Noordzij, M. L., Holmes, N. S., Murray,C. N., Seth, A. K., y Kentridge, R. W., «Distinguishing Between the Metabolic and Hedonic Components of Food Intake: Implications for the Brain Reward System», *Physiology & Behavior*, vol. 151 (2015), pp. 377-383, https://doi.org/10.1016/j.physbeh.2015.07.021.

sico sentían*. ¿Acaso no es increíble? Siempre podemos sacar a relucir nuestro lado más ardiente —al más puro estilo Paris Hilton— para despertar nuestras capacidades de termogénesis.

Ni que decir tiene que esta diferencia en la regulación de la temperatura corporal ha ocasionado más de un conflicto a lo largo de los años. Por ejemplo, en las oficinas suele ajustarse la temperatura en torno a los 22 °C, ya que en la década de 1960 se determinó que esta era la temperatura «ideal» para el organismo masculino. Sin embargo, según un estudio realizado en 2015 por científicos neerlandeses**, las mujeres se sienten más cómodas y rinden mejor a una temperatura ambiente 2,5 °C más elevada, unos resultados que concuerdan a la perfección con el hecho de que tengan las manos 2,8 °C más frías que los hombres. Desde la década de 1960, la incorporación de las mujeres al mundo laboral no ha dejado de aumentar, pero solo el 35 por ciento de los lugares de trabajo han adaptado su temperatura ambiente. En un estudio, los investigadores afirmaban que este «exceso de refrigeración» en las oficinas evidencia una clara desigualdad de género***. El cuerpo siempre trata de conservar la energía, por lo que, si le cuesta mantener el calor corporal, dispondrá de menos energía para otras actividades, como las funciones cognitivas necesarias en el trabajo.

Esta diferencia térmica también ha sembrado numerosas disputas por el control del termostato en hogares de todo el mundo.

---

* Felig, R. N., *et al.*, «When Looking 'Hot' Means Not Feeling Cold: Evidence That Self-Objectification Inhibits Feelings of Being Cold», *British Journal of Social Psychology* 2, vol. 61 (2022), pp. 455-470, DOI: 10.1111/bjso.12489.

** Kingma, B., y van Marken Lichtenbelt, W., «Energy Consumption in Buildings and Female Thermal Demand», *Nature Climate Change* 12, vol. 5 (3 de agosto de 2015), pp. 1054-1056, https://doi.org/10.1038/nclimate2741.

*** Parkinson, T., Schiavon, S., de Dear, R., y Brager, G., «Overcooling of Offices Reveals Gender Inequity in Thermal Comfort», *Scientific Reports* 1, vol. 11 (8 de diciembre de 2021), pp. 1-7, https://doi.org/10.1038/s41598-021-03121-1.

En un artículo de investigación publicado en 2019 bajo el título «Thermostat Wars?», en el que se analizaban las negociaciones de temperatura en los hogares desde una perspectiva de género, podía leerse la siguiente conclusión: «Está claro que las preferencias de los hombres parecen dominar en la mayoría de los hogares»[*]. Esta diferencia en las preferencias de temperatura en el hogar ha dado lugar incluso al denominado «método escandinavo del sueño», en el que cada integrante de la pareja duerme con su propia manta en función de sus necesidades. Y aunque quizás no sea lo mejor para los arrumacos, sin duda puede mejorar la calidad del sueño.

Por qué las mujeres tienen más «sangre fría»

Sabemos que, por lo general, las mujeres sienten más frío en su vida cotidiana, pero ¿existen diferencias en cómo toleran las mujeres la exposición al frío con respecto a los hombres? Para tratar de responder a este interrogante, los investigadores decidieron examinar si la respuesta de temblor se activaba antes en las mujeres que en los hombres. En un estudio en el que participaron veinte hombres y veintitrés mujeres, se emplearon los mismos trajes de cuerpo entero que Wim usó en el estudio de Michigan[**]. Durante el experimento, los trajes se llenaron con agua fría, con una temperatura inicial de 24 °C, que fue reduciéndose de manera gradual entre 1 y 2 °C cada cinco minutos. Los temblores empezaron, por término medio, al alcanzar los 9 °C en el caso de los hombres, y

---

[*]   Sintov, N. D., White, L. V., y Walpole, H., «Thermostat Wars? The Roles of Gender and Thermal Comfort Negotiations in Household Energy Use Behavior», *PLOS ONE* 11, vol. 14 (13 de noviembre de 2019), https://doi.org/10.1371/journal.pone.0224198.

[**]   Kaikaew, K., van den Beukel, J. C., Neggers, S. J. C. M. M., Themmen, A. P. N., Visser, J. A., y Grefhorst, A., «Sex Difference in Cold Perception and Shivering Onset upon Gradual Cold Exposure», *Journal of Thermal Biology*, vol. 77 (octubre de 2018), pp. 137-144, https://doi.org/10.1016/j.jtherbio.2018.08.016.

alrededor de los 11,3 °C en el caso de las mujeres. Las mujeres manifestaron sentir frío a una temperatura de 18,3 °C, mientras que los hombres lo hicieron a los 14,6 °C. Estos resultados demuestran que las mujeres tienen un umbral más bajo en lo que respecta a la sensación de frío y los temblores, lo que significa que sienten frío antes y experimentan estrés térmico con mayor rapidez. En efecto, parecen existir diferencias fisiológicas relevantes entre hombres y mujeres, como:

- EL TAMAÑO CORPORAL: factores como la altura y el peso influyen en la rapidez con la que perdemos calor. La relación entre la superficie y la masa corporal también es un factor clave en la disipación calorífica. Nuestro organismo produce calor en proporción a nuestra masa total, y lo pierde en función de nuestra superficie total. Por lo tanto, cuanto mayor es la superficie con respecto a la masa, más rápido se escapa hacia el exterior. Las personas con una constitución más pequeña —como las mujeres— suelen tener una mayor relación entre superficie y masa corporal, lo que significa que tienden a producir menos calor y a perderlo con mayor rapidez a través de la piel que los hombres.
- LA GRASA BLANCA: las mujeres tienen, en promedio, más grasa blanca que los hombres. Y, pese a lo que nuestro mundo gordofóbico nos ha inculcado, esto es algo que suele tener ventajas para las mujeres. La grasa blanca desempeña funciones de vital importancia, como proteger los órganos vitales —incluido el útero— o actuar como aislante térmico. Esto significa que, cuanta más grasa tengamos entre la piel y el músculo, más calor podremos retener. La contrapartida es que esta capa adicional de grasa también puede restringir el flujo sanguíneo hacia las extremidades y hacer que las mujeres tengan las manos y los pies más fríos. En definitiva: ¡corazón más caliente, pero manos más frías!
- LA GRASA PARDA: en cuanto a la grasa parda, las investigaciones sugieren que su actividad es más eficiente en las mu-

jeres que en los hombres*. En otro estudio, se observó una mayor activación de la grasa parda inducida por el frío en las niñas prepúberes y adolescentes que en sus homólogos masculinos. Los estudios que han comparado la grasa parda en hombres y mujeres adultos han arrojado resultados contradictorios o no concluyentes, y todavía no se sabe del cierto cómo influye esto en la manera en que cada sexo experimenta el frío. No obstante, cada vez contamos con más información a este respecto.

- LA MASA MUSCULAR: en general, las mujeres tienen menos masa muscular y, dado que la musculatura acelera el metabolismo, esto se traduce en una tasa metabólica más baja y en una menor producción de calor. Dicho esto, cabe señalar que, según algunas investigaciones, las mujeres utilizan los músculos intercostales de manera más eficiente. Esta musculatura también contribuye a convertir la glucosa en calor, por lo que podría ayudarlas a combatir el frío, aunque todavía se necesitan más estudios que lo corroboren.

- EL TAMAÑO DEL CORAZÓN: los hombres tienden a tener más masa muscular, lo que también se refleja en el tamaño del corazón, que es el músculo encargado de mantener en funcionamiento el sistema cardiovascular. Esto, junto con el mayor tamaño de los vasos sanguíneos, podría permitir a los hombres bombear la sangre con mayor facilidad, además de contribuir a mejorar la eficiencia general de la función circulatoria, lo que favorece la estabilidad de la temperatura corporal central.

- LAS FLUCTUACIONES HORMONALES: las hormonas femeninas y sus fluctuaciones a lo largo del mes durante los años reproductivos influyen en la percepción térmica de las mujeres,

---

* Kaikaew, K., Grefhorst, A., y Visser, J. A., «Sex Differences in Brown Adipose Tissue Function: Sex Hormones, Glucocorticoids, and Their Crosstalk», *Frontiers in Endocrinology*, vol. 12 (13 de abril de 2021), 652444, https://doi.org/10.3389/fendo.2021.652444.

cuya temperatura corporal central oscila entre los 36,4 °C y los 36,7 °C, si bien suele experimentar un ligero descenso durante la fase folicular. En esta primera fase del ciclo menstrual, los niveles de estrógeno aumentan y los de progesterona disminuyen, lo que favorece la vasodilatación y permite que la sangre caliente fluya más fácilmente por todo el organismo. Por lo tanto, el aumento de estrógeno característico de esta fase suele contribuir a la pérdida de calor. En la segunda fase del ciclo menstrual —la fase lútea—, predomina la progesterona, lo que provoca vasoconstricción. Esto ayuda al organismo a retener el calor, hasta el punto de que la temperatura corporal central puede aumentar alrededor de 0,5 °C. Durante esta fase, los temblores comienzan antes que en otras fases; sentimos más frío y tendemos a abrigarnos más. Durante la menstruación, la pérdida de sangre puede agotar nuestras reservas de hierro; de ahí que nuestra energía y calor corporal puedan verse mermados. Todo ello explica que, durante ciertas fases del ciclo menstrual, pueda costarnos más exponernos al frío. Pero, si entendemos el modo en que nuestras hormonas y ciclos influyen en nuestra temperatura corporal, podemos aprovechar ese conocimiento para prepararnos ante el frío y aumentar sus beneficios.

LA TEMPERATURA BASAL, EL GRAN TERMÓMETRO DE TUS DÍAS FÉRTILES: ¿sabías que puedes usar tu temperatura corporal basal (TCB) para conocer tu fertilidad a lo largo del mes? Y es que, como nuestra temperatura corporal varía con las fluctuaciones hormonales, podemos llevar un seguimiento de nuestros días fértiles midiéndola. La TCB aumenta durante la ovulación —que son los días más fértiles—, y puede medirse tanto por vía oral como rectal. Las mujeres llevan décadas utilizando el método de la temperatura basal para llevar un control de su ciclo de fertilidad y saber cuándo pueden tener relaciones sexuales sin riesgo de embarazo. Por otro lado, las investigaciones han confirmado que la temperatura basal permite determinar con precisión la fase del ciclo en la que se encuentra la mujer. De hecho, las aplicaciones que utilizan un algoritmo para predecir la fertilidad a partir de las lecturas diarias de temperatura se han aprobado como método anticonceptivo en muchos países, pues han demostrado una eficacia del 93 por ciento en uso típico y del 98 por ciento en uso perfecto[*]. También conviene señalar que el uso de anticonceptivos hormonales puede alterar el equilibrio hormonal femenino y provocar un aumento de la temperatura corporal[**], lo que a su vez incrementa la sensibilidad al frío.

Las mujeres pueden experimentar el frío de manera diferente a los hombres, y este es un aspecto importante que cabe tener en cuenta a la hora de practicar el WHM, el cual va mucho más allá de las duchas frías o los baños de hielo: comporta una preparación mental y física adecuada que garantice tu seguridad y te permita obtener los máximos beneficios.

LAS TRES FASES DE LA EXPOSICIÓN AL FRÍO

Cuando nos exponemos a temperaturas extremadamente bajas sin contar con la debida preparación —por ejemplo, si nos caemos de un barco en invierno o terminamos en el agua al romperse el hielo de un lago—, nuestro cuerpo experimenta lo que se conoce como *choque por frío*. El descenso súbito de la temperatura cutánea

---

[*]   Contraceptive Technology, «I-Xlii 1-1006 PART2.pdf», *Contraceptive Efficacy*, (fecha de consulta: 16 de octubre de 2024).

[**]   Baker, F. C., Mitchell, D., y Driver, H. S., «Oral Contraceptives Alter Sleep and Raise Body Temperature in Young Women», *Pflügers Archiv* 5, vol. 442 (agosto de 2001), pp. 729-737, https://doi.org/10.1007/s004240100582.

envía al cerebro señales de dolor y alerta ante el frío extremo, lo que desencadena una serie de reacciones fisiológicas: la respiración se vuelve entrecortada y empezamos a hiperventilar, mientras que el pulso y la presión arterial se disparan, en un esfuerzo desesperado del cuerpo por mantener su temperatura corporal central. El choque por frío puede causar confusión y desorientación, lo que aumenta considerablemente el riesgo de tragar una gran cantidad de agua. De hecho, es la principal causa de ahogamiento, un dato que deja claro lo poderoso que puede llegar a ser el frío. El WHM nos permite aprender a gestionar esta respuesta inicial al frío en un entorno controlado. Por eso, siempre nos centramos primero en la preparación mental y física de la persona, empleando ejercicios de respiración para entrenar tanto la mente como el cuerpo. Antes de sumergirnos en un baño de hielo, recomendamos una preparación progresiva: podemos empezar por terminar la ducha con agua fría durante unos breves intantes e ir aumentando poco a poco el tiempo de exposición al frío. Esta exposición gradual nos permite prepararnos tanto mental como físicamente para tolerar el frío extremo sin correr ningún tipo de riesgo. Como ocurre con cualquier experiencia nueva, es fundamental que nos deje buen sabor de boca, ya que de este modo activamos los circuitos neuronales que alimentan nuestras ganas de repetirla. Por eso, siempre decimos que el primer baño de hielo es el más importante, y recomendamos que se realice en un taller de WHM acreditado. Esto explica también que, en el WHM, el entrenamiento de exposición al frío conste de tres fases. Como nos gusta decir: «El baño de hielo comienza mucho antes de poner un pie en él».

Antes del baño

El WHM nos prepara física y mentalmente para enfrentarnos al frío. Antes de pensar siquiera en pasar a esa fase, preparamos el cuerpo mediante los ejercicios de respiración WHM, que deben realizarse entre dos horas y veinte minutos antes de la exposición al frío. De este modo, liberamos adrenalina y desconectamos los receptores del dolor, lo que aumenta nuestra tolerancia al mismo —algo que resulta de gran ayuda cuando entramos en un baño de hielo—.

A continuación, conviene cultivar una actitud mental saludable para afrontar el frío. A muchas mujeres las invade la ansiedad justo antes de entrar en el baño de hielo. En estos casos, resulta muy útil cerrar los ojos unos instantes para visualizar cómo logramos sumergirnos. Luego, recomendamos establecer una firme intención. ¿Hay alguna creencia o miedo limitante que quieras vencer, o alguna meta personal que desees alcanzar? Sumergirte en agua helada puede convertirse en una metáfora perfecta de aquello que desees lograr. También puede ayudarte repetir un mantra, como: «Tengo el control» o «Puedo hacerlo». Antes de sumergirte, es recomendable echarte un poco de agua por los hombros y el cuello como primera toma de contacto con el frío, ya que son precisamente las zonas por donde pasa el nervio vago. Acto seguido, dedica un último instante a relajar los hombros y el cuello antes de disponerte a entrar en el agua.

Durante el baño

El ejercicio mental no termina aquí, sino que continúa durante el baño de hielo. Tu cuerpo reaccionará en el acto entrando en un estado simpático para mandarte un mensaje alto y claro: «¡Sácame ahora mismo de aquí!». Los primeros treinta a sesenta segundos suelen ser los más duros. Cuando tomas la decisión consciente de permanecer en el frío, estás anulando la respuesta condicionada que te empuja a quedarte en tu zona de confort. Una forma de acelerar el proceso de adaptación y salir cuanto antes del modo de lucha o huida consiste en exhalar profundamente, ya que así activamos el nervio vago y ayudamos a regular el sistema nervioso. Durante esos momentos difíciles, puedes concentrarte en tu intención o repetir cualquier mantra que te funcione, como: «Relájate; no hay nada que controlar» o «Encuentra la comodidad en la incomodidad».

Una vez superada la fase inicial de incomodidad máxima, el cuerpo empieza a comprender que la mente ha decidido permanecer en el frío. En cuanto se haya hecho a la idea, comenzará a adaptarse y a relajarse frente al estrés desencadenado por el frío. La frecuencia cardíaca empezará a bajar, y la intensa sensación de frío o dolor en la piel irá disminuyendo poco a poco. Además, tu cuerpo te recompensará liberando hormonas como la noradrenalina, la dopamina y las betaendorfinas, que atenúan el frío, favorecen la adaptación y proporcionan una sensación de euforia y bienestar. Para muchas mujeres, es en ese momento cuando las emociones salen a flote. En nuestros entrenamientos, recibimos con los brazos abiertos cualquier emoción que aflore, ya que dejarlas ir puede resultar tremendamente liberador.

Isabelle: empecé con las duchas frías alrededor de los catorce años, y a los veinticinco probé mi primer baño de hielo durante uno de los eventos que organizamos. Lo primero que hice fue meter mis manos durante un minuto, ¡y me quedé helada! ¡Me dolió tanto que empecé a preguntarme cómo diantres hacía mi padre para soportar aquella sensación durante más de una hora! No fue hasta que me sumergí por completo y superé el impacto inicial que entendí por qué estaba siempre metido en agua fría. Al salir, me encontraba más viva que nunca. ¡Sentía que podía comerme el mundo a bocados! Para mí, el frío es como el primer café de la mañana: me despierta y me pone en marcha en un santiamén. Y más aún cuando estoy al aire libre y me sumerjo por completo en la naturaleza. No hay nada como esa sensación de unidad.

Cuando alargas un poco la exposición al frío, acabas sintiendo como si la mente y el cuerpo hicieran un pacto: es entonces cuando ocurre la magia. En el momento en que logras soltar el control de la mente y dejas que el cuerpo haga su trabajo, permites que entren en juego tus mecanismos instintivos, que están perfectamente diseñados para protegerte. En cuanto encuentras la comodidad en la incomodidad, ya tienes el trabajo hecho: has conseguido anular tu respuesta al estrés. No se trata de ninguna competición por ver quién aguanta más tiempo el frío; se trata de entrenar la mente mientras lo experimentas. Así pues, lo importante es que aprendas a soltar la mente, a conectar con tu cuerpo para que pueda hacer su trabajo, y a aceptar la dificultad de permanecer en el agua helada.

Después del baño

La tercera fase empieza nada más salir del agua. En ese momento, notarás que tu ruido interior se ha acallado, y te sentirás más centrada y conectada con el mundo que te rodea. Justo después del baño de hielo, resulta crucial permanecer a la escucha del cuerpo. Si te quedas demasiado tiempo en el agua y no entras en calor de manera adecuada, puedes experimentar lo que se conoce como efecto de recaída o *afterdrop*, que provoca temblores y sensación de mareo. Este fenómeno se produce cuando el organismo necesita llevar la sangre caliente del núcleo corporal a las zonas que se enfriaron para calentarlas. Durante la exposición al frío, la temperatura de los músculos, la grasa y la sangre de la periferia disminuye, y sigue bajando hasta que el cuerpo logra recalentarse. La cuestión está en que, para calentar las zonas periféricas, es necesario desviar calor de las zonas centrales, lo que provoca un descenso brusco de la temperatura. Y, dado que la temperatura corporal central no puede verse comprometida, esta caída térmica desencadena la respuesta más rápida del organismo para generar calor y sobrevivir: los temblores. Un error común entre los principiantes consiste en quedarse en el agua más tiempo del que deberían. Una vez que el cuerpo se aclimata al frío, te sientes capaz de permanecer más tiempo, pero la temperatura de la musculatura y la grasa de brazos y piernas seguirá bajando cada vez más. Esto puede hacer que experimentemos un efecto de recaída sumamente desagradable; de ahí que sea tan importante avanzar poco a poco con la exposición al frío. Por esta razón, recomendamos a los principiantes limitar la inmersión a dos o tres minutos, estar acompañados y prestar atención en todo momento a las señales del cuerpo. Si empiezas a temblar —algo habitual al principio, pero que disminuye con la práctica—, lo mejor que puedes hacer es concentrarte y transmitirle a tu cuerpo que está a salvo. Cuando perdemos la concentración en condiciones de frío extremo, los temblores involuntarios aparecen de inmediato. Basta con que te distraigas un solo segundo para que tu cuerpo parezca decir: «Como ya no estás aquí conmigo, voy a tomar las riendas de la situación». Mantener a raya los temblores no solo es un signo de adaptación física, sino de una mayor conexión entre cuerpo y mente, lo que a su vez se traduce en un mayor control mental sobre nuestra fisiología.

Para evitar el efecto de recaída y los temblores al salir del agua, recomendamos calentar el cuerpo desde dentro mediante la postura del caballo. De este modo, activamos los músculos del tronco y las piernas, que son los que más calor generan al ser los más grandes del cuerpo. La postura del caballo consiste básicamente en una sentadilla profunda con las piernas muy separadas y los pies ligeramente girados hacia fuera, similar a la posición que adoptan los samuráis o los luchadores de sumo cuando están listos para entrar en acción. Mantén toda tu atención en el cuerpo mientras le dices: «Estoy aquí contigo». A continuación, activa aún más la musculatura moviendo lentamente el tronco de lado a lado para involucrar los músculos intercostales y el diafragma. Con este ejercicio, tu propio cuerpo generará el calor necesario para calentar las partes más frías. Tómate el tiempo necesario para calentar bien el cuerpo desde el interior. Pasados unos cinco —aunque puede llevar más o menos tiempo en función de lo que hayas estado en el agua—, las extremidades se calentarán y la temperatura corporal se equilibrará. Esta forma de entrar en calor no solo requiere activar los músculos principales, sino también mantener el enfoque mental: es como entrenar la musculatura que conecta el cuerpo y la mente. Y, al igual que con cualquier otro entrenamiento, la práctica hace al maestro. Durante las inmersiones que realizamos en nuestros encuentros de mujeres del hielo, también animamos a las participantes a bailar tras permanecer unos minutos concentradas en la postura del caballo.

EL ACONDICIONAMIENTO AL FRÍO

La primera vez que entras en un baño de hielo es como hacer dos ejercicios en uno. Por un lado, está la novedad que supone la inmersión en sí; pero, además, está el reto de hacer algo que escapa por completo de tu zona de confort. La segunda vez que te metas en agua helada te costará menos, ya que entenderás mejor el frío y cómo reaccionas a él.

Tras décadas de exposición al frío, hemos podido constatar que, cuanto más te adentras en esta práctica, mejor se adapta el cuerpo. Esto se debe a que la función cardiovascular mejora, la respuesta simpática se reduce y la sensibilidad a la glucosa aumenta. Además, se produce una mayor activación de la grasa parda y el entrenamiento muscular potencia la actividad metabólica. En un estudio realizado en mujeres que se expusieron al frío durante doce semanas a razón de tres veces por semana[*], no se observaron variaciones en los niveles de noradrenalina —que aumentaron de manera regular entre dos y tres veces tras veinte segundos en agua a entre 0 °C y 2 °C—, pero sí en los niveles de cortisol, que experimentaron una disminución significativa en la semana doce con respecto a la semana uno, lo que indica una menor respuesta de «estrés». Otra investigación comprobó que pasar dos horas al día en una estancia a 10 °C durante diez días seguidos redujo la

---

[*] Ikäheimo, T. M., Mäntysaari, M., Pääkkönen, T., y Rintamäki, H., «Autonomic Nervous Function During Whole-Body Cold Exposure Before and After Cold Acclimation», *Aviation Space and Environmental Medicine* 9, vol. 79 (octubre de 2008), pp. 875-882, https://www.researchgate.net/publication/23252519_Autonomic_Nervous_Function_During_Whole-Body_Cold_Exposure_Before_and_After_Cold_Acclimation.

respuesta simpática y aumentó la actividad parasimpática*. En otras palabras, ¡la exposición reiterada al frío ayuda a relajar el sistema nervioso con el tiempo! Por último, un estudio reveló que se necesita una media de seis inmersiones para reducir a la mitad la intensidad del impacto inicial cuando nadamos en agua helada. Ahora bien, cuando empleamos las técnicas de respiración y entrenamiento mental del WHM, la adaptación puede incluso acelerarse. Con un entrenamiento adecuado, muchos principiantes logran completar su segunda inmersión en agua helada tan frescos como una lechuga.

Como ya hemos visto, cuanto más practiques la exposición al frío extremo, más te adaptarás a él. Sin embargo, esto también funciona a la inversa: ¡en cuanto dejes de hacerlo, perderás cualquier progreso! Así lo confirman las investigaciones sobre las buceadoras a pulmón coreanas conocidas como *haenyeo*, las homólogas de las *ama* japonesas. Durante el siglo xix, el 22 por ciento de las mujeres coreanas que vivían en la isla de Jeju eran «mujeres del mar», que buceaban en aguas profundas y frías —a una temperatura de entre 13 °C y 14 °C en invierno—, ataviadas únicamente con un bañador de algodón fino. Estas mujeres tenían una gran tolerancia al agua fría, pero la perdían en cuanto dejaban de bucear**. Así pues, para conservar la capacidad de lidiar con el frío, es necesario hacer del acondicionamiento al frío una práctica regular.

¿**TU GENÉTICA INFLUYE EN TU RESISTENCIA AL FRÍO?** Muchas personas, en su gran mayoría procedentes de países latinoamericanos, africanos y de Asia Occidental, llegan a los entrenamientos del WHM comentando que su constitución está adaptada a las

---

* *Ibidem.*
** Lee, J. Y., y Lee, H. H., «Korean Women Divers 'Haenyeo': Bathing Suits and Acclimatization to Cold», *Journal of the Human-Environment System* 1, vol. 17 (diciembre de 2014), pp. 1-11, https://www.*researchgate*.net/publication/286076716_ Korean_Women _Divers_'Haenyeo'_Bathing_Suits_and_Acclimatization_to_Cold.

temperaturas cálidas y que su composición genética les impide tolerar el frío. No obstante, si bien es cierto que la genética influye en la respuesta al frío, la actitud y preparación mental resultan mucho más determinantes. Las investigaciones realizadas en personas y culturas de todo el mundo demuestran que no hay diferencias en el modo que tiene nuestro cuerpo de cambiar y adaptarse al frío[*].

CÓMO MANTENER LA CABEZA FRÍA
CON LA EXPOSICIÓN AL FRÍO: GUÍA PARA MUJERES

Aunque contamos con diversas pautas y buenas prácticas, el WHM no se rige por reglas estrictas sobre la manera óptima de exponerse al frío, ya que cada cuerpo es un mundo. Nuestra investigación y experiencia nos han permitido desarrollar un marco que ayuda a cada persona a descubrir lo que mejor se adapta a su fisiología. Y es que, como ya sabemos, factores como la altura, el peso y la experiencia previa influyen en nuestra forma de experimentar el frío. Esto se encuentra en consonancia con un principio que guía la práctica del WHM: «Sentir es comprender».

En el caso de las mujeres, este aspecto cobra aún más importancia si cabe, pues somos más sensibles al estrés y existen otros factores hormonales que intervienen en nuestra respuesta al frío. Sea cual sea el tipo de práctica, la temperatura o el tiempo de exposición, siempre debemos permanecer a la escucha del cuerpo, ya que la fisiología de cada persona es única. Como solemos decir: «No existe un individuo promedio, como tampoco un promedio individual».

La belleza del frío reside en que te conecta de inmediato con tu cuerpo, que no dejará de mandarte señales importantes durante

---

[*]   van Marken Lichtenbelt, W., *Van Rillen Tot Zweten: De Wetenschap Achter Lichaamstemperatuur van Mens En Dier*, Países Bajos, New Scientist, 2023.

toda la experiencia. Será él quien te indique cuándo puedes llevar tus límites un poco más allá, y cuándo ha llegado el momento de dar por concluida la sesión de ese día. Con la práctica del WHM, desarrollarás este tipo de conciencia corporal —a la que llamamos *atención interoceptiva*—, y con ella la capacidad para confiar en tu brújula interior durante los entrenamientos.

La exposición al frío debe adaptarse a las capacidades individuales e incrementarse de forma progresiva, aunque siempre conviene contar con algunos parámetros y pautas generales para iniciarse en la práctica.

Los tipos de exposición al frío

Existen muchas formas de trabajar con el frío: puedes darte duchas frías, sumergirte en un baño de hielo, nadar en aguas invernales, o hacer algo tan sencillo como bajar la calefacción en casa. Incluso puede que te preguntes por qué es necesario siquiera que haya agua de por medio: ¿acaso no basta con un paseo o una caminata invernal para obtener los mismos efectos? En este sentido, cabe recordar un dato: que la conductividad térmica del agua es unas veinticinco veces mayor que la del aire*. Esto significa que, en agua fría, nuestro cuerpo pierde calor entre dos y cinco veces más rápido que en aire frío a la misma temperatura. Durante nuestras expediciones de invierno, solemos llevar a las participantes a una montaña helada para caminar durante horas a –5 °C en pantalones cortos y sujetador deportivo, algo que sería impensable en el agua. Esa es también la razón por la que las cámaras de crioterapia pueden regularse a temperaturas mucho más bajas que un baño de hielo. Mientras que el agua actúa como conductor, el aire se

---

* Castellani, J. W., y Young, A. J., «Human Physiological Responses to Cold Exposure: Acute Responses and Acclimatization to Prolonged Exposure», *Autonomic Neuroscience: Basic & Clinical*, vol. 196 (abril de 2016), pp. 63-74, https://doi.org/10.1016/j.autneu.2016.02.009.

comporta como aislante, por lo que su eficiencia es mucho menor en términos de transferencia de calor. Por esta razón, solemos recomendar las prácticas de exposición al frío acuáticas, en el siguiente orden:

- LAS DUCHAS FRÍAS: las duchas frías son la mejor manera de iniciarse en la exposición al frío, ya que son fáciles de realizar a diario. Al fin y al cabo, no todo el mundo tiene un baño de hielo, una cascada o un río helado a tiro de piedra, ¡pero casi todas tenemos una ducha! Puedes empezar por algo tan simple como rematar tu ducha templada con diez segundos de agua fría, hasta llegar poco a poco a los dos minutos o más. Por lo general, recomendamos que la ducha fría se haga por la mañana para poner en marcha el organismo, como quien toma una taza de café bien cargado. También funciona muy bien antes de realizar ejercicio físico, ya que la liberación de noradrenalina activa el cuerpo y los músculos. Incluso puedes dirigir el chorro de agua fría a las axilas, ya que son zonas más cálidas que contienen glándulas sudoríparas importantes, lo que potencia aún más el efecto vigorizante. Para muchas personas, no hay como una ducha fría para descargar el estrés a cualquier hora del día. Sea como sea, nuestra recomendación es que esta práctica pase a formar parte de tus hábitos cotidianos, lo que no entraña mayor complicación, dado que la mayoría de las personas ya nos duchamos a diario. Como suele decir nuestro padre: «Una ducha fría al día mantiene al médico en la lejanía». Esto no quita que puedas saltártela alguna vez que otra si sientes que ese día el cuerpo no te lo pide: lo primordial es escucharlo. Si vives en un lugar caluroso, como Dubái o Australia, es posible que el agua de la ducha no salga a una temperatura demasiado baja, ni siquiera regulando el agua fría a su máximo caudal. No te preocupes por ello: ten en cuenta que lo importante es el contraste térmico y, en estos países —en los que el cuerpo está habituado a un ambiente cálido y soleado—, basta con abrir el grifo de agua fría al máximo para una correcta exposición.

- EL BAÑO DE HIELO: por lo general, el baño de hielo es el reto que ansían quienes vienen a los talleres del WHM. Al ser la forma más intensa de exposición al frío, no hay mejor herramienta para fortalecer la resiliencia mental y aumentar rápidamente la capacidad de adaptación al estrés. Para manejar la respuesta de estrés del organismo y aprender a relajarte en el frío, permanece en el agua entre dos y tres minutos. Con eso basta para salir del estado simpático, encontrar la calma en mitad del estrés y sentir que tu cuerpo se llena de energía. Puedes buscar baños de hielo por tu zona, o crear uno en tu propia bañera, jardín o terraza.

- NADAR EN AGUAS FRÍAS NATURALES: mejor aún que las duchas frías o los baños de hielo son los cuerpos naturales de agua fría, como las cascadas, estanques, arroyos, ríos, lagos y océanos. Nadar en aguas frías en plena naturaleza puede obrar verdaderos milagros. Y es que no hay nada que pueda compararse al poder de estas aguas. Semejante efecto puede deberse a que estar en plena naturaleza tiene beneficios para la salud mental, al activar el sistema nervioso parasimpático. Cuando te das un chapuzón en aguas naturales, te invade una sensación inigualable de unidad con el entorno. El agua se lleva consigo tus preocupaciones, te devuelve a tu centro y te aporta claridad. En el libro *The Fourth Phase of Water*, Gerald Pollack explica que los objetos sumergidos en agua fría adquieren una potente carga negativa, que funciona como una batería que los alimenta[*]. Al nadar en aguas frías naturales, tú pasas a ser el objeto y, por tanto, también quien recibe esa energía. La mayoría de las toxinas, los productos químicos nocivos e incluso los teléfonos móviles y los ordenadores poseen una carga eléctrica positiva, lo que puede

---

[*] Pollack, G. H., *The Fourth Phase of Water: Beyond Solid, Liquid, and Vapor*, Seattle, Ebner and Sons, 2013.

afectar de manera negativa a nuestra salud, estado de ánimo y energía. En cambio, los iones negativos abundan en los entornos naturales —como las montañas, océanos, bosques y cascadas—, y también durante las lluvias y tormentas (y, aunque en menor medida, ¡hasta en una simple ducha de agua fría en pleno centro de la ciudad!).

- LA DIFERENCIA ENTRE EL AGUA ESTANCADA Y EL AGUA CORRIENTE: curiosamente, existe una gran diferencia entre el agua en reposo y el agua en movimiento. Cuando permanecemos quietas en un baño de hielo, se genera una fina capa de calor alrededor de nuestro cuerpo, a diferencia de lo que ocurre cuando nos sumergimos en una corriente de agua fría, como en una cascada o un río, donde esa capa se disipa de inmediato. Si quieres añadir un reto extra al baño de hielo, mueve los brazos, manos y piernas. Enseguida notarás la diferencia.

- LOS PRODUCTOS PARA LA EXPOSICIÓN AL FRÍO: hoy en día, cada vez se comercializan más artículos para facilitar la exposición al frío, como bolsas de frío, chalecos refrigerantes, enfriadores faciales o bañeras de hielo portátiles. Sin embargo, nuestra recomendación es optar por la sencillez: remata tus duchas con agua fría, sal a la calle en pantalón corto y camiseta aunque refresque, y procura no echar mano de bufandas y gorros en cuanto empiece a asomar el frío del invierno. A veces, basta con una ligera bajada de la temperatura para activar las vías de producción de calor del organismo y obtener beneficios tanto para la salud como para el estado de ánimo.

La exposición al frío siempre debe adaptarse a tus necesidades. Y, aunque no nos cansamos de repetir que cada persona debe encontrar el tipo de práctica que mejor le convenga y ajustar tanto el procedimiento como el tiempo de exposición, encontrarás protocolos concretos al final de este capítulo, así como pautas para adaptar la práctica al ciclo menstrual en el capítulo 10. Además, en el último capítulo, presentamos un reto de treinta días para mujeres de hielo, específicamente diseñado para quienes necesitan algo de orientación al iniciarse en la práctica. Los protocolos y reglas son solo un punto de partida, que podrás dejar atrás en cuanto fortalezcas la conexión entre mente y cuerpo, así como tu atención interoceptiva.

Nueve consejos para dar tus primeros pasos con el frío

Tras décadas de práctica, investigación y, sobre todo, experiencia en este campo, estas son nuestras recomendaciones básicas para las mujeres que desean zambullirse en la exposición al frío.

- No TE FUERCES: es de vital importancia no sobrepasar nuestros propios límites durante la práctica de exposición al frío, y aún más en el caso de las mujeres. Ve despacio y escucha en todo momento a tu cuerpo para reconocer tu zona de confort y poder superar tus límites de manera progresiva. Antes de nada, céntrate en generar una sensación de seguridad desde la que explorar tus límites. Muchas mujeres a menudo nos sentimos desconectadas de nuestro propio cuerpo, lo que puede llevarnos a exigirnos más de la cuenta cuando lo que en verdad necesitamos es descansar.
- BUSCA UNA RED DE APOYO FEMENINA: si hay algo que nos enseña la respuesta de cuidar y conectar es que, como mujeres, tenemos una profunda necesidad de crear vínculos sociales y ser aceptadas. Relacionarnos con otras personas también aumenta la oxitocina, una hormona que las mujeres necesitamos para contrarrestar los efectos del cortisol, la hormona del estrés. Sin sacrificar tu propio camino personal, encuentra a otras mujeres con las que compartir tu entrenamiento de exposición al frío. O lo que es mejor aún: trata de buscar apoyo en alguien que cuente con experiencia en esta práctica. Siempre es reconfortante saber que hay alguien a tu lado para lo que necesites.

- CONFÍA EN LA CAPACIDAD DE TU CUERPO PARA AFRONTAR LA SITUA-CIÓN: recuerda que tu cuerpo está preparado para soportar el impacto de un baño de hielo de dos minutos. Tus procesos fisiológicos se pondrán en marcha de manera automática, sin necesidad de que pienses en nada concreto ni te angusties. Lo único en lo que debes concentrarte es en relajar tu mente y dejar que tu cuerpo gestione la situación.

- PERMÍTETE SENTIR LAS EMOCIONES QUE AFLOREN: llorar es del todo normal. Las emociones encierran una gran belleza, así que déjalas fluir. El frío nos somete a un estrés enorme, lo que a menudo desencadena una respuesta emocional; simplemente salen a la superficie los sentimientos que necesitabas liberar. Muchas veces nos aferramos a nuestras emociones como si nuestra vida dependiera de ello, cuando lo natural y saludable es dejarlas ir.

- ADAPTA TU PRÁCTICA A TU CICLO MENSTRUAL: lleva un seguimiento de tu ciclo menstrual y adapta tu práctica de exposición al frío según la fase en la que te encuentres. Por ejemplo, el momento ideal para realizar tu primera inmersión en un baño de hielo es alrededor del final de la fase folicular, es decir, entre diez y doce días después del inicio de tu menstruación, cuando los niveles de estrógeno son más altos. En el capítulo 10 encontrarás más información sobre cómo realizar este tipo de ajustes.

- PROTEGE TUS MANOS Y PIES: como ya vimos, las mujeres tienden a tener las manos y los pies más fríos. Por esta razón, no es imprescindible sumergir los dedos en el baño de hielo. Coloca las manos en posición de oración con los dedos fuera del agua, o bien utiliza guantes y escarpines cuando practiques en la naturaleza. También puedes realizar, varias veces a la semana, el ejercicio de manos y pies fríos que encontrarás en las páginas 120-121.

- HAZ LO NECESARIO PARA ENTRAR EN CALOR: si una hora después de la práctica sigues sintiendo frío, date una ducha de agua templada. ¡No tienes por qué pasarte el día helada! Si la sensación de frío se prolonga durante varias horas, es una señal de que te has excedido.

- PRESTA ATENCIÓN A TU POSTURA: esto reforzará tu confianza y tendrá un efecto positivo en tu fisiología. Practica la postura de superheroína, que se describe en los protocolos de exposición al agua fría para mujeres que encontrarás a continuación.
- DATE UN CAPRICHO: cómprate un bañador o bikini que te favorezca y una bata bonita. Al fin y al cabo, como señala una de las investigaciones anteriores: ¡sentirte atractiva atrae el calor!

PROTOCOLOS DE EXPOSICIÓN AL AGUA FRÍA PARA MUJERES

El frío es una fuerza poderosa, que puede suponer un gran impacto para el cuerpo cuando se rebasan ciertos límites. De ahí que sea tan importante practicar la exposición al frío con responsabilidad y la preparación adecuada. En este sentido, es fundamental ir avanzando de manera lenta y progresiva, sin forzar nunca el cuerpo. Las personas con problemas cardiovasculares u otras afecciones graves deben consultar siempre a un profesional médico antes de comenzar a practicar el WHM.

El primer paso para adentrarte en esta práctica consiste en comprender los efectos del frío en tu cuerpo, y en conocer tus límites al exponerte a él. Tanto tu cuerpo como tu mente necesitan tiempo para ir aclimatándose, así que puedes empezar con algo tan sencillo como terminar tus duchas con agua fría en la comodidad de tu propio hogar. Si decides dar el siguiente paso y sumergirte en un baño de hielo o en aguas frías naturales, procura hacerlo siempre acompañada. Y si practicas en grupo, no olvides prestar atención a las demás personas: aunque alguien parezca estar perfectamente al salir del agua, puede necesitar ayuda al cabo de diez minutos.

Protocolo 1: el protocolo del baño de hielo

Un factor crucial de la exposición al frío es contar con la actitud y el estado mental adecuados. La experiencia del baño de hielo no comienza en el agua, sino momentos antes. Tu postura envía señales a tu mente: ¿estamos a salvo o deberíamos sentir miedo? Al adoptar una postura erguida y firme, estás comunicando a tu cuerpo y mente que estás preparada para afrontar el desafío que tienes delante: transmites el mensaje de que tienes la situación bajo control. En nuestros talleres, recomendamos a las mujeres que adopten una «postura de poder» antes de entrar en el baño de hielo, ya que este tipo de gestos se asocia con una reducción del cortisol. El estado mental con el que inicias la práctica es de vital importancia, así que saca a relucir la Mujer Maravilla que llevas dentro: ponte de pie con los brazos a los lados o en jarras, relaja el cuello y los hombros, y mantente erguida, segura y orgullosa, como si fueras a conquistar el mundo.

Instrucciones:

1. Antes de nada, establece una intención: ¿qué es lo que te lleva a sumergirte en un baño de hielo? Mantén tu mente enfocada en ello.
2. Colócate en la postura de superheroína, erguida y rebosante de confianza (¡tú puedes con esto!).
3. Concéntrate en tu respiración.
4. Empieza a aclimatarte al frío echándote un poco de agua por el cuello, los hombros y los brazos.
5. Vuelve a colocarte en la postura de superheroína y reconecta con tu intención o mantra («encuentra la comodidad en la incomodidad», «yo puedo con esto» o «relájate; no hay nada que controlar»).
6. Cuando te sientas lista, entra en el baño de hielo con una actitud mental firme.
7. Sumérgete por completo mientras exhalas profundamente, sin tensar ni subir los hombros. Cuanto antes sumerjas

todo tu cuerpo, antes se adaptará. A continuación, coloca las manos sobre los muslos, bajo las axilas o en posición de oración, con los dedos ligeramente fuera del agua.

8. Mantente concentrada en tu respiración, alargando las exhalaciones para devolverla poco a poco a su ritmo habitual.

9. Conecta con tu cuerpo, abraza el frío con la calidez con la que abrazarías a una amiga y, si surge cualquier resistencia —ya sea mental o física—, limítate a dejarla ir.

10. Permanece en el agua hasta notar un cambio en tu cuerpo y mente, una vez superada la respuesta de estrés inicial. Si estás dando tus primeros pasos, no te quedes en el agua más de dos o tres minutos. Si, por el contrario, cuentas con algo más de experiencia, puedes ir alargando el tiempo de exposición de forma gradual hasta encontrar la duración ideal para ti.

Protocolo 2: el protocolo de la ducha caliente/fría

Instrucciones:

1. Prepárate mentalmente antes de la ducha fría. El mejor momento para hacerlo es la mañana, ya que comenzar el día con un reto marca el tono de la jornada. En cuanto tomas la determinación de darte una ducha fría, vences a tu saboteadora interna.

2. Al acabar tu ducha con agua templada, abre el grifo de agua fría.

3. Colócate de pie de manera que el agua caiga sobre tu cuello y hombros, dejando que recorra todo tu cuerpo. Evita que te dé directamente en la cabeza, a menos que el cuerpo te lo pida. Muévete un poco para asegurarte de que el agua llega a cada rincón de tu cuerpo y, si quieres un desafío extra, dirige el chorro a las axilas.

4. No realices ejercicios de respiración mientras estés de pie en la ducha, ya que puedes marearte y caerte.

5. Empieza con quince segundos de exposición al frío y ve alargando el tiempo cada día de forma gradual hasta llegar a un minuto o dos.

6. Vuelve a poner el agua templada y pásala por todo tu cuerpo durante dos minutos.

7. Alterna entre agua fría y templada durante un máximo de dos minutos cada vez, y repite este ciclo de dos a tres veces. Termina siempre con agua fría para cerrar los poros y permitir que los vasos sanguíneos se relajen de forma natural.

8. ¡Siente cómo tu cuerpo rebosa vitalidad!

Laura: Llevo dándome duchas frías desde los once años, pero siempre lo he hecho alternando con agua templada. De este modo, me ha resultado más llevadero y siempre he tenido ganas de repetir, sin importar la estación del año o la fase del ciclo menstrual en la que me encuentre. Creo que hacerlo así encaja mejor con nosotras, ya que nos permite mantener la práctica durante todo el ciclo sin que llegue a hacerse cuesta arriba. A título personal, también me parece que el contraste térmico entre el agua fría y templada potencia los efectos vigorizantes de la ducha.

Protocolo 3: protocolo para calentar las manos y los pies

Las mujeres tienden a tener las manos y los pies más fríos, y la temperatura de las extremidades influye en gran medida en nuestra sensación de frío. Este ejercicio es una excelente forma de mantenerlos calientes, ¡y al terminar te sentirás renovada! Realízalo un par de veces por semana.

Instrucciones:

1. Llena un barreño con dos tercios de agua y un tercio de hielo.

2. Sumerge las manos y/o los pies y concéntrate en tu respiración. Acepta las sensaciones que surjan en ese momento.
3. Pasados de dos a cinco minutos, saca las manos y/o los pies del agua.
4. Caliéntalos agitándolos o sacudiéndolos con rapidez para activar la circulación.
5. Repite los pasos 2 a 4, de dos a tres veces.

Protocolo 4: calentar las manos tras la exposición al frío

Algunas prácticas —como nadar en aguas naturales heladas— pueden dejarte las manos sumamente frías y entumecidas. Para ello, Isabelle recurre al siguiente ejercicio, que la deja como nueva tras exponerse a muy bajas temperaturas:

Instrucciones:

1. Inspira profundamente y retén el aire.
2. Cierra los puños.
3. Activa los músculos de las manos apretándolos con fuerza.
4. Al exhalar, suelta y relaja las manos.
5. Repite los pasos anteriores hasta notar que las manos y los dedos entran en calor.

Tras muchos años acompañando a miles de mujeres en su primera experiencia de exposición al frío, podemos afirmar con total rotundidad que, pese a los nervios iniciales, nuestro cuerpo está perfectamente preparado para adaptarse al frío y disfrutar de todos sus beneficios. Al igual que las *ama* japonesas y sus perlas, el frío nos brinda la oportunidad de volvernos más fuertes, resilientes, saludables y felices. El WHM nos ayuda a pasar de la vacilación a la acción.

5

EXHALAR PROFUNDAMENTE: LAS MUJERES Y LA RESPIRACIÓN

«Controla tu respiración y controlarás tu fuerza vital».

LA MAYORÍA DE LAS MUJERES que asisten a nuestros talleres llegan atraídas por la emoción del baño de hielo (¡y, cómo no, para llevarse la foto del momento!). Sin embargo, casi siempre se marchan mucho más impactadas por los ejercicios de respiración. Una sola sesión basta para sumergirte en un profundo viaje que te conecta con lo más hondo de tu corazón, te despierta un sinfín de emociones y te ayuda a liberar tensiones y estrés, tanto a nivel físico como mental. Al terminar, te sentirás más viva, equilibrada y emocionalmente fuerte. El frío nos ayuda a reconectar con el cuerpo, mientras que la respiración nos saca de la mente. Basta con vivir la experiencia una sola vez para comprender su inmenso poder.

La respiración es nuestro instrumento más poderoso, una herramienta que no solo nos acompaña en cada fase de la vida, sino a cada instante de ella. Nos ayuda tanto a cargar pilas como a desconectar: puede ponerte en marcha o frenarte en seco, hacer que entres en pánico o te relajes, acelerarte o ayudarte a bajar revoluciones. Como solemos decir en nuestros entrenamientos: controla tu respiración y controlarás tu fuerza vital.

La respiración tiene la capacidad de brindar a las mujeres lo que tanto necesitan: una ayuda extra para recargar energías, superar los factores de estrés y regular su estado interno. Con todo, a menudo damos tanto por sentado este increíble recurso que llevamos dentro que terminamos pasándolo por alto. En este capítulo, descubrirás que un gesto tan simple como tomar aire y soltarlo encierra un potencial mucho mayor de lo que aparenta.

INHALAR Y EXHALAR: EL VIAJE DE LA RESPIRACIÓN

Nada más llegar al mundo, lo primero que hacemos es inhalar y exhalar, liberando un llanto que anuncia nuestra llegada. A partir de ese momento, respiramos unas veinte mil veces al día hasta nuestro último aliento, que marca nuestro último instante en la Tierra. Aunque somos capaces de sobrevivir semanas sin comida y días sin agua, no podemos pasar más que unos pocos minutos sin aire. La respiración es la acción humana más básica y vital: suministra oxígeno al cuerpo, impulsa la producción de energía y mantiene todos nuestros procesos fisiológicos. Cada órgano y célula del organismo dependen de ella para funcionar.

UNA MIRADA ANTIGUA A LA RESPIRACIÓN Y SUS PRÁCTICAS: las culturas antiguas no concebían la respiración únicamente como la acción física que permite llevar el aire a los pulmones, sino también como una fuerza vital. El término *aliento* se emplea a menudo para designar al espíritu o alma. Este doble sentido, tanto físico como espiritual, ya se encontraba presente en la palabra latina *spiritus*. Del mismo modo, la palabra griega *pneuma* significa tanto 'aire' o 'aliento' como 'espíritu' o 'energía vital', lo que refleja la creencia de los griegos en la conexión entre la respiración, la mente y el espíritu. En la antigua filosofía india, *prana* se traduce como 'hálito' o 'aire', pero también significa la 'esencia sagrada de la vida'. Por último, en China, el término *chi* alude tanto a la respiración como a la energía universal y cósmica de la vida.

La función principal del sistema respiratorio es permitir el intercambio de oxígeno y dióxido de carbono entre nuestro cuerpo y el entorno. Cada vez que inhalamos, el aire tarda alrededor de un minuto en completar su recorrido por todo el organismo, un espacio de tiempo en el que tienen lugar millones de procesos. El aire entra en los pulmones y desciende por los bronquios principales hasta llegar a unos diminutos sacos de aire llamados *alvéolos*, donde se produce el intercambio de oxígeno y dióxido de carbono. Los alvéolos están rodeados de glóbulos rojos, que cumplen una función vital: transportar el oxígeno del aire que hemos inhalado hasta el torrente sanguíneo. Tras el intercambio, el corazón bombea la sangre recién oxigenada para que circule por todo el organismo y pueda llegar hasta las células que necesitan oxígeno de los distintos tejidos y órganos. Una mujer adulta tiene, por término medio, alrededor de veintiocho billones de células hambrientas que se nutren de oxígeno y, en contrapartida, liberan dióxido de carbono, que los glóbulos rojos llevan de regreso a los pulmones para expulsarlo a través de la exhalación. Aunque podríamos pensar que respiramos oxígeno puro, lo cierto es que el aire está compuesto por aproximadamente un 78 por ciento de nitrógeno, un 21 por ciento de oxígeno y un 1 por ciento de otros gases, del que un 0,4 por ciento es dióxido de carbono. Al exhalar, el aire contiene alrededor de un 4 por ciento de dióxido de carbono, un 17 por ciento de oxígeno no utilizado, un 78 por ciento de nitrógeno y un 1 por ciento de otros gases. Este intercambio de fuerza vital con el entorno es tan asombroso que incluso modifica el aspecto de nuestra sangre: mientras que la sangre rica en oxígeno es de un color rojo brillante, la sangre que transporta dióxido de carbono adquiere un tono azulado.

Este proceso ocurre a cada instante de nuestra vida. Llegadas a este punto, puede que te estés preguntando por qué nuestras células necesitan tanto oxígeno. La razón es muy simple: para obtener energía. Y es que nuestras células necesitan oxígeno para producir la energía que nos mantiene vivas y rebosantes de amor y salud. Cuando el oxígeno entra en las células del organismo, se combina con la glucosa para descomponerla y producir una molécula llamada trifosfato de adenosina (o ATP, por su sigla en inglés). Este proceso, conocido como *respiración celular*, es el que produce el dióxido de carbono que el organismo necesita expulsar a través de la exhalación.

El ATP es básicamente nuestro combustible vital, ya que es el encargado de almacenar y transportar la energía en el interior de las células. Al igual que las baterías que alimentan una linterna o la gasolina que mueve un coche, el ATP es la moneda energética que permite el movimiento muscular, la absorción de nutrientes, la eliminación de desechos y la transmisión de señales nerviosas. La descomposición de la glucosa y el oxígeno en ATP tiene lugar en las 1000 a 2500 mitocondrias —apodadas las «centrales energéticas» de nuestro cuerpo— que tenemos en cada célula. En algunos casos, el proceso de respiración celular puede llevarse a cabo en ausencia de oxígeno, aunque resulta mucho menos eficiente: se genera hasta dieciocho veces menos ATP por molécula de glucosa. El oxígeno es, sin lugar a dudas, un factor clave en la producción energética del organismo. Y, dado que las mujeres reportan niveles más altos de fatiga que los hombres[*], es fundamental que comprendamos el papel que la respiración puede desempeñar en nuestros niveles de energía. ¡Quién sabe! ¡Puede que el oxígeno sea esa fuerza vital que te ha estado faltando!

LA RESPIRACIÓN WHM PARA ENTRENAR LA RESISTENCIA: sin un aporte suficiente de oxígeno, la respiración celular se vuelve mucho menos eficiente y puede provocar una acumulación de productos de desecho, como el ácido láctico. Si practicas deporte, sabrás que el ácido láctico es el responsable de la sensación de ardor y fatiga, y de la temida «pájara» durante los entrenamientos. Curiosamente, los resultados de un estudio mostraron que

---

[*]   Wylie, G. R., Pra Sisto, A. J., Genova, H. M., y DeLuca, J., «Fatigue Across the Lifespan in Men and Women: State vs. Trait», *Frontiers in Human Neuroscience*, vol. 16 (8 de mayo de 2022), https://doi.org/10.3389/fnhum.2022.790006.

la respiración WHM activa el ciclo de Cori, lo que influye en la capacidad del organismo para reaprovechar los subproductos del ácido láctico transformándolos en glucosa*, que a su vez puede volver a utilizarse para producir más ATP. ¡Sería como un ciclo de reciclaje de combustible! Estos hallazgos sugieren que los ejercicios de respiración pueden tener un efecto positivo en los entrenamientos de resistencia, al prevenir la acumulación de ácido láctico. En mi caso (Laura), le debo a esta técnica de respiración el haber podido completar una maratón con facilidad y sin dolor. Cada vez que notaba que me faltaba energía durante la carrera, simplemente inhalaba un poco más de aire del que creía necesario. ¡La respiración tiene un poder asombroso para reequilibrar, restaurar y mantener tus niveles de energía!

Necesitamos respirar para sobrevivir y nutrir nuestras células, pero la forma en que lo hacemos puede ser aún más determinante para nuestra salud. Y es que la respiración no solo influye en nuestra fisiología y producción de energía, sino también en nuestro estado anímico y emocional.

La respiración: el control remoto del sistema nervioso

En los últimos años, las llamadas «prácticas» o «técnicas» de respiración han adquirido una relevancia y popularidad considerables en el mundo occidental, pero las tradiciones orientales llevan miles de años reconociendo su poder. Algunos de los primeros ejemplos

---

* Zwaag, J., ter Horst, R., Blaženović, I., Stoessel, D., Ratter, J., Worseck, J. M., Schauer, N., *et al.*, «Involvement of Lactate and Pyruvate in the Anti-Inflammatory Effects Exerted by Voluntary Activation of the Sympathetic Nervous System», *Metabolites* 4, vol. 10 (10 de abril de 2020), 148, https://doi.org/10.3390/metabo10040148.

de técnicas de control de la respiración con fines de relajación meditativa, autosanación, regulación emocional y conexión espiritual se remontan al 5000 a.C. en la antigua India. A lo largo de la historia, ha habido yoguis extraordinarios capaces de ralentizar su frecuencia cardíaca a voluntad, lo que se consideraba imposible para la mujer común. Sin embargo, ahora sabemos que todas podemos usar nuestra respiración para lograr algo así, y mucho más.

La respiración resulta fascinante porque es la única función de nuestro sistema nervioso que es automática —ya que no necesitamos acordarnos de respirar a cada momento del día—, pero a la vez podemos regular de manera consciente. Cuando entendemos esto, la respiración se convierte en la puerta de entrada que nos permite tomar las riendas del sistema nervioso autónomo y de todos los demás sistemas que este regula de manera directa o indirecta, como el cardiovascular, el digestivo o el hormonal.

Tu estado interno y tu respiración están intrínsecamente ligados y, de hecho, podemos evaluar el estado en el que alguien se encuentra con solo observar cómo respira. Por ejemplo, quienes meditan con regularidad, como los monjes, respiran por la nariz de manera lenta, calmada y suave, mientras permanecen sentados prácticamente inmóviles. A la vista está que se encuentran en un estado de paz, relajación y aparente alegría. En cambio, cuando alguien está enfadado o estresado, su respiración se vuelve superficial, rápida e irregular.

Nuestras emociones influyen en nuestro patrón respiratorio, pero esta conexión es una calle de doble sentido: también podemos modificar nuestra respiración para despertar un estado interno concreto. Una respiración lenta y profunda hacia el abdomen activa el sistema nervioso parasimpático y el nervio vago, lo que promueve un estado de relajación y calma. Por el contrario, respirar de forma rápida y superficial por la boca activa el sistema nervioso simpático, lo que acelera el pulso y eleva la presión arterial. Y aunque esto pueda resultar útil en determinadas circunstancias —por ejemplo, al completar una tarea exigente, durante un entrenamiento intenso o cuando necesitamos un aporte extra de energía—, no es el patrón de respiración ideal para la vida cotidiana.

UN SUSPIRO DE ALIVIO: una forma rápida de liberar el estrés a través de la respiración consiste en algo tan simple como suspirar tres veces. Así es como yo (Laura) comienzo cualquier sesión de respiración WHM: invito a todas las personas asistentes a realizar tres suspiros con el objetivo de relajar la mente, liberar la tensión acumulada y conectar con el momento presente. Este pequeño pero valioso ejercicio ha recibido halagos de personas como Andrew Huberman y, de hecho, es la manera en que comienzan muchas clases de yoga. Puede que, sin darte cuenta, ya hayas recurrido al suspiro en un momento de frustración, aburrimiento o depresión, o cuando necesitabas desahogarte. Se trata de una forma de estimular el nervio vago y regularnos con rapidez, lo que nos ayuda a sentirnos seguras, relajadas y contentas.

Por desgracia, muchas personas hemos adquirido el hábito de respirar de tal forma que no dejamos de activar el sistema nervioso simpático. La mayoría de las veces, este patrón de respiración disfuncional es consecuencia del estrés. Cuando el modo de lucha o huida se activa con regularidad, nuestro patrón de respiración se ajusta a dicho estado, lo que acaba repercutiendo en la mecánica y los músculos respiratorios. En nuestros retiros de WHM, solemos ayudar a las personas participantes a identificar sus patrones respiratorios habituales, lo que muy a menudo supone un momento de revelación para muchas mujeres, al darse cuenta de que llevan años —o incluso décadas— respirando de una manera que favorece el ciclo del estrés.

Evaluar la respiración: cómo reconocer tu patrón habitual

Esta evaluación es una excelente manera de averiguar si tu patrón respiratorio habitual favorece un estado de estrés o, por el contrario, de relajación. Es recomendable realizarla un par de veces antes de sacar conclusiones en firme. Para ello, colócate en posición sentada o tumbada, relájate y tómate unos instantes para conectar con tu respiración. A partir de ahí, responde a las siguientes preguntas:

1. ¿Estás respirando por la nariz o por la boca?
2. ¿Estás erguida o ligeramente inclinada hacia adelante? ¿Tienes el pecho y los hombros abiertos y expandidos, o cerrados y encorvados?
3. Coloca una mano sobre el abdomen y la otra sobre el pecho. Al inhalar, ¿qué parte se expande: tu pecho o tu abdomen?
4. Con la ayuda de un reloj o del temporizador del móvil, ¿cuántas respiraciones haces por minuto?

Si realizas menos de doce respiraciones por minuto, respiras por la nariz con una postura abierta y tu abdomen se expande al inhalar, quiere decir que tu patrón respiratorio habitual ya es bastante bueno. Si, por el contrario, realizas más de doce respiraciones por minuto, respiras por la boca, tienes una postura cerrada o notas que tu pecho se expande al inhalar, es señal de que necesitas reeducar tus hábitos.

Las cuatro claves para una respiración saludable

Cuando practicas la respiración WHM, tu mecánica y tus patrones respiratorios empiezan a transformarse y, de manera automática, inconsciente y natural, notarás cambios en los siguientes cuatro aspectos, que son indicativos de un estado de calma y bienestar. Tu cuerpo sabe lo que necesita y, conforme vayas practicando el método, se irá reequilibrando de forma natural, hasta adquirir un patrón cotidiano de respiración más saludable. Lo que distingue el WHM de muchos otros enfoques que exigen un entrenamiento riguroso y un esfuerzo consciente es que, con él, el cuerpo se reorganiza sin apenas darte cuenta ni hacer grandes esfuerzos. Basta con dedicar entre quince y veinte minutos diarios a realizar los ejercicios de respiración.

1. **Postura abierta.** Nuestra postura influye en nuestra respiración, y viceversa. Es evidente que, cuando nuestra cabeza y nuestros hombros están alineados con el resto del cuerpo, y tenemos la espalda recta y el pecho y los hombros abiertos, podemos respirar más profundamente. En los talleres de WHM, la postura de las personas participantes nos permite saber, casi de inmediato, si deberán hacer un trabajo específico para reeducar su patrón de respiración. La presencia de cierta rigidez —sobre todo a la altura de los hombros y el cuello—, junto con la tendencia de la cabeza a proyectarse hacia adelante, constituye una señal clara de un patrón respiratorio poco saludable.

2. **Respiración más pausada.** La necesidad de tomar demasiado aire y con demasiada rapidez suele deberse al estrés y, con el tiempo, puede disminuir tu tolerancia al dióxido de carbono, lo que refuerza la tendencia a inhalar más de lo necesario. Una de las claves que enseñamos a nuestro alumnado es a alargar la exhalación, ya que contribuye de manera natural a ralentizar la respiración. Cuando respiras más profundamente y te concentras en alargar las exhalaciones —a veces incluso duplicando su duración—, estimulas el nervio vago y el sistema nervioso parasimpático, además de desensibilizar los quimiorreceptores para que toleren una mayor concentración de dióxido de carbono, lo que se traduce en una menor necesidad de aire. A veces, también invitamos a las personas participantes a emplear técnicas de vocalización —como el *humming* o la palabra *om*— cuando vemos que tienen dificultades para permanecer en el baño de hielo. Estas prácticas activan el nervio vago[*], nos ayudan a sumergirnos en la práctica, promueven un estado de relajación y favorecen la dilatación

---

[*] Weitzberg, E., y Lundberg, J. O. N., «Humming Greatly Increases Nasal Nitric Oxide», *American Journal of Respiratory and Critical Care Medicine* 2, vol. 166 (15 de julio de 2002), pp. 144-145, https://doi .org/10.1164/rccm.200202-138BC.

de los vasos sanguíneos, cuyo diámetro puede aumentar entre quince y veinte veces[*].

3. **Respiración abdominal profunda.** Si, durante la evaluación respiratoria, observaste que tu pecho se expandía al inhalar, este consejo es para ti. El diafragma es el músculo más grande del sistema respiratorio; de ahí que resulte clave para su buen funcionamiento. A veces conocido como nuestro «segundo corazón», desciende durante la inhalación, lo que abre la caja torácica y empuja los órganos hacia abajo, de modo que los pulmones tengan más espacio para expandirse. Para activar correctamente el diafragma, el abdomen debe expandirse al inhalar. Empieza llevando la respiración hacia la zona abdominal, permitiendo que se expanda, y luego deja que el aire vaya subiendo de forma natural hasta llenar y expandir la zona torácica. Cuando activamos por completo el diafragma durante la inhalación:

- Creamos más espacio para que los pulmones se expandan (¡la superficie de unos pulmones sanos puede llegar a ocupar hasta tres cuartas partes de una pista de tenis!).
- Estimulamos el nervio vago y el sistema nervioso parasimpático.
- Favorecemos una captación de oxígeno más eficiente.
- Activamos el suelo pélvico (abordaremos esta cuestión más adelante, en este mismo capítulo).

4. **Inhalaciones por la nariz.** En nueve de cada diez talleres nos hacen la misma pregunta: ¿es importante respirar por la nariz o por la boca? Durante los quince a veinte minutos que duran los ejercicios de respiración WHM, lo cierto es que ambas opciones son válidas (como Wim acostumbra a decir: «¡Respira

---

[*] Lundberg, J. O., y Weitzberg, E., «Nasal Nitric Oxide in Man», *Thorax* 10, vol. 54 (octubre de 1999), pp. 947–952, https://doi.org/10.1136/thx.54.10.947.

por cualquier orificio que tengas!»). Lo importante es que la inhalación sea completa y activa. Sin embargo, en tu día a día, sí deberías inhalar por la nariz, ya que este tipo de respiración suele ser más profunda, y activa tanto el diafragma como el sistema nervioso parasimpático. La respiración nasal también libera una molécula llamada *óxido nítrico (NO)*, que, según un estudio, favorece la vasodilatación y permite que entre un 20 por ciento más de oxígeno en el torrente sanguíneo[*]. Además, el vello nasal ayuda a atrapar los patógenos antes de que se introduzcan en el organismo, mientras que las fosas nasales humidifican el aire, lo que beneficia a los pulmones.

Aunque más adelante en este capítulo encontrarás protocolos más detallados, es importante que te familiarices cuanto antes con estos cuatro pilares. Realizar este breve ejercicio puede orientar tus primeros pasos en la reeducación de tu respiración:

1. Antes de empezar, tómate unos instantes para conectar con tu cuerpo. Observa cómo te sientes y si hay alguna zona de tensión o estrés. Lleva la respiración hacia esas áreas, inhalando profundamente y soltando el aire con suavidad.
2. A continuación, observa atentamente tu respiración: concéntrate en cómo entra el aire por la nariz al inhalar, y en cómo sale por la boca al exhalar. Repite este paso varias veces.
3. Luego, coloca una mano sobre el abdomen y la otra sobre el pecho. Al inhalar, lleva el aire hacia el abdomen. Procura que, con la inhalación, sea el vientre lo que se expanda, en lugar del pecho. *Consejo*: si este paso te cuesta, a veces ayuda colocar ambas manos a los lados del abdomen y dirigir el aire hacia ellas.

---

[*] Cottle, M. H., «The Work, Ways, and Patterns of Nasal Breathing (Relevance in Heart and Lung Illness)» (presentado en el seminario de la Sociedad Estadounidense de Rinología en Nueva Orleans) (19 de septiembre de 1972), https://www.aipro.info/wp/wp-content/uploads/2017/08/work_ways_patterns.pdf.

4. Por último, ralentiza tu respiración, haciéndola cada vez más profunda. Intenta llegar a las diez respiraciones o menos por minuto (¡lo ideal serían seis!).

5. Ten presente que reeducar los patrones respiratorios para que sean más saludables y relajados puede llevar algún tiempo. ¡Sé paciente contigo misma!

El poder de la respiración es un tesoro latente que todas llevamos dentro y al que podemos recurrir en cualquier momento para transformar nuestro estado. Enseguida entraremos en los detalles de la respiración WHM, pero antes conviene tener en cuenta que, al igual que ocurre con la exposición al frío, la respiración en las mujeres presenta sus propias particularidades.

LA RESPIRACIÓN FEMENINA

Las investigaciones indican que la respiración exige más energía a las mujeres que a los hombres. La anatomía femenina, las fluctuaciones hormonales y los cambios relacionados con el embarazo son solo algunos de los factores que influyen en nuestra eficiencia respiratoria y, por lo tanto, en el modo de enfocar este tipo de trabajo.

- LA FRECUENCIA RESPIRATORIA: los estudios muestran que las mujeres tenemos una frecuencia respiratoria más alta y movilizamos menos aire con cada respiración en comparación con los hombres[*]. Esto puede repercutir en nuestra eficiencia respiratoria y en el suministro de oxígeno al organismo. Esta diferencia se vuelve especialmente evidente durante el ejercicio físico: según estos mismos estudios, la musculatura respiratoria de las mujeres requiere una mayor cantidad de

---

[*] LoMauro, A., y Aliverti, A., «Sex Differences in Respiratory Function», *Breathe* 2, vol. 14 (junio de 2018), pp. 131-140, https://doi.org/10.1183/20734735.000318.

oxígeno, lo que reduce el aporte a otros músculos y puede afectar a la resistencia o el rendimiento deportivo.

- LAS VÍAS RESPIRATORIAS Y LOS PULMONES: los conductos respiratorios femeninos suelen ser más estrechos que los masculinos, lo que se traduce en una mayor resistencia de las vías respiratorias. Las mujeres también tendemos a tener una forma pulmonar ligeramente distinta, así como unos pulmones y una capacidad pulmonar más reducidos*. Esto significa que los hombres poseen una mayor capacidad pulmonar y un mayor número de alvéolos, lo que permite que el intercambio de oxígeno y dióxido de carbono sea más eficiente.
- LA CAJA TORÁCICA, EL PECHO Y EL ABDOMEN: las mujeres solemos tener una caja torácica más pequeña y redondeada**. Además, tenemos una mayor facilidad para «abrir el pecho», es decir, para expandir la caja torácica hacia los costados, en lugar de hacia abajo. Esta forma de respirar permite que el feto disponga de espacio para desarrollarse durante el embarazo, cuando desplaza los pulmones hacia arriba, al ocupar la zona del vientre. Desde un punto de vista evolutivo, esta adaptación puede ayudar a atenuar los efectos de los cambios hormonales y anatómicos sobre la función pulmonar y la presión abdominal durante la gestación. La expansión de la caja torácica y del pecho también podría explicar por qué las mujeres utilizamos los músculos intercostales de manera más eficiente, lo que favorece la producción de calor, aunque todavía se necesitan más investigaciones para confirmarlo.
- EL DIAFRAGMA: la anatomía femenina facilita la respiración durante el embarazo, pero también nos predispone a una forma de respirar más vinculada al estrés, en la que la caja torácica y el pecho intervienen más que el diafragma. Además, el diafragma de los hombres es, por término medio, alrededor de un 9 por ciento más grande que el de las mu-

---

* *Ibidem.*
** *Ibidem.*

jeres, lo que les permite realizar inhalaciones más profundas. Esta diferencia se acentúa cuando estamos en posición sentada o llevamos el tronco hacia adelante, pero no tanto en posición tumbada.

LA RESPIRACIÓN Y EL EMBARAZO: la experiencia del embarazo, el parto y el posparto está íntimamente ligada con la respiración. Con el crecimiento del vientre, puede volverse muy difícil respirar y, de hecho, entre un 60 y un 70 por ciento de las mujeres embarazadas manifiesta dificultad respiratoria, también conocida como *disnea*. Durante el parto, los jadeos cortos suelen ayudar a mitigar el dolor. Entre contracciones, se realizan inhalaciones profundas por la nariz, seguidas de una fuerte exhalación por la boca, que permite a la madre recuperarse, relajarse y preparar el cuerpo para la siguiente oleada de dolor. Cuando por fin llega el momento de empujar, la mujer toma todo el aire que puede y lo retiene con todas sus fuerzas, aprovechando esa energía para contraer todos los músculos del cuerpo y expulsar al bebé, quien anuncia su llegada al mundo con la primera bocanada de aire. Durante el posparto, realizar ejercicios de respiración para activar el suelo pélvico puede favorecer la recuperación.

- EL SUELO PÉLVICO: la salud pélvica es fundamental y está estrechamente ligada a la salud del sistema respiratorio. El suelo pélvico está formado por un conjunto de músculos y tejido conectivo que sostienen y dan apoyo a la vejiga, el intestino y los órganos sexuales. El tejido fascial de la pelvis se extiende desde su «suelo» hasta nada más y nada menos que la nariz. El embarazo puede aumentar la actividad del suelo pélvico, lo que a su vez puede derivar en disfunciones propias de esta área, como la incontinencia urinaria. De hecho, una de cada tres mujeres sufrirá algún trastorno del suelo pélvico a lo largo de su vida*, lo que puede afectar a nuestra mecánica respiratoria, ya que el diafragma puede considerarse el «techo» del suelo pélvico. Y es que ambos se mueven al unísono: cuando el diafragma desciende, el suelo pélvico también lo hace; y, cuando el diafragma asciende, el suelo pélvico acompaña ese mismo movimiento. Esto significa que la disfunción de uno puede afectar al otro, y a la inversa: restablecer la función de uno puede beneficiar al otro.

- LAS HORMONAS FEMENINAS: ya desde la primera etapa del desarrollo pulmonar pueden apreciarse diferencias entre los fetos de sexo masculino y femenino. Las hormonas sexuales regulan el crecimiento de los pulmones: los estrógenos tienen un efecto estimulante, mientras que los andrógenos, como la testosterona, ejercen principalmente un efecto inhibidor. Los estrógenos también ejercen un efecto protector sobre los pulmones, lo que explica por qué los bebés prematuros de sexo femenino presentan un menor riesgo de sufrir dificultades respiratorias**. Sin embargo, estas diferencias no acaban con la infancia: existe una fuerte conexión entre las hormonas reproductivas y la función respiratoria. La progesterona actúa como estimulante respiratorio y es una de las razones por las que las mujeres respiran más rápido que los hombres. Esta hormona también parece aumentar la sensibilidad al dióxido de carbono, lo que a su vez puede incrementar la frecuencia respiratoria (ya que el impulso de respirar depende del CO_2). El aumento de la progesterona durante la fase lútea provoca que la respiración se vuelva aún más rápida y superficial, lo que podría explicar dos aspectos: por un lado, que los síntomas del síndrome premens-

---

* UCLA Health, «Pelvic Floor Disorders» (consultado el 16 de octubre de 2024), https://www.uclahealth.org/medical-services/womens-pelvic-health/patient-education/pelvic-floor-disorders.

** Townsel, C. D., Emmer, S. F., Campbell, W. A., y Hussain, N., «Gender Differences in Respiratory Morbidity and Mortality of Preterm Neonates», *Frontiers in Pediatrics*, vol. 5 (30 de enero de 2017), 6, https://doi.org/10.3389/fped.2017.00006.

trual se asemejen a los de la hiperventilación crónica[*]; y, por otro, que las diferentes fases del ciclo menstrual influyan en la manifestación de determinados síntomas, como dificultad respiratoria, tos o sibilancias[**]. Esto también podría guardar relación con la sensación de frío que muchas mujeres experimentan durante esta fase, ya que el aumento de la frecuencia respiratoria puede favorecer la vasoconstricción que da lugar a dicha sensación. Más adelante veremos cómo adaptar la práctica del WHM al ciclo menstrual, pero, por el momento, basta con tener presente que conviene prestar especial atención a la respiración durante la fase lútea.

Ciertos aspectos de la fisiología femenina parecen situarnos en una ligera desventaja cuando se trata de mantener un patrón de respiración saludable. Sin embargo, tras años impartiendo talleres de WHM para mujeres, podemos asegurar que la experiencia resulta igual de transformadora para nosotras que para los hombres. A continuación, nos adentraremos en la bioquímica de la respiración WHM con el fin de comprender mejor la magnitud de sus efectos.

LOS EJERCICIOS DE RESPIRACIÓN WHM:
CÓMO JUGAR CON LA BIOQUÍMICA

En una sesión de respiración WHM —que consta de varias rondas de respiración activa y apneas—, entrenamos todo el espectro

---

[*]　Ott, H. W., Mattle, V., Zimmermann, U. S., Licht, P., Moeller, K., y Wildt, L., «Symptoms of Premenstrual Syndrome May Be Caused by Hyperventilation», *Fertility and Sterility* 4, vol. 86 (octubre de 2006), 1001.e17-19, https://doi.org/10.1016/j.fertnstert.2006.01.062.

[**]　Macsali, F., Svanes, C., Sothern, R. B., Benediktsdottir, B., Bjørge, L., Dratva, J., Franklin, K. A., *et al.*, «Menstrual Cycle and Respiratory Symptoms in a General Nordic–Baltic Population», *American Journal of Respiratory and Critical Care Medicine* 4, vol. 187 (15 de febrero de 2013), pp. 366-373, https://doi.org/10.1164/rccm.201206-1112oc.

de nuestro sistema nervioso: desde la rama simpática (respiración activa) hasta la parasimpática (apneas). La respiración nos permite trabajar este sistema de manera integral, para luego «restablecer sus valores iniciales» y devolverlo a un estado más homeostático, alejándolo del dominio simpático. Nuestra forma de vida actual ha condicionado el estado basal de nuestro sistema nervioso —que debería situarse entre lo simpático y lo parasimpático— de tal forma que suele quedar demasiado alejado de este último, que es el que permite un descanso verdaderamente reparador. Muchas personas cuentan que, tras solo unas pocas rondas de respiración WHM, sintieron su cuerpo más relajado que en meses, o incluso años.

El estilo de vida que llevamos hoy en día ha hecho que nuestro cuerpo se acostumbre a un patrón respiratorio marcado por el estrés, lo que sobreexcita el sistema nervioso simpático. A su vez, esto reduce la actividad del sistema nervioso parasimpático, que es el encargado de facilitar un descanso profundo y reparador.

Practicar los ejercicios de respiración es como realizar un entrenamiento que restablece nuestro sistema nervioso y reduce el nivel basal de estrés para acercarlo a un punto de equilibrio más homeostático. De hecho, cuanto mayor sea el pico de adrenalina —que actúa como un factor de estrés hormético—, mayor será el reajuste del nivel basal. La respiración del WHM genera más adrenalina que la que liberamos justo antes de lanzarnos al vacío por primera vez durante una experiencia de *puenting*. Y todo ello mientras permanecemos cómodamente tumbadas en una esterilla. Un estudio sobre el WHM, realizado en colaboración con la Universidad de Queensland y aún pendiente de publicación, también mostró que la frecuencia cardíaca en reposo disminuía tras la práctica. Al igual que ocurre con el entrenamiento físico intenso, los ejercicios de respiración exigen un gran esfuerzo, pero, al terminar, nos sentimos invencibles y a la vez profundamente relajadas. Del mismo modo que los conejos se sacuden tras escapar de un depredador, basta con una sola sesión para deshacernos del estrés y evitar que se acumule en el organismo.

Nuestra salud mejora cuando nuestro sistema nervioso autónomo es capaz de ajustarse y pasar con facilidad de un estado activo a otro de descanso y recuperación, según las necesidades del momento. A través de la respiración, favorecemos la adaptabilidad de nuestro sistema nervioso, de modo que pueda responder ante cualquier situación, ya requiera un estado de actividad o de reposo profundo. Esta «flexibilidad del sistema nervioso» —como a mí (Laura) me gusta llamarla— permite que la frecuencia cardíaca y los niveles de cortisol vuelvan rápidamente a la normalidad, lo que nos ayuda a afrontar los desafíos con mayor facilidad y sin acumular estrés.

En 2023, colaboramos en un experimento —cuyos resultados aún no han visto la luz— junto con el doctor Henk-Jan Boele, médico y profesor adjunto de Neurociencia del Centro Médico de la Universidad Erasmo de Róterdam. El doctor Boele, que está especializado en la investigación del reflejo de sobresalto, mostró un especial interés en explorar los efectos de las técnicas de respiración WHM sobre dicha respuesta.

El reflejo de sobresalto es una respuesta automática ante estímulos súbitos o intensos, como un ruido fuerte o un movimiento brusco. Se trata de un mecanismo de supervivencia derivado de nuestra respuesta de lucha o huida, que nos permite reaccionar con rapidez ante un posible peligro. En las personas adultas, suele manifestarse en forma de tensión muscular y parpadeo. Este reflejo está estrechamente relacionado con la amígdala, que desempeña un papel clave en el procesamiento de las emociones, y en particular del miedo. Cuando nos encontramos ante un estímulo repentino o amenazante, la amígdala lo evalúa en el acto como una posible amenaza y activa el reflejo de sobresalto.

En su estudio, el doctor Boele utilizó una prueba de sobresalto para medir las reacciones automáticas en tres grupos: un primer grupo de control, un segundo grupo integrado por personas habituadas al trabajo respiratorio del WHM, y un tercer grupo formado por participantes que acababan de realizar una sesión de respiración. El grupo de control mostró una respuesta típica de sobresalto frente a un sonido repentino, mientras que tanto los practicantes experimentados del WHM como quienes acababan de realizar una sesión de respiración presentaron una respuesta significativamente reducida. Estos hallazgos sugieren que el WHM —y en particular el trabajo de respiración— atenúa la respuesta automática de sobresalto del organismo, probablemente debido a su acción reguladora del estrés y moduladora del sistema nervioso. En conclusión, basta con una buena sesión de respiración para recobrar la calma y reducir la reactividad del sistema nervioso.

Hace algunos años, también supimos que científicos de la NASA realizaron, a modo de entretenimiento, pruebas para observar los efectos de la respiración WHM sobre las ondas cerebrales y, al parecer, estas adoptaban un patrón similar al del mismísimo dalái lama, lo cual se asocia a un estado mental más relajado y enfocado. Como solemos recalcar, la relajación corporal promueve una mayor entrada de aire y una mejor captación de oxígeno, lo que en última instancia hace que nuestra respiración se vuelva más profunda y que los vasos sanguíneos se dilaten. Al practicar los ejercicios de respiración WHM, prácticamente podemos sentir cómo todo eso ocurre en nuestro interior. Las preocupaciones cotidianas parecen desvanecerse, dejando paso a una profunda sensación de confianza interior y a una inmensa claridad sobre el mundo que nos rodea; es como si entráramos en un profundo estado de hipnosis.

***

Isabelle: mi primera experiencia con la respiración consciente fue a los veinticinco años. Estaba en casa, haciendo tiempo antes de ir a una entrevista de trabajo. ¡Estaba nerviosísima y no dejaba de contar los minutos! De repente, me vino a la cabeza una conversación que había tenido con mi padre no hacía mucho, en la que me comentó que algunos científicos se habían interesado por sus ejercicios de respiración, intrigados por su supuesta efectividad. Aquella fue la primera vez que sus técnicas despertaron mi interés, así que lo escuché con curiosidad mientras íbamos en el coche. Ese día, al recordar aquella conversación, decidí tumbarme en el salón y hacer tres rondas de unas treinta respiraciones antes de salir hacia la entrevista. Con cada respiración, sentía que conectaba cada vez más y más conmigo misma. Oí un zumbido en mi cabeza y, poco a poco, fui desapegándome de mis pensamientos y de todo cuanto me rodeaba, hasta que una sensación de calma invadió mi cuerpo. Al terminar, me quedé maravillada, y al fin comprendí lo increíble que era aquel ejercicio. Me sentía renovada, despejada y profundamente tranquila, y mi ansiedad había dado paso a una intensa concentración y motivación. De pronto, estaba deseando hacer la entrevista, en lugar de sentir esa mezcla de nerviosismo y resistencia. Ah, ¿y qué pasó al final? ¡Pues que acabé consiguiendo el trabajo!

La respiración actúa como un auténtico entrenamiento para el sistema nervioso y respiratorio, capaz de transformar por completo tu bioquímica; y todo ello mientras permaneces tumbada en una esterilla de yoga.

La hipoxia intermitente

Durante la respiración normal, el organismo experimenta fluctuaciones muy leves en los niveles de oxígeno y dióxido de carbono. En la fase activa del ejercicio de respiración básica WHM, el ritmo se acelera en comparación con la respiración habitual, lo que duplica el oxígeno que inhalamos y, a la vez, expulsa una gran cantidad de dióxido de carbono, por lo que su concentración en sangre se reduce de manera significativa. En cambio, en la fase de retención ocurre justo lo contrario: los niveles de oxígeno descienden, mientras que los de dióxido de carbono aumentan.

LA DISTRIBUCIÓN DE OXÍGENO EN DETALLE: el oxígeno que inhalamos es transportado principalmente por los glóbulos rojos de la sangre, gracias a la hemoglobina, a la que se une. Por lo general, nuestra saturación de oxígeno en sangre es ya de por sí alta (en torno al 96-98 por ciento). Sin embargo, durante la respiración WHM, puede alcanzar rápidamente el cien por cien.

Esto suele suscitar una pregunta recurrente: ¿qué diferencia real puede suponer para nuestra salud un simple aumento de entre un 2 y un 4 por ciento en la saturación de oxígeno en sangre? Si nos fijamos únicamente en dicho valor, podría parecer un cambio insignificante, pero lo cierto es que tiene muchas más implicaciones. Según un estudio, cuando practicamos la respiración WHM, duplicamos la cantidad de oxígeno que inhalamos: en esencia, inspiramos más oxígeno en cada ciclo. A esto cabe añadir que se produce un incremento significativo del oxígeno disuelto directamente en el plasma, es decir, aquel que no está unido a la hemoglobina y puede abastecer de inmediato a las regiones que lo necesitan. También es importante tener en cuenta que el oxígeno no se queda en la sangre, sino que su destino final son los tejidos, que de forma natural presentan una concentración más baja que el torrente sanguíneo. Gracias a la circulación sanguínea, el oxígeno puede llegar a cada una de las células que conforman los tejidos y órganos. Pese a que aún se necesitan más investigaciones para demostrarlo científicamente, tenemos la hipótesis de que el oxígeno adicional que inhalamos no se limita a elevar la saturación de oxígeno en sangre de un 2 a un 4 por ciento[*], sino que también contribuye a una mejor oxigenación celular de los tejidos, lo que a su vez favorecería la producción de energía, la salud tisular, y la limpieza, regeneración y función celulares. En cambio, durante la fase de retención, la concentración de oxígeno puede caer de forma acusada por unos instantes: al cabo de un minuto aproximadamente, los monitores muestran ya un descenso claro. Es justamente esa breve exposición a niveles bajos de oxígeno la que nos permite entrenar la hipoxia intermitente y aprovechar sus beneficios.

---

[*] Kox *et al.*, «The Influence of Concentration/Meditation on Autonomic Nervous System Activity and the Innate Immune Response», *Psychosomatic Medicine* 5, vol. 74 (2012), pp. 489-494, DOI: 10.1097/PSY.0b013e3182583c6d.

Cuando practicamos las apneas en la fase de retención, los niveles de oxígeno descienden y los de dióxido de carbono aumentan. Curiosamente, no es la baja concentración de oxígeno lo que activa nuestro reflejo respiratorio —la urgencia de volver a tomar aire—, sino el aumento del dióxido de carbono. Y, como durante la fase activa hemos expulsado grandes cantidades de dicho gas, el reflejo se activa más tarde de lo habitual, lo que nos permite contener la respiración durante más tiempo sin sentir de inmediato la necesidad imperiosa de volver a tomar aire. Ya desde la primera sesión de respiración, no es raro poder permanecer en apnea durante dos minutos. Cuando al final se activa el reflejo respiratorio, inhalamos profundamente y retenemos el aire durante unos quince segundos. Con esta última gran bocanada de aire, habríamos completado una ronda entera del ejercicio de respiración básica WHM.

Hacia el final de la fase de retención, los niveles de oxígeno pueden descender de manera significativa durante unos momentos. En un entorno hospitalario, cuando la saturación de oxígeno cae por debajo del 90 por ciento, se considera una señal de alarma que requiere atención médica inmediata. Una vez, mientras Wim estaba en el hospital realizando sus ejercicios de respiración, conectado a un monitor de saturación de oxígeno, sus niveles de saturación de oxígeno se desplomaron hasta el 40 por ciento. Como es lógico, los médicos acudieron de inmediato. Sin embargo, al ver que Wim se encontraba perfectamente, pensaron que la máquina tenía algún problema y la reemplazaron por otra, que también indicó un nivel de oxígeno asombrosamente bajo. Fue entonces cuando comprendieron que no se trataba de un fallo de la máquina, sino que era el efecto de los ejercicios de respiración de Wim. Aunque este nivel de oxígeno tan reducido pueda parecer alarmante, los investigadores del Centro Médico de la Universidad de Radboud aseguran que las probabilidades de que se produzca un daño celular son muy escasas cuando la hipoxia dura tan solo unos instantes. Cada molécula de hemoglobina puede unirse a un máximo de cuatro moléculas de oxígeno. Cuando la concentración de oxígeno desciende de forma temporal, la hemoglobina las va liberando una a una y, en cuanto los niveles se restablecen, recupera su carga de inmediato.

Este fenómeno, en el que inducimos de forma temporal una baja concentración de oxígeno en la sangre y los tejidos, se conoce como *hipoxia intermitente*. De prolongarse la privación de oxígeno, resultaría perjudicial para el organismo. Sin embargo, la hipoxia intermitente controlada actúa como un factor de estrés hormético y ofrece diversos beneficios. De hecho, muchos deportistas profesionales incluyen este tipo de práctica en su plan de preparación física*, ya que promueve adaptaciones en el organismo, como una mejor utilización del oxígeno y el aumento de la producción de glóbulos rojos, lo que puede mejorar el rendimiento a nivel del mar. Para ello, a menudo entrenan en lugares de gran altitud, con dispositivos que simulan esas condiciones o en cámaras de hipoxia. Esta es la razón por la que Wim pudo escalar el Everest hasta la llamada «zona de la muerte» sin necesidad de botellas de oxígeno.

Cuando entramos en un estado de hipoxia, el organismo reacciona de inmediato activando lo que se conoce como *factor inducible por hipoxia tipo 1*, o *HIF-1*. El HIF-1 desempeña un papel clave en más de un centenar de genes esenciales para la supervivencia en condiciones de bajo oxígeno, como los que regulan la formación de nuevos vasos sanguíneos, la producción de glóbulos rojos y la glucólisis —una forma de producir energía que no requiere oxígeno—. Las investigaciones muestran que la hipoxia intermitente eleva los niveles de eritropoyetina (EPO)**, lo que estimula la creación de nuevos vasos sanguíneos e incrementa la producción de glóbulos rojos. Y, como ya vimos antes, el organismo tendrá más oxígeno disponible cuanto mayor sea el número de glóbulos rojos, pues son los encargados de su transporte a través de los vasos

---

* Jung, W. S., Kim, S. W., y Park, H. Y., «Interval Hypoxic Training Enhances Athletic Performance and Does Not Adversely Affect Immune Function in Middle- and Long-Distance Runners», *International Journal of Environmental Research and Public Health* 6, vol. 17 (16 de marzo de 2020), 1934, https://doi.org/10.3390/ijerph17061934.

** *Ibidem.*

sanguíneos, que funcionan como las «carreteras» del organismo. De hecho, hay deportistas que recurren al dopaje con EPO para aumentar su resistencia, algo que le costó a Lance Armstrong sus siete títulos del Tour de Francia. Si por aquel entonces hubiera conocido el WHM, habría podido contar con una forma natural y legal de incrementar su producción de eritropoyetina.

UN ENTORNO UTERINO POBRE EN OXÍGENO: curiosamente, la adaptación a un aporte reducido de oxígeno comienza muy pronto en nuestra vida, cuando no somos más que un embrión cómodamente alojado en el vientre materno*. Al inicio del embarazo, cuando acaba de dar comienzo la formación embrionaria y los órganos y tejidos se están desarrollando a gran velocidad, el HIF-1 se encarga de que todo transcurra con normalidad. Su función consiste en garantizar que todas las células del embrión reciban el oxígeno y los nutrientes que necesitan para su desarrollo y crecimiento. Además, el HIF-1 dirige el movimiento de las células y las orienta en su proceso de especialización. En este sentido, puede decirse que actúa como un auténtico director de orquesta.

Cuando practicamos la respiración del WHM, las vías que suministran oxígeno a las células reaccionan y se adaptan para afrontar mejor futuras carencias de oxígeno. A largo plazo, estos episodios breves de hipoxia se traducen en un aumento de la capacidad pulmonar y en una mejora de la circulación sanguínea y la captación celular de oxígeno, así como en una mayor eficiencia metabólica. A esto cabe sumar la liberación de grandes cantidades de adrenalina. De hecho, el estudio de la Universidad de Radboud reveló que los participantes que practicaban estos ejercicios de respiración

---

* Dunwoodie, S. L., «The Role of Hypoxia in Development of the Mammalian Embryo», *Developmental Cell* 6, vol. 17 (diciembre de 2009), pp. 755-773, https://doi.org/10.1016/j.devcel.2009.11.008.

producían más adrenalina que quienes probaban el *puenting* por primera vez. Estos hallazgos indican que la respiración del método genera una respuesta hormética comparable a la que provocan este tipo de experiencias extremas, en la que el cuerpo experimenta un pico de adrenalina que desencadena una reacción antiinflamatoria. Como explica la doctora Epel en su libro *La receta para la calma*: «Cuanto mayor sea el pico de adrenalina, mejor será la respuesta antiinflamatoria posterior»*. En conjunto, todo ello se traduce en beneficios para la salud y en una mayor capacidad para gestionar situaciones cotidianas que comportan una elevada dosis de adrenalina, ya sean momentos de amenaza o de euforia. Teniendo esto en cuenta, no resulta en absoluto sorprendente que muchas personas afirmen tener más energía tras practicar el WHM.

EL WHM FRENTE AL KILIMANJARO: en 2014, un grupo de veintiséis montañistas —integrado por hombres y mujeres con poca o ninguna experiencia previa en escalada— logró una hazaña insólita. No solo alcanzaron la cumbre de una de las montañas más altas del mundo, el Kilimanjaro (con 5895 metros), sino que lo hicieron en un tiempo récord. Lo más sorprendente de aquel logro —que se dio a conocer en una carta publicada en la revista *Wilderness & Environmental Medicine***— es que muchos de ellos padecían enfermedades como esclerosis múltiple, artritis reumatoide, o incluso cáncer. Bajo la instrucción de Wim Hof, el grupo practicó el WHM como estrategia para mitigar el mal agudo de montaña (MAM) y, pese al pronóstico nada halagüeño

---

* Epel, E., *La receta para la calma: 7 días para deshacerte del estrés y cultivar la serenidad y la alegría* (trad. de Carmen Ternero), Barcelona, Editorial Diana, 2024, p. 150.

** Buijze, G. A., y Hopman, M. T., «Controlled Hyperventilation After Training May Accelerate Altitude Acclimatization», *Wilderness & Environmental Medicine* 4, vol. 25 (diciembre de 2014), pp. 484-486, https://doi.org/10.1016/j.wem.2014.04.009.

de los expertos en montañismo —debido a la rapidez del ascenso y la altitud extrema—, los resultados fueron asombrosos.

Por lo general, los montañistas tardan entre cinco y siete días en alcanzar la cima del Kilimanjaro, con un porcentaje de éxito del 61 por ciento en personas sin enfermedades crónicas. No obstante, el grupo entrenado por Wim Hof completó la ascensión en apenas 48 horas, con una impresionante tasa de éxito del 92 por ciento. Ninguno de los montañistas presentó síntomas graves de MAM según las pruebas estandarizadas, ni se registraron signos de hipocapnia derivados de la hiperventilación, otro de los efectos habituales en este tipo de ascensión. Por otro lado, es habitual que los montañistas tomen acetazolamida para prevenir el mal de altura. Sin embargo, los participantes de este estudio no emplearon ninguna medida preventiva aparte del WHM. Esta expedición pone de manifiesto las extraordinarias adaptaciones que promueve el trabajo de respiración del método, así como su potencial como alternativa natural para evitar los casos graves de mal agudo de montaña. En un estudio comparativo de eficacia entre la acetazolamida y la respiración del WHM como estrategias frente a esta dolencia*, se comprobó que el WHM resultó igualmente eficaz.

Mecánica respiratoria y capacidad pulmonar

Cuando practicas la respiración del WHM con regularidad, tu respiración cotidiana se vuelve mucho más eficiente y disfrutas de un cuerpo y una mente más relajados. Los ejercicios específicos de respiración profunda que realizamos en el WHM activan el diafragma, masajean los órganos y fortalecen los músculos del suelo pélvico**,

---

* *Ibidem.*

**   Toprak, N., Selva, S., y Varhan, B., «The Role of Diaphragmatic Breathing Exercise on Urinary Incontinence Treatment: A Pilot Study», *Journal of Bodywork and*

lo que aporta mayor estabilidad a la musculatura abdominal y optimiza la mecánica de todo el cuerpo femenino. Los alvéolos pulmonares son muy elásticos; en condiciones normales de respiración, su superficie se expande hasta unos setenta metros cuadrados, aunque puede llegar a alcanzar los cien. Al respirar hondo, los pulmones se expanden y los alvéolos se estiran aún más, lo que aumenta la superficie disponible para el intercambio de gases. Con el tiempo, esto puede traducirse en una mayor capacidad pulmonar y en un intercambio más eficiente de oxígeno y dióxido de carbono. Y lo mejor de todo es que no se necesitan semanas ni meses de entrenamiento consciente: basta con quince o veinte minutos al día para lograr estos efectos de manera natural. En un estudio piloto publicado en 2023[*], los investigadores analizaron el efecto de la respiración WHM en la capacidad pulmonar de once hombres y mujeres con lesiones medulares. Este tipo de lesiones pueden paralizar la mitad inferior del cuerpo y dificultar la plena función de los pulmones y el diafragma al respirar hondo. Para medir la capacidad pulmonar, se empleó la capacidad vital forzada (CVF) —la máxima cantidad de aire que podemos exhalar tras una inhalación profunda— y el volumen espiratorio forzado en un segundo (VEF1) —la cantidad de aire que podemos expulsar en el primer segundo de una espiración forzada—. Los resultados mostraron que la respiración WHM condujo a un aumento de la capacidad pulmonar, dado el aumento significativo observado tanto de la CVF como del VEF1. Algunos participantes incluso manifestaron haber sentido una sensación de hormigueo en zonas de su cuerpo que estaban paralizadas.

Movement Therapies, vol. 29 (enero de 2022), pp. 146-153, https://doi.org/10.1016/j.jbmt.2021.10.002.

   [*] de Groot, S., Ettema, F. W. L., van Leeuwen, C. M. C., Achterberg, W. J., Janssen, T. W. J., y Hoekstra, S. P., «The Effect of Mindset and Breathing Exercises on Physical and Mental Health in Persons with Spinal Cord Injury—A Pilot Feasibility Study», *International Journal of Environmental Research and Public Health* 18, vol. 20 (20 de septiembre de 2023), https://doi.org/10.3390/ijerph20186784.

Desintoxicación y alcalinización

«Estamos alcalinizando el cuerpo» es una frase que oirás repetir a Wim hasta la saciedad al hablar de sus técnicas de respiración. Y, aunque somos conscientes de que este tema genera cierta controversia, consideramos importante abordarlo. Nuestra sangre es ligeramente alcalina, con un pH situado en torno a 7,4. Se trata de un proceso estrictamente regulado, y nuestro ecosistema interno funciona mejor cuando existe un equilibrio saludable entre alcalinidad y acidez. Casi todos los procesos electroquímicos que ocurren en el organismo tienen un efecto acidificante: la transformación de los alimentos en energía, la oxidación, la activación de la respuesta al estrés, el metabolismo y la degradación de las hormonas, la activación del sistema inmunitario o la eliminación de toxinas ambientales constituyen un buen ejemplo de ello. Al estar sometido a un mayor nivel de estrés y a diversos factores hormonales, el cuerpo femenino se ve obligado a trabajar constantemente a marchas forzadas para contrarrestar este exceso de acidez. Los riñones y los pulmones son los que se encargan de eliminar casi toda esta carga ácida: o bien la exhalamos en forma de dióxido de carbono acelerando la respiración cuando es necesario reducir la acidez, o bien son los riñones los que, al detectar un pH sanguíneo bajo, filtran los iones de hidrógeno para expulsarlos a través de la vejiga. Sin embargo, existe un límite en la cantidad de toxinas y ácido que pueden procesar a la vez, de manera que, cuando la carga resulta excesiva, esas sustancias siguen circulando por el torrente sanguíneo. Cuando los sistemas de regulación comienzan a fallar, el organismo recurre a los huesos en busca de calcio —una sustancia fuertemente alcalina— para neutralizar los ácidos*. Esta alteración del equilibrio entre ácidos y bases puede causar estragos en nuestro ecosistema interno, al recurrir de forma reiterada a la reserva alcalina del

---

* Pizzorno, J., «Acidosis: An Old Idea Validated by New Research», *Integrative Medicine* 1, vol. 14 (febrero de 2015), pp. 8-12.

organismo*. A largo plazo, este desequilibrio puede convertirse en un factor de riesgo de numerosas enfermedades.

De vez en cuando, facilitamos a quienes asisten a nuestros talleres tiras reactivas para medir sus niveles de pH, y los resultados muestran de manera sistemática que la respiración del WHM puede hacer que el pH de la sangre se vuelva temporalmente más alcalino, lo que podría favorecer distintos procesos fisiológicos. El estudio de la Universidad de Radboud demostró que, durante los ejercicios de respiración WHM, el pH de la sangre podía alcanzar un valor de 7,8 antes de volver rápidamente a la normalidad (7,4) tras concluir la práctica.

Con la respiración profunda, también estimulamos el sistema linfático, una red de tejidos, vasos sanguíneos y órganos que apoya al sistema inmunitario y ayuda al organismo a eliminar desechos y mantener el equilibrio hídrico. Asimismo, favorecemos el movimiento del líquido cefalorraquídeo (LCR), un fluido que actúa como un amortiguador que protege el cerebro y la médula espinal, además de nutrirlos y facilitar la eliminación de desechos. El LCR suele desplazarse desde la base de la columna hasta la parte superior del cerebro unas cuatro o cinco veces al día**, gracias a unas válvulas situadas en ambos extremos. Sin embargo, cuando realizamos la respiración WHM —especialmente en su versión más intensa—, este fluido circula mucho más rápido, lo que acelera la eliminación de desechos en el cerebro***. Otro beneficio añadido es un posible aumento de los niveles de oxígeno en aquellas zonas cerebrales que suelen presentar inflamación.

---

* Minich, D. M., y Bland, J. S., «Acid-Alkaline Balance: Role in Chronic Disease and Detoxification», *Alternative Therapies in Health and Medicine* 4, vol. 13 (2007), pp. 62-65.

** Telano, L. N., y Baker, S., «Physiology, Cerebral Spinal Fluid», *StatPearls* (4 de julio de 2023).

*** Kollmeier, J. M., Gürbüz-Reiss, L., Sahoo, P., Badura, S., Ellebracht, B., Keck, M., Gärtner, J., Ludwig, H. C., Frahm, J., y Dreha-Kulaczewski, S., «Deep Breathing Couples CSF and Venous Flow Dynamics», *Scientific Reports* 1, vol. 12 (16 de febrero de 2022), pp. 1-13, https://doi.org/10.1038/s41598-022-06361-x.

Laura: cuando solía salir de fiesta en los viejos tiempos, me encantaba tomarme unas copas de vino tinto. ¡Pero al día siguiente me levantaba con una resaca de mucho cuidado! La primera vez que hice los ejercicios de respiración tenía veintitrés años y necesitaba con urgencia un remedio para la resaca. Hice tres rondas completas de respiración junto con mi padre y, al terminar, me quedé mirándolo con los ojos como platos y le dije:

—¡Madre mía, pero si esto funciona de verdad!

Desde entonces estoy completamente enganchada. Aquel día, mi dolor de cabeza se esfumó y sentí como si se hubiera disipado una nube oscura. Me notaba más ligera, y pude volver a funcionar al 80 por ciento de mi capacidad, en lugar de pasarme el día tirada en la cama. Debo decir que, durante mis veintitantos, los ejercicios de respiración me salvaron de muchas resacas.

Los ejercicios de respiración del WHM no solo tienen efectos positivos sobre el sistema nervioso y respiratorio, sino que además permiten modular algunos de los procesos bioquímicos fundamentales de nuestro organismo, como la digestión, el metabolismo, la inmunidad, la vista, la excitación sexual o la presión arterial. Al modificar de manera consciente tu respiración, puedes convertirte en tu propia alquimista. Y la transformación no se limita al cuerpo, sino que también abarca la mente y el espíritu.

La respiración WHM: de la niebla a la claridad

Sabemos que el sistema nervioso influye en nuestra forma de respirar. Por eso, emociones como la ira desencadenan una respiración rápida y superficial, lo que a su vez activa aún más el sistema nervioso simpático. Pero también ocurre a la inversa: podemos recurrir a la respiración para calmar el sistema nervioso. Con el WHM, la activación y la relajación van de la mano. A fin de cuentas, el propósito básico de la respiración WHM es que alcances el mejor estado físico y emocional para afrontar lo que la vida te depare, y así encarar tu día a día —con su interminable lista de obligaciones laborales y personales— con total serenidad. Basta con una sola sesión para aligerar la carga emocional de una situación estresante y hacerla más manejable. Así, las nubes de tristeza, resentimiento, inseguridad, frustración o vergüenza se disiparán, y podrás recuperar tu equilibrio.

Isabelle: cuando me asalta la incertidumbre o necesito tomar una decisión importante, encuentro en el ejercicio de respiración básica WHM el aliado perfecto para dar con la respuesta adecuada, ya que te conecta profundamente con tu subconsciente, tu intuición y tus sentimientos. ¡Dentro de ti hay un manantial inagotable de sabiduría y claridad, y no es raro que la respuesta aparezca durante o después de la práctica!

Una de las cosas más poderosas y bellas de las mujeres es la riqueza de su vida emocional, que tan ligada está a la respiración. Los ejercicios de respiración del WHM te ayudan a conectar con tu corazón y a desprenderte de la carga emocional que puedes estar arrastrando. En la actualidad, el ser humano depende enormemente de la corteza prefrontal, que constituye alrededor del 10 por ciento de nuestro cerebro y trabaja a todas horas analizando y planificando. Este esfuerzo constante acapara gran parte del oxígeno y el riego sanguíneo, con lo que se reduce el aporte a otras zonas del cerebro, donde residen las emociones y la creatividad. Durante las apneas de los ejercicios de respiración, redistribuimos el flujo de sangre y oxígeno, de modo que puedan llegar tanto a las regiones más profundas del cerebro —donde se procesan las emociones— como al tronco encefálico —donde se aloja el subconsciente—. Es en esta última región donde también se establece la conexión entre el cerebro y el intestino, que alberga un auténtico océano de información al que podemos acceder. Este fenómeno quedó patente en un estudio con escáner cerebral realizado en Michigan en 2018*: mientras Wim practicaba los ejercicios de respiración, las áreas asociadas a la autorreflexión y a la atención interna mostraron una actividad significativamente mayor. Esta activación nos ancla en el «aquí y ahora» y libera espacio mental, lo que nos ayuda a dejar de lado las preocupaciones pasadas o futuras. Estos resultados cobran una especial importancia para las mujeres, ya que tendemos a darle más vueltas a las cosas y, como ya hemos visto, mostramos una mayor actividad en la «zona del miedo» durante los momentos de estrés. Gracias a la respiración, podemos romper el bucle mental del estrés y ampliar el espacio entre el estímulo y la respuesta.

Al mismo tiempo, durante las apneas —en las que experimentamos un breve descenso de los niveles de oxígeno—, se reduce el flujo sanguíneo hacia la corteza prefrontal, el «cerebro pensante»; de ahí que podamos atravesar emociones intensas sin dejar de sentirnos tranquilas y seguras. Las personas con algún tipo de trauma a menudo afirman que, gracias a la respiración de poder WHM, lograron por fin enfrentarse a su trauma y liberarse de él. Al sumergirnos en nuestro subconsciente, podemos recorrer determinadas vías neuronales sin que intervenga ningún desencadenante emocional. Como ya vimos con anterioridad, afrontar un estado de estrés inducido a través de la respiración nos permite entrenar nuestra capacidad de lidiar con cualquier emoción sin perder la calma. Esto nos brinda la oportunidad de remodelar nuestra relación con los traumas del pasado, que suelen estar estrechamente vinculados a emociones como el miedo y el estrés. Este proceso se asocia con la activación del nervio vago, la reducción del umbral del dolor, la disminución de la actividad de la amígdala durante los estados de «alerta» y la liberación de una serie de sustancias

* Muzik *et al.*, «'Brain over Body'—A Study on the Willful Regulation of Autonomic Function During Cold Exposure», *NeuroImage*, vol. 172 (15 de mayo de 2018), pp. 632-641, https://doi.org/10.1016/j.neuroimage.2018.01.067.

químicas producidas por el propio organismo, como los endocan-nabinoides y opioides endógenos. La sacudida que experimenta el sistema nervioso también permite liberar y procesar las emociones almacenadas en el cuerpo en un entorno «seguro». Una vez, practicamos el ejercicio de respiración del WHM con un grupo de adolescentes con problemas de conducta. Durante la sesión, uno de ellos compartió una experiencia extraordinaria: había visto a su madre fallecida y se sintió profundamente conectado con ella. Y, a diferencia de lo que solía experimentar, no le invadió la tristeza, sino que lo vivió como algo hermoso y valioso.

Recomendamos realizar esta práctica por la mañana: basta con una sola sesión para sentir cómo la adrenalina recorre todo tu organismo y el flujo sanguíneo llega a las regiones más recónditas del cerebro, lo que te permite arrancar la jornada con una sensación de calma y vitalidad. Este trabajo te coloca en un tipo de conciencia distinta, en la que reina la plena aceptación y la claridad del momento presente, y el tiempo y el espacio se desvanecen. En un estudio exploratorio realizado por investigadores de la Universidad de Washington en San Luis, los participantes que practicaron un ejercicio de respiración similar al del WHM afirmaron sentir un estado de mayor conciencia y asombro, además de una sensación corporal más intensa de hormigueo o vibración, en comparación con el grupo de control. Así es como aprendemos a utilizar la respiración como si fuese el control remoto de nuestro sistema nervioso para poder recobrar la calma y la claridad en los momentos de máximo estrés. Además, la asombrosa conexión entre cuerpo y mente que nos brinda este trabajo nos permite adquirir un mayor control sobre nuestros procesos fisiológicos más profundos. A veces, durante las apneas, nuestra conciencia puede verse alterada al dejar de respirar unos minutos y, de hecho, hay personas que describen la sensación de abandonar la existencia durante esos breves momentos. Esa es la quietud mental absoluta que la respiración puede brindarnos, al ayudarnos a pasar de la niebla a la claridad. Y, al aterrizar de nuevo en la realidad, no queda ni un atisbo de duda sobre la magia de la respiración.

¿TIENE LA RESPIRACIÓN **WHM** EFECTOS PSICODÉLICOS? Cuando llevas cierto tiempo practicando la respiración del WHM, puedes acceder a estados que trascienden la comprensión consciente. Al sumergirte de lleno en la sesión, es habitual experimentar una serie de fenómenos, como visualizaciones, regresiones a vidas pasadas, experiencias extracorporales, visiones de formas geométricas o la revisión de acontecimientos traumáticos desde una perspectiva saludable y compasiva. En definitiva, entramos en un estado de conciencia similar al que proporcionan la ayahuasca u otras plantas de poder. Las prácticas de respiración modifican el equilibrio de los niveles de oxígeno y dióxido de carbono en el cuerpo y el cerebro, lo que produce alteraciones de la conciencia. La N,N-dimetiltriptamina endógena, o DMT, es una molécula producida por el propio organismo que solo se libera al nacer y al morir, así como en algunas experiencias concretas, como las ceremonias de ayahuasca. A pesar de las numerosas investigaciones realizadas sobre la DMT endógena, su origen y función siguen siendo un misterio, aunque se han propuesto diversas teorías. Una de las más extendidas sostiene que la glándula pineal —también conocida como la «sede del alma»— es la productora de DMT en el organismo. El doctor Rick Strassman, psiquiatra y autor de *DMT: La molécula del espíritu: Las revolucionarias investigaciones de un médico sobre la biología de las experiencias místicas y cercanas a la muerte*[*], popularizó la idea de que el cerebro libera grandes cantidades de este compuesto durante el sueño y en el momento de la muerte, lo que podría explicar las vívidas imágenes de los estados oníricos y las experiencias cercanas a la muerte.

Curiosamente, la DMT —también conocida como la «molécula del espíritu»— podría liberarse durante los ejercicios de respira-

---

[*] Strassman, R., DMT: *La molécula del espíritu: Las revolucionarias investigaciones de un médico sobre la biología de las experiencias místicas y cercanas a la muerte* (trad. de Ramón Soto), Vermont, Inner Traditions en Español, 2014.

ción del WHM, lo que explicaría los estados alterados de conciencia que tantas personas experimentan. No obstante, todavía no se ha demostrado científicamente, aunque en la actualidad estamos llevando a cabo un estudio junto con la Universidad de Pisa para investigar precisamente esta cuestión.

En definitiva, resulta innegable que los ejercicios de respiración nos ayudan a conectar más profundamente con el corazón: experimentamos menos miedo y estrés, y podemos actuar desde una sensación de seguridad. Con cada respiración profunda, los pulmones se expanden, y aumenta el flujo sanguíneo en esta región, lo que a su vez favorece una mayor apertura del corazón.

LOS PROTOCOLOS WHM DE RESPIRACIÓN

Antes de nada, cabe realizar una advertencia*: los ejercicios de respiración tienen un efecto profundo sobre el control motor y, en algunos casos poco frecuentes, pueden provocar pérdida de conocimiento. Por esta razón, siempre debes realizarlos sentada o tumbada, y nunca mientras conduces, estás en el agua o cerca de ella, ni en ninguna otra situación en la que perder el conocimiento pueda entrañar un grave peligro para ti o para los demás.

Protocolo 1: el ejercicio de respiración básica WHM

La práctica de respiración del WHM aprovecha todas las posibilidades que nos brinda la respiración: combina respiraciones enérgicas, que aportan vitalidad, con apneas muy prolongadas, que

---

* «Breathing Exercises», *Wim Hof Method*, https://www.wimhofmethod.com/breathing-exercises.

inducen un estado de relajación. Además, las retenciones de aire se realizan tanto después de la exhalación —para generar una sensación de falta de aire— como después de la inhalación, una vez creada dicha sensación. Esta variedad de técnicas optimiza la captación de oxígeno por el organismo.

No hay que dejarse intimidar por las retenciones de aire: aunque te cueste creerlo, muchas personas que empiezan de cero consiguen contener la respiración durante dos minutos con facilidad. Lo ideal es realizar este ejercicio con el estómago vacío. Mantente concentrada en todo momento en tu respiración: deja que el aire entre y salga en un ciclo continuo, sin principio ni fin. Lo más seguro es que aparezcan pensamientos. Cuando lo hagan, acógelos y, acto seguido, déjalos ir al ritmo de tu respiración. Si al inicio notas algo de ansiedad, te recomendamos ir poco a poco: empieza inhalando por la nariz un poco más profundo y lento de lo habitual y, a continuación, alarga la exhalación soltando el aire con los labios fruncidos. A partir de ahí, puedes ir aumentando el ritmo de manera gradual.

1. FASE DE HABITUACIÓN: cierra los ojos y despeja tu mente. Lleva tu atención al corazón y empieza a conectar plenamente con tu respiración. Inspira hondo a través de la nariz o la boca, y luego ve soltando el aire por la boca en exhalaciones cortas y enérgicas, sin forzar. Toma todo el aire que puedas hasta llenar por completo el abdomen y el pecho y, a continuación, deja que el aire salga con suavidad. Repite este ciclo entre treinta y cuarenta veces. Durante esta fase, es posible que te marees o sientas una sensación de hormigueo.

2. FASE DE RETENCIÓN: una vez completado el ciclo de treinta a cuarenta respiraciones profundas, inhala aún más profundamente, llenando los pulmones hasta su máxima capacidad, sin forzarte. A continuación, exhala y contén la respiración hasta donde tu cuerpo lo permita, sin llegar a la incomodidad.

3. FASE DE RECUPERACIÓN: cuando sientas la necesidad de volver a respirar, inspira hondo, llenando por completo el abdomen

y el pecho. Contén la respiración durante diez a quince segundos, y luego suelta el aire. Con este último paso, habrás completado una ronda. Lo ideal es realizar entre tres y cuatro rondas seguidas.

Al terminar, tómate unos instantes para disfrutar de la sensación. Lo recomendable es dedicar entre cinco y quince minutos a meditar y relajarte por completo. Estos instantes son los que nos permiten acceder a revelaciones profundas. Durante mis clases (Laura), a menudo cierro el ejercicio de respiración con una meditación de «siembra de intención». Para ello, invito a las personas participantes a pensar en un objetivo o deseo que les nazca del corazón, y a sembrarlo en su subconsciente, de modo que puedan manifestarlo en su vida. Pasado algún tiempo, suelen enviarme mensajes contándome lo poderoso que ha sido este ejercicio para manifestar sus sueños.

Protocolo 2: ejercicio exprés para aliviar el estrés

A veces, cuando vamos de aquí para allá, dormimos poco o mal, y nos pasamos el día a la carrera haciendo mil cosas, caemos en un patrón de respiración poco saludable, marcado por una respiración torácica superficial. Esto puede dejarnos agotadas y estresadas, y generarnos una intensa sensación de tensión y opresión en el pecho. Cuando te encuentres en una situación así, tómate un respiro para realizar el siguiente ejercicio:

1. Toma conciencia de lo que estás sintiendo. ¿Qué sensaciones corporales puedes notar? ¿En qué parte las percibes?
2. Acepta lo que quiera que estés sintiendo y felicítate por tu capacidad de conectar con el momento presente y con estas sensaciones.
3. Ahora lleva toda tu atención a la respiración: en este preciso instante, no hay nada más importante, así que vamos

a profundizar en ella. Inspira hondo y lleva el aire hacia el vientre, expandiendo el área abdominal y toda la caja torácica. Procura hacerlo lo más despacio posible.

4. A continuación, espira profundamente tratando de alargar la exhalación. Si lo sientes natural, acompáñala con un sonido.
5. Haz una breve pausa tras haber soltado todo el aire.
6. Repite este ciclo diez veces —o más, si lo deseas—. Con cada respiración, siente cómo tu cuerpo se va soltando y recobra, poco a poco, su energía.

Isabelle: cuando me siento cansada o estresada y no tengo tiempo de realizar la práctica de respiración WHM, recurro a este ejercicio de respiración consciente y, con solo concentrarme en mi respiración y mi cuerpo, siento que recupero mi energía.

Protocolo 3: aliviar el dolor del suelo pélvico

Este protocolo, desarrollado por el propio Wim, está específicamente diseñado para trabajar el suelo pélvico y aliviar cualquier síntoma o disfunción de esta zona.

1. Colócate de pie en una postura cómoda y cierra los ojos. A continuación, traslada tu atención del mundo exterior a tu mundo interior.
2. Respira hondo diez veces, tomando conciencia de cada inhalación y exhalación. Procura que cada respiración sea lo más amplia y profunda posible. Puedes inhalar por la nariz o por la boca —lo que te resulte más cómodo— y exhalar por la boca.
3. En la décima respiración, toma todo el aire que puedas y cierra la boca.

4. A continuación, ve inclinando lentamente el torso hacia delante desde la cadera, bajando lo más que puedas de forma natural, sin forzarte, y quédate «colgando». Empuja el aire hacia el suelo pélvico como si estuvieras tratando de ir al baño. Mueve ligeramente las caderas, manteniéndolas sueltas.
5. Deja que tu atención viaje a cualquier punto de tensión que percibas. Recuerda la máxima de «bienvenido sea el estrés» y deja que se vaya disipando.
6. Después de contener la respiración entre diez y quince segundos, ve soltando el aire lentamente mientras permaneces con el torso hacia adelante.
7. A continuación, ve incorporándote poco a poco.
8. Repite estos pasos tantas veces como desees.

Protocolo 4: la respiración de poder (respiración DMT)

Esta modalidad, también conocida como *respiración DMT*, puede resultar intensa, pero es un método extraordinario de liberación de traumas. Te lleva de inmediato a estados de conciencia fuera de lo común, permitiéndote adentrarte en los recovecos de tu mente y vivir una experiencia tan profunda como transformadora. Este método es más exigente que el ejercicio de respiración básica WHM, pero los resultados son también más potentes. Durante la práctica, pueden aflorar emociones intensas y desbordadas, acompañadas de sensaciones físicas como escalofríos por la espalda o corrientes de energía por todo el cuerpo. Debido a su intensidad, solo recomendamos realizar esta práctica una vez dominada la respiración básica WHM o, mejor aún, bajo la supervisión de un instructor certificado. Para realizar una ronda de respiración de poder, sigue los siguientes pasos:

1. Relájate en posición sentada o acostada.
2. Realiza sesenta respiraciones profundas, inhalando todo lo que puedas y soltando el aire. Empieza con el ritmo habi-

tual de la respiración WHM (primera marcha). Una vez realizadas las primeras veinte respiraciones, sube el ritmo (segunda marcha), y vuelve a acelerar tras otras veinte (tercera marcha).

3. Cuando hayas completado las sesenta respiraciones, inspira profundamente.
4. Exhala por completo, soltando todo el aire.
5. Inhala profundamente una vez más.
6. Contén la respiración entre diez y quince segundos, contrayendo todo el cuerpo y generando una ligera presión hacia la cabeza.
7. Suelta el aire y empieza una nueva ronda.

El ejercicio completo de respiración de poder consta de tres a seis rondas.

Protocolo 5: respirar como un monje

En nuestra vida cotidiana, lo ideal sería respirar a un ritmo de seis respiraciones por minuto y, curiosamente, ese es también el ritmo al que respiran los monjes de manera natural durante la meditación, sin necesidad de entrenamiento formal. Este tipo de respiración te ancla en el momento presente y te permite observar tu estado emocional y autorregularte.

1. Siéntate y encuentra una postura cómoda. Relaja tu cuerpo, soltando cualquier tensión. Concéntrate en tu respiración.
2. Con la ayuda de un reloj, controla el tiempo de cada respiración, inhalando en cinco segundos y exhalando en otros cinco. Imagina que estás respirando desde el corazón, mientras dejas que el aire expanda tu abdomen.
3. Conforme vayas acostumbrándote al ritmo, puede que entres en un «estado de flujo». En ese momento, cierra los ojos, mantén el compás y cuenta mentalmente sin mirar el reloj.

4. Cuando sientas que puedes seguir el ritmo de manera natural, deja de contar y permite que tu cuerpo marque la cadencia sin realizar ningún esfuerzo consciente.

5. Permanece en ese estado de calma durante unos minutos, o todo el tiempo que desees. Experimentarás una sensación de paz y presencia, anclada plenamente en el aquí y el ahora.

Para consolidar el hábito, practica este ejercicio de respiración a diario. Disfruta de la serenidad y la satisfacción zen de respirar como un monje.

Tras años enseñando las técnicas de respiración del WHM, hemos visto a miles de mujeres utilizar estos ejercicios para procesar traumas, aumentar sus niveles de energía, y restaurar la calma y el equilibrio del sistema nervioso. En el siguiente capítulo, aprenderás a combinar el poder de la respiración y el frío para generar cambios profundos en tu actitud mental.

6
DE LA VACILACIÓN
A LA ACCIÓN: UNA CUESTIÓN
DE ACTITUD MENTAL

«Relájate; no hay nada que controlar».

RECUERDO A UNA MUJER que, hace unos años, asistió a uno de nuestros talleres. Como tantas otras participantes, llegó vacilante, mostrándose algo tímida al principio. Lo que más recelo le generaba era el baño de hielo; confesó que le aterraba la idea de meterse en el agua helada, y más aún frente a un grupo de personas a las que acababa de conocer. Al principio le costó mucho entrar en el agua y quedarse allí, pero al término de la jornada consiguió completar con éxito su primer baño de hielo.

Al final del taller, hablar con ella era como hablar con una persona totalmente distinta. El hecho de haber sido capaz de enfrentarse al frío y atreverse a salir de su zona de confort le infundió, de inmediato, una confianza renovada. Y aunque estaba claro que había logrado un hito personal durante el taller, en ese momento no imaginábamos el enorme impacto que aquello tendría en su vida. Su actitud mental dio un giro de ciento ochenta grados, y empezó a confiar en sí misma como nunca antes lo había hecho. Al cabo de un tiempo, se puso en contacto con nosotras para contarnos que se había atrevido a hacer algo que llevaba años deseando: dejar su trabajo y emprender su propio negocio. El Método Wim Hof había reconfigurado por completo sus conexiones neuronales, hasta el punto de transformar la creencia de «no puedo» en «sí puedo». En definitiva, le había infundido el coraje necesario para tomar una decisión aterradora que acabó cambiando el rumbo de su vida.

Las transformaciones que observamos en las mujeres que asisten a nuestros entrenamientos son realmente asombrosas. Muchas de ellas llegan a nuestros talleres y retiros totalmente cohibidas y angustiadas, pero, tras apenas unas horas, se marchan irradiando una confianza serena y contagiosa. El WHM resulta increíblemente eficaz para acallar a esa saboteadora rebosante de ansiedad y miedo que resuena en nuestra cabeza, y para despertar a la guerrera decidida e intrépida que todas llevamos dentro. Al fin y al cabo, el mayor desafío al que se enfrentan las mujeres que asisten a nuestros talleres no es, en realidad, el baño de hielo en sí mismo, sino lo que este representa en sus vidas: una meta, un obstáculo, una creencia limitante, un trauma del pasado, o sus miedos o inseguridades más profundos. Meterse en el baño de hielo implica salir de la zona de confort para entrar en la de crecimiento personal.

Los cambios mentales a los que nos referimos no se limitan a una cuestión de eficiencia. Como ya vimos en el capítulo 2, la mayoría de las mujeres presentan una actividad mental asombrosa y son capaces de activar múltiples áreas cerebrales de manera simultánea, lo que se traduce en un mayor número de impulsos eléctricos neuronales que en los hombres. Se trata, más bien, de aprender a bajar revoluciones, de reconectar cuerpo y mente, y de aprovechar el asombroso poder de dicha conexión. Cuando accedemos a ese increíble potencial, tomamos las riendas de nuestro propio destino.

LA CIENCIA DETRÁS DE LA (DES)CONEXIÓN ENTRE CUERPO Y MENTE

Las teorías científicas sobre la conexión entre cuerpo y mente han protagonizado numerosos debates y polémicas. Durante siglos, muchas de las principales culturas y religiones consideraban que ambos aspectos estaban inextricablemente unidos. Uno de los primeros en cuestionar esta creencia fue René Descartes, matemático y pensador científico del siglo XVI, quien sostenía que se trataba de entidades completamente separadas. Su teoría ejerció una influencia decisiva en las creencias occidentales sobre la relación entre el cuerpo y la mente, y sentó las bases que hicieron posibles muchos de los avances médicos modernos. Sin embargo, también contribuyó a que la medicina occidental diera la espalda a los efectos de la psique sobre la salud física. Esta visión ha dado lugar a importantes carencias en los tratamientos, ya que los aspectos psicofísicos pueden tener un impacto descomunal no solo en el desarrollo de la enfermedad, sino también en su abordaje terapéutico. Aunque la neurociencia sigue tratando de desentrañar los vínculos entre el cuerpo y la mente, existen incontables ejemplos de su influencia mutua. Mientras los veamos como entidades separadas, la comprensión que tenemos de ellos seguirá siendo limitada.

EL HOMÚNCULO Y SU HOMÓNIMA FEMENINA: en 1936, el neurocirujano Wilder Penfield creó una representación visual que ilustraba la conexión entre las distintas partes del cuerpo y del cerebro. Conocida como el *homúnculo cortical* (del latín *homunculus*, que significa 'hombre pequeño'), esta ilustración se convirtió en un recurso imprescindible de los manuales de medicina y neurociencia. En ella se muestran —aunque de manera muy distorsionada— la relación entre las funciones motoras y sensoriales del cerebro y las distintas áreas corporales. De este modo, la imagen permite rastrear en qué parte del cuerpo se manifestará la sensación derivada de estimular una determinada región cerebral, lo que deja patente la existencia de una conexión entre cuerpo y mente, así como su inseparabilidad. Ahora bien, a lo largo de la historia, solo entre el 0,5 y el 1 por ciento de la investigación cerebral se ha realizado en mujeres[*], por lo que el cerebro femenino quedó prácticamente excluido de la representación del homúnculo cortical. Recientemente,

---

[*] Mishra, «The Menstrual Cycle Can Reshape Your Brain», *National Geographic* (23 de septiembre de 2025), https://www.nationalgeographic.com/premium/article/menstruation-brain-women-reshape.

se ha hecho un esfuerzo por crear también una representación del cerebro femenino*, apodada en inglés *hermunculus*, en un juego de palabras con su homólogo masculino.

La comunicación entre el cerebro y el cuerpo tiene lugar a través de señales químicas y eléctricas increíblemente rápidas y potentes. Si lo piensas bien, con solo imaginarnos mordiendo un limón, ya empezamos a salivar de inmediato. Del mismo modo, los mejores deportistas del mundo emplean técnicas de visualización para mejorar sus habilidades motoras e incluso aumentar la fuerza muscular, y poder así partir de una posición ventajosa**. De hecho, se ha comprobado que tocar el piano en tu imaginación puede convertirte en una mejor pianista, y que ver partidos de tenis puede mejorar tu juego real en la pista. Los ejercicios de ensayo mental, o visualización, son tan potentes porque nuestra mente subconsciente procesa la experiencia como si fuese real, y activa las mismas vías neurológicas responsables de la habilidad adquirida.

El efecto placebo y nocebo

Otro ejemplo concreto de cómo la mente puede influir en nuestra realidad física son los efectos placebo y nocebo, dos fenómenos científicamente comprobados que muestran cómo la percepción que tiene un paciente del tratamiento puede influir en su éxito o fracaso. En un estudio, la doctora y profesora de Harvard Alia Crum

---

* Di Noto, P. M., Newman, L., Wall, S., y Einstein, G., «The *Her*munculus: What Is Known About the Representation of the Female Body in the Brain?», *Cerebral Cortex* 5, vol. 23 (7 de abril de 2012), pp. 1005-1013, https://doi.org/10.1093/cercor/bhs005.

** Predoiu, R., Predoiu, A., Mitrache, G., y Firanescu, M., «Visualisation Techniques in Sport – the Mental Road Map for Success», *Discobolul – Physical Education, Sport and Kinetotherapy Journal* 3, vol. 59 (septiembre de 2020), pp. 245-256.

midió el impacto de la predisposición mental sobre los marcadores de salud física en 84 mujeres que trabajaban limpiando hoteles*. Para ello, dividió a las participantes en dos grupos: al primero se le indicó que la cantidad de actividad física que realizaban durante la jornada laboral cumplía con los criterios de un «estilo de vida activo», mientras que al segundo no se le proporcionó esta información. Aunque en ambos grupos la carga laboral —y, por tanto, física— fue idéntica, el primer grupo (el grupo «placebo» informado) creyó haber realizado una mayor actividad física según el cuestionario que completaron a las cuatro semanas. Y no fue solo su percepción lo que cambió; también lo hicieron sus resultados reales. A diferencia del grupo de control, que no experimentó ninguna pérdida de peso, las mujeres del primer grupo perdieron, de media, casi un kilo, y también se observó una disminución importante de la presión arterial. A lo largo de todo el estudio, se llevó un estricto seguimiento de las mujeres, y los resultados se ajustaron en función de su ingesta de alimentos y de cualquier otra actividad física adicional. A la luz de estos hallazgos, los investigadores concluyeron que la predisposición mental y las creencias influyeron de manera determinante en la salud física de este grupo de mujeres. Por otro lado, diversos estudios han demostrado que el placebo puede ser tan eficaz como la morfina en el alivio del dolor**. Asimismo, las investigaciones con neuroimagen han evidenciado que las creencias o expectativas positivas pueden influir de forma tangible en los resultados reales.

No obstante, este fenómeno también funciona a la inversa: es lo que se conoce como *efecto nocebo*. Cuando creemos que un determinado medicamento o tratamiento no funcionará o nos producirá efectos secundarios negativos, ¡nuestro cuerpo y mente conspiran para que así sea! En un estudio, se observaron erupciones cutáneas

---

* Crum, A. J., y Langer, E. J., «Mind-Set Matters», *Psychological Science* 2, vol. 18 (febrero de 2007), pp. 165-171, https://doi.org/10.1111/j.1467-9280.2007.01867.x.

** Levine, J. D., Gordon, N. C., Smith, R., y Fields, H. L., «Analgesic Responses to Morphine and Placebo in Individuals with Postoperative Pain», *Pain* 3, vol. 3 (junio de 1981), pp. 379-389, https://doi.org/10.1016/0304-3959(81)90099-3.

en los participantes tras administrarles un supuesto veneno que, en realidad, era del todo inocuo*.

Está claro que los pensamientos y las creencias tienen un efecto tangible en nuestra fisiología. Cada pensamiento que tenemos activa vías neurológicas específicas que están vinculadas a las funciones fisiológicas a través del sistema nervioso. Cada idea que nos atraviesa la mente deja tras de sí un rastro o huella física, como un sendero en el bosque que va abriéndose a fuerza de transitarlo. Cuando un determinado pensamiento se vuelve recurrente o persiste en el tiempo, esa vía va haciéndose cada vez más robusta, amplia, profunda y arraigada. Y, si dejamos que nos ronde la cabeza el tiempo suficiente, pasará a convertirse en una creencia almacenada en el cerebro que empieza a definir tanto nuestras acciones como la realidad física que nos rodea. No se trata de una cuestión meramente mental, sino de un proceso que tiene efectos físicos en nuestro cerebro y cuerpo.

Las señales de desconexión entre cuerpo y mente

Lo que resulta más sorprendente en relación con la poderosa conexión entre cuerpo y mente es que muy pocas personas son conscientes de sus implicaciones y de cómo estas pueden llegar a debilitar su salud. Nuestro estilo de vida moderno comprende numerosos aspectos que favorecen la desconexión entre cuerpo y mente; basta con pensar en las redes sociales, en el sedentarismo o en la falta de vínculos reales con los demás. Esto es más acuciante en las mujeres, cuya actividad mental es asombrosa. En el cerebro femenino, la corteza prefrontal —el área involucrada en la preocupación y el análisis— consume gran parte de los recursos cerebrales pensando en el ayer o en el mañana, en lugar

---

* Bingel, U., Wanigasekera, V., Wiech, K., Mhuircheartaigh, R. N., Lee, M. C., Ploner, M., y Tracey, I., «The Effect of Treatment Expectation on Drug Efficacy: Imaging the Analgesic Benefit of the Opioid Remifentanil», Science *Translational Medicine* 70, vol. 3 (16 de febrero de 2011), https://doi.org/10.1126/scitranslmed.3001244.

de centrarse en el aquí y ahora. Como ya vimos en el capítulo 2, su amígdala —también conocida como el «centro del miedo» del cerebro— presenta, de manera natural, un número más elevado de conexiones, tanto con otras regiones como en su interior. Además, las mujeres muestran una mayor actividad y conectividad —tanto interna como externa— en las áreas cerebrales de la red neuronal por defecto (DMN, del inglés *default mode network*)[*], que desempeñan un papel clave en los estados de rumiación y preocupación. Se trata de una adaptación evolutiva diseñada para protegernos, que funciona casi en un segundo plano evaluando cada situación y preguntándose: «¿Estoy a salvo?». Sin embargo, hoy en día, nuestro sistema de lucha o huida está permanentemente activado debido al torrente de pensamientos y a una mente hiperactiva en constante estado de alerta, lo que puede desencadenar reacciones intensas en el organismo e interferir en la conexión entre cuerpo y mente. Nuestra mente está expuesta a un verdadero aluvión de detonantes y está programada para reaccionar más rápido a los estímulos negativos que a los positivos, ¡por no hablar de nuestra pericia para sumirnos en bucles de pensamiento interminables! Todo este cóctel hace que vivamos atrapadas «en la cabeza» y desconectadas de nuestro cuerpo.

Pero ¿cómo puedes saber si estás lidiando con una mente hiperactiva, que funciona a espaldas del cuerpo? Estas son algunas señales claras:

- Reprimir, ignorar o evitar tus emociones.
- Abusar de sustancias.
- Comer en exceso.
- Evadir situaciones difíciles.
- No estar conectada con la voz de tu intuición ni con los dictados de tu corazón.

---

[*] Ficek-Tani, B., Horien, C., Ju, S., Xu, W., Li, N., Lacadie, C., Shen, X., Scheinost, D., Constable, T., y Fredericks, C., «Sex Differences in Default Mode Network Connectivity in Healthy Aging Adults», *Cerebral Cortex* 10, vol. 33 (9 de mayo de 2023), pp. 6139-6151, https://doi.org/10.1093/cercor/bhac491.

- Presentar desregulación emocional.
- Sentirte desbordada emocionalmente.
- Tener cierta tendencia a la indecisión o a sobreanalizar las cosas.
- Sentirte desconectada de tu cuerpo.
- Depender en exceso de la mente.
- Sobrepasar siempre tus límites físicos hasta que ya es demasiado tarde.
- No ser capaz de percibir las señales sutiles que te manda el cuerpo.

El médico canadiense Gabor Maté, autor de numerosos libros destacados sobre psicología y mentalidad, describió la gran influencia que ejerce la conexión entre cuerpo y mente en el desarrollo de enfermedades en las mujeres. Según Maté, la tendencia femenina a no saber decir que no, a mostrarse excesivamente serviciales, a sacrificarse, a no respetarse lo suficiente, a ser demasiado complacientes y a reprimir sus propias necesidades y emociones las predispone a sufrir daños en la salud a largo plazo. Y es que, como sostiene el propio Maté, aunque la mente pueda seguir forzando los límites, llega un momento en que el cuerpo dice basta, algo que tiende a manifestarse en forma de enfermedad. En su libro *Cuando el cuerpo dice no*, explica que el estrés emocional suele ser un importante factor de riesgo de cáncer de mama[*]. Así lo demuestran las investigaciones realizadas, en las que se ha observado que los momentos de gran estrés a menudo contribuyen a precipitar la aparición de la enfermedad. Esto también podría explicar que las mujeres presenten el doble de probabilidades que los hombres de sufrir estrés, ansiedad y depresión graves[**].

---

[*]   Maté, G., *Cuando el cuerpo dice "no"* (trad. de Rubén Cervantes Garrido), Madrid, Gaia Ediciones, 2020.

[**]   Remes *et al.*, «A Systematic Review of Reviews on the Prevalence of Anxiety Disorders in Adult Populations», *Brain and Behavior* 7, vol. 6 (5 de junio de 2016), https://doi.org/10.1002/brb3.497

Sin embargo, la conexión entre cuerpo y mente no solo se ve afectada por las diferencias biológicas entre ambos sexos; también influye el enorme desafío que representan para las mujeres las expectativas sociales, que llevan siglos pesando sobre la psique femenina.

EL CONDICIONAMIENTO FEMENINO

El sentido de identidad de la mujer no está moldeado únicamente por aspectos neurológicos, sino por todo un abanico de factores genéticos, biológicos, sociales, económicos y culturales. Desde una perspectiva social y cultural, las mujeres han sido educadas y condicionadas para actuar de acuerdo con ciertas expectativas que, con frecuencia, son más estrictas que las que se imponen a los hombres. Y, aunque en las últimas décadas se han dado pasos para desmontar esta clase de estereotipos, podemos convenir en que seguimos viviendo en un mundo predominantemente masculino.

Incluso a día de hoy, la sociedad nos enseña que debemos escuchar y callar, que no podemos decidir por nosotras mismas y que necesitamos tener marido e hijos para ser consideradas mujeres de éxito. Este «síndrome de Barbie» —como nos gusta llamarlo— nos impele a estar guapas, a mostrarnos dulces, sumisas y agradables, y a anteponer a nuestros padres, esposos, hijos y hermanos por encima de nosotras. En todos los rincones del mundo, se transmite un mismo mensaje a las mujeres, ya sea entre líneas o de manera totalmente explícita: para ser merecedoras de amor, debemos cumplir con la interminable lista de expectativas que la sociedad nos impone. El personaje interpretado por America Ferrera en la película de *Barbie* lo resume a la perfección en su monólogo:

> «Es literalmente imposible ser mujer. [...] Siempre tenemos que ser extraordinarias, pero, no sé cómo, siempre lo hacemos mal.
>
> Tienes que estar delgada, pero no demasiado [...] Tienes que ser jefa, pero no mala. Tienes que liderar, pero no machacar las ideas del

otro. Se supone que tiene que encantarte ser madre, pero no puedes hablar todo el día de tus hijos.

¡Es demasiado difícil! ¡Demasiado contradictorio! ¡Y nadie te da una medalla ni te da las gracias! Y, de hecho, resulta que no solo lo haces todo mal, sino que además todo es culpa tuya»[*].

Para vencer este «síndrome de Barbie», no basta con tomar decisiones distintas: necesitamos conectar con nuestros deseos y necesidades más profundos. Solo así podremos abrazar de verdad nuestra individualidad y confiar en nosotras mismas para forjar, con paso firme, nuestro propio camino en la vida, sin importar lo que piense la sociedad.

Romper el molde

En incontables ocasiones hemos visto cómo el WHM ayuda a las mujeres a plantar cara tanto a la duda como a las expectativas sociales. Los ejercicios de respiración nos permiten observar nuestros pensamientos desde una distancia saludable, en lugar de dejarnos consumir por ellos o reaccionar de inmediato. El baño de hielo nos entrena para ser menos reactivas y temerosas, para permanecer en el frío y afrontarlo, en vez de optar por la salida fácil de huir de inmediato. Esta práctica nos brinda la oportunidad de reconocer nuestras conductas condicionadas y anular ese instinto, mostrándonos de lo que somos capaces tanto dentro como fuera del hielo, en nuestra vida cotidiana.

Laura: a los seis años, tenía un mantra. Me pasé un año entero diciéndole a todo el mundo: «Puedo hacer lo que quiera» (¡con

---

[*] Gerwig, G., *Barbie* (trad. de la versión doblada al español de Eva Garcés), Madrid, Arvi, 2023.

coreografía y todo!). ¿Una niña capaz de hacer o de ser lo que quisiera? ¡Menudo mensaje de empoderamiento! A fuerza de repetir aquellas palabras —con total desparpajo y baile incluido—, fueron grabándose en mi sistema nervioso y mi mente subconsciente, junto con la intención y el profundo significado que estas encerraban. Hoy puedo decir que he viajado sola por todo el mundo, y siempre lo he hecho sintiéndome intrépida, segura de mí misma, a salvo y feliz. Muchas veces me he alegrado de nadar contra corriente: he intervenido sin titubeos en reuniones y, a menudo, he elegido caminos menos convencionales, pero más en sintonía con mi propia felicidad, pese a tener la impresión de que el resto del mundo iba en dirección contraria. Nunca he tenido problemas para expresar mi opinión, y no me incomoda que los demás discrepen. Me enseñaron a seguir mi intuición, a ser la protagonista de mi vida y a recorrer mi propio camino, un camino único y distinto al de cualquier otra persona en el mundo. Siempre doy el mismo consejo: sigue tu intuición, esa voz serena que resuena en tu interior y no conoce el miedo. Pregúntate: ¿qué es lo que realmente quieres? Y ve a por ello. Es tu vida, no la de nadie más. Creo que la infelicidad surge cuando dejamos de escuchar esa voz interior más profunda; es entonces cuando nos invade la sensación de que algo no anda como debería. Esa es la intuición femenina: un saber mayor, que trasciende la mente consciente.

También nos permite tomar mayor conciencia de nuestros pensamientos y creencias, y no darles un peso excesivo. Podemos plantearnos preguntas sobre lo que pasa por nuestra mente, como: ¿acaso es esto cierto?, ¿podría no serlo?, ¿de qué otra forma podría pensar o actuar?, ¿me abre este pensamiento a más posibilidades, o me está limitando? Con demasiada frecuencia, nuestros pensamientos y voz interior se limitan a mantenernos a salvo en nuestra zona de confort. Y, en cuanto nos enfrentamos a un desafío, se convierten en ese murmullo nervioso que nos aleja de toda posibilidad de crecimiento, diciéndonos cosas como: «no puedes hacerlo», «no eres lo bastante buena», «ve a lo seguro» o «limítate a hacer lo que te han dicho». Al sacar a relucir esa voz interior en un entorno controlado —que es lo que ocurre cuando entramos en un baño de hielo—, podemos reconocerla y hacerle frente. El frío actúa como un espejo. Con el WHM, creamos un espacio mental que nos permite alinear cuerpo y mente para reforzar nuestra verdadera esencia. Solo así podemos actuar sin titubeos en sintonía con nuestras necesidades más profundas.

EL PODER DE LA MENTE EN EL WHM: ATENCIÓN PLENA 2.0

Como ya hemos visto, nuestra mente puede ser nuestra mejor aliada, pero también nuestro peor enemigo. Cuando el estrés, los pensamientos destructivos y las expectativas externas se agolpan en nuestra mente, nuestro cuerpo se resiente y acabamos tomando el camino equivocado. En cambio, cuando percibimos nuestro cuerpo como un lugar seguro, podemos pensar con claridad, confiar en nuestro instinto a la hora de tomar decisiones, y crear la vida que queremos.

El primer paso para cultivar esta conexión entre cuerpo y mente consiste en bajar el ritmo.

Aquietar la mente

¿Sabías que, según los estudios, la mayoría de las personas adultas se pasan la mitad del tiempo elucubrando sobre el pasado o el futuro[*]? Como reza un dicho neerlandés: «Quien tiene una pierna en el pasado y otra en el futuro acaba meándose en el presente». Y aunque la frase solo resulte pegadiza en su idioma original, en

---

[*] Killingsworth, M. A., y Gilbert, D. T., «A Wandering Mind Is an Unhappy Mind», *Science* 6006, vol. 330 (12 de noviembre de 2010), p. 932, https://doi.org/10.1126/science.1192439.

español conserva todo su sentido. Aquietar la mente constituye la piedra angular del pilar de la actitud mental del WHM: es lo que nos permite conectar con el aquí y el ahora para poder vivir al máximo el momento presente.

El WHM es una poderosa baza para lograrlo. De hecho, a muchas personas les funciona mejor que otras técnicas de atención plena, como el yoga o la meditación. A menudo nos cuentan que, antes de conocer el WHM, no conseguían meditar, pero que, en cuanto descubrieron los ejercicios de respiración, lograron calmar su mente con facilidad. Creemos que esto tiene todo el sentido del mundo. Si le dices a una mujer que está hasta arriba de estrés y obligaciones que se siente a meditar, lo único que conseguirás es que su mente se vuelva loca. El WHM aprovecha el poder de la respiración y la exposición al frío para crear una experiencia de «atención plena 2.0». Cuando nos sumergimos en un baño de hielo, la sangre fluye hacia la parte más primitiva del cerebro, lo que reduce la actividad de la corteza prefrontal; de ahí que nos invadan menos pensamientos atropellados y preocupaciones por lo que vendrá. En otras palabras, calmamos la «mente de mono». Ponte a pensar en tus problemas mientras permaneces sentada en un baño de hielo. ¡Es del todo imposible! Lo único que puedes hacer en esos momentos es *estar*. No hay cabida para el pasado o el futuro; solo para el momento presente. Uno de los grandes beneficios de aquietar la mente es que nos conecta con nuestro cuerpo y nos permite escuchar las señales que este nos envía. Además, en una investigación sobre el WHM —aún pendiente de publicación—, se comprobó que resulta más eficaz que la meditación.

Mejorar la interocepción

Una vez que hemos bajado el ritmo y aquietado la mente, podemos empezar a prestar atención a lo que sucede en nuestro interior. En nuestros entrenamientos, solemos emplear la expresión «mundo interior», que engloba factores como la frecuencia cardíaca, la respiración, la temperatura, la sensación de hambre, el nivel de energía y el dolor, pero también aquellas emociones que se esconden bajo la superficie, como la tristeza, la ira o la alegría. El cambio siempre comienza con la toma de conciencia: al afinar la conexión con nuestro cuerpo, damos el primer paso hacia la regulación de nuestra fisiología y emociones. Algunos estudios han demostrado que la práctica del WHM permite fortalecer la ínsula, la región del cerebro responsable de la autorreflexión, al igual que ocurre con la meditación. El caso es que solo podemos cambiar y regular aquello de lo que somos conscientes, algo que funciona de maneras tan extrañas como hermosas. Nada más entrar en contacto con el frío, la actividad de la ínsula cae de inmediato durante unos instantes, pero, una vez concluida la práctica, experimenta un aumento a largo plazo. En definitiva, lo que hacemos es reconfigurar las conexiones neuronales de nuestro cerebro y expandir nuestra conciencia.

La interocepción desempeña un papel fundamental en nuestras vidas. Por ejemplo, cuando nuestro organismo se siente amenazado, puede reaccionar con una leve opresión en el pecho o un ligero aumento de la frecuencia cardíaca. Si somos capaces de percibir estas señales en cuanto aparecen, podemos serenar el cuerpo y transmitirle que no hay de qué preocuparse, o bien atajar la situación, en lugar de dejar que nos invadan el miedo y la ansiedad, y terminen derivando en algo más intenso, como un ataque de pánico.

Según pudo comprobarse a partir de imágenes cerebrales, el WHM aumenta nuestra capacidad para percibir las sensaciones interoceptivas*. Su práctica permite activar zonas del cerebro vinculadas con la autorreflexión y el control, así como una parte del tronco encefálico que produce un efecto «calmante» y analgésico. En otro estudio sobre el WHM, los participantes afirmaron

---

* Muzik *et al.*, «The Impact of a Focused Behavioral Intervention on Brain Cannabinoid Signaling and Interoceptive Function: Implications for Mood and Anxiety», *Brain Behavior and Immunity Integrative*, vol. 5 (enero de 2024), 100035, https://doi.org/10.1016/j.bbii.2023.100035.

sentirse más conectados con sus pensamientos y emociones[*]. Por otro lado, se ha demostrado que las vías nerviosas que conectan el corazón y el intestino con el cerebro son más numerosas que las que realizan el recorrido inverso, lo que demuestra que los seres humanos estamos diseñados para escuchar lo que nos dicen el cuerpo y las entrañas. De hecho, durante buena parte de la historia de la humanidad, nuestra supervivencia dependió de nuestra capacidad para atender a la inteligencia de nuestro organismo.

Aunque no cabe duda de que la capacidad de mantener una escucha interna siempre atenta a las señales sutiles del cuerpo es un recurso de gran valor para cualquier persona, resulta aún más importante en las mujeres, ya que nuestra fisiología puede experimentar cambios significativos a lo largo del ciclo menstrual y de las distintas etapas de la vida, como el embarazo y la menopausia. La atención interoceptiva nos ayuda a comprender nuestros estados internos, en constante cambio durante estas transiciones, y a ajustar nuestras necesidades en consecuencia. Las investigaciones demuestran que el cerebro femenino experimenta cambios importantes durante el ciclo menstrual[**] (de ahí que muchas de nosotras conozcamos bien la sensación de estar en una «montaña rusa emocional»). La conexión entre cuerpo y mente que cultivamos con el WHM puede ayudarnos a conectar con nuestra inteligencia corporal a lo largo del ciclo para favorecer una mayor sensación de control y equilibrio.

Visualizar el éxito: la visualización no es más que un simple ensayo mental, en el que nos imaginamos teniendo o haciendo aquello que deseamos. Esta herramienta actúa directamente

---

[*] Almahayni, O., y Hammond, L., «Does the Wim Hof Method Have a Beneficial Impact on Physiological and Psychological Outcomes in Healthy and Non-Healthy Participants? A Systematic Review», Cold Spring Harbor Laboratory (29 de mayo de 2023), http://dx.doi.org/10.1101/2023.05.28.23290653.

[**] Mishra, «The Menstrual Cycle Can Reshape Your Brain», *op. cit.*

sobre el cerebro, modificando tanto la actividad de las ondas cerebrales como la bioquímica del organismo. De hecho, los estudios científicos han comprobado que la visualización creativa ejerce una influencia positiva en distintos aspectos de la salud, como la inmunidad, la recuperación y el manejo del dolor y el estrés. Pero eso no es todo: la ciencia también ha demostrado que produce mejoras en numerosas vertientes de la vida, desde el rendimiento deportivo hasta las capacidades cognitivas, pasando por la autoestima y la consecución de objetivos. Pero ¿en qué reside su extraordinaria eficacia? La clave está en que el cerebro no distingue entre la acción materializada y la acción pensada. En otras palabras, practicar algo mentalmente también deja una huella fisiológica —aunque menos intensa—, por lo que combinar ambas estrategias resulta más eficaz que cualquiera de las dos por sí sola. Antes de la exposición al frío, la visualización nos permite predisponer y preparar nuestro cuerpo y mente para lo que va a suceder, de modo que sepan cómo reaccionar. Visualizamos lo que experimentaremos en el frío y la sensación de logro al conseguirlo. Pero, sobre todo, nos imaginamos saliendo del hielo y recuperándonos. Durante la inmersión, la visualización también se utiliza para entrar en calor: podemos imaginar que tenemos llamas o brasas en el vientre, que nos encontramos en un lugar cálido —como una sauna o un *jacuzzi*— o que estamos caminando bajo un sol radiante. La visualización se vuelve aún más poderosa cuando involucramos todos los sentidos, y no solo vemos algo, sino que además lo olemos, lo oímos y lo percibimos al tacto.

Aceptación y fortaleza mental

Una de las grandes lecciones que nos enseña el WHM es que, aunque no podamos controlar todo lo que ocurre a nuestro alrededor, sí podemos controlar cómo respondemos a ello. Como solemos decir en nuestros entrenamientos: la vida está llena de «baños de hielo» figurados. En algún momento de su vida, todo el mundo tiene que lidiar con dificultades, adversidades y traumas: siempre habrá situaciones difíciles, y es algo que escapa a nuestro control. Sin embargo, lo que sí podemos controlar es nuestra forma de enfrentarnos a esos desafíos cuando, tarde o temprano, lleguen a nuestra vida. Pregúntate: cuando se te presenta una situación difícil, ¿cómo reaccionas?

- ¿Te quedas atrapada o atascada en tus emociones?
- ¿Tratas de ignorar lo que sientes?
- ¿Intentas controlar la situación?
- ¿Sigues adelante pase lo que pase?
- ¿Te invade el miedo o la ansiedad?
- ¿Rehuyes o evitas la situación?
- ¿Te enfrentas a las dificultades y te permites atravesar todo tipo de emociones?

A partir de esta serie de preguntas, podrás descubrir cuál es tu respuesta condicionada ante las adversidades de la vida. En un baño de hielo, ese patrón de reacción frente al estrés, los miedos o los desafíos aparece en el acto. De ahí que esta práctica física te permita afrontar, en un sentido figurado, las dificultades, creencias limitantes o miedos que la vida te ponga por delante. Aprender a enfrentarte al baño de hielo te enseñará a lidiar con cualquier otra forma de estrés.

Al desencadenar una reacción instintiva al estrés, el baño de hielo nos brinda la oportunidad de entrenar la mente. Tal y como señala la investigación realizada sobre el WHM, para concentrarse o meditar de manera óptima, se necesita un estímulo externo, que en nuestro caso es la exposición al frío. Durante la práctica, o bien estás completamente inmersa y centrada en el baño de hielo, escuchando a tu cuerpo y conectando con él, o bien no lo estás; no hay término medio. En el agua helada no hay trampa que valga, por lo que, nada más entrar en ella, se formarán nuevas conexiones neuronales, o se fortalecerán las ya existentes.

Cuando afrontamos la inmersión con confianza y una mirada amable hacia nosotras mismas, aumentamos nuestra resiliencia para superar cualquier «baño de hielo» que la vida nos depare. Esto es lo que se conoce como *adaptación cruzada*, un fenómeno que describe cómo la adaptación a un factor de estrés puede hacerse extensible a otros. En un estudio, el WHM incrementó el umbral de tolerancia al estrés de los participantes, y pareció paliar los efectos de los nuevos estresores tras la práctica[*]. Esto significa que el WHM nos permite optimizar la conexión entre cuerpo y mente para que el estrés nos afecte con menor intensidad y rapidez. En otro estudio, los investigadores compararon a un grupo que practicaba la «toma de conciencia de pensamientos y sentimientos» con otro que además cultivaba la aceptación explícita de su estado, y en especial de las experiencias negativas que nos suelen generar rechazo[**]. Aunque ambos grupos parecieron experimentar mejoras en su capacidad de concentración, solo el que practicaba la aceptación presentó un perfil más saludable de reactividad al estrés, lo que indica que esta favorece una mayor resiliencia frente a los estresores. Por esta razón, cuando enseñamos el WHM, no nos centramos únicamente en afrontar el frío, sino también en aceptarlo.

Con el WHM, aprendemos a encontrar la comodidad en la incomodidad y a abrir el grifo de agua fría con la determinación de quien se sabe capaz de hacerlo. Y, como solemos decir a quienes asisten a nuestras formaciones mientras están en el baño de hielo: «abraza la adversidad», «abraza el frío con la calidez con la que abrazarías a una amiga». Aceptar estos breves episodios de estrés en un entorno controlado modifica nuestra fisiología y, en último término, aumenta nuestra resistencia al estrés. Así pues, la auténtica clave de la resiliencia reside en la aceptación.

---

[*] Muzik *et al.*, «The Impact of a Focused Behavioral Intervention on Brain Cannabinoid Signaling and Interoceptive Function: Implications for Mood and Anxiety», *op. cit.*

[**] Epel, E., *La receta para la calma: 7 días para deshacerte del estrés y cultivar la serenidad y la alegría* (trad. de Carmen Ternero), Barcelona, Editorial Diana, 2024.

Empoderamiento

Cuantos más desafíos afrontes en la vida, más confianza ganarás. Y meterse (¡pero sobre todo quedarse!) en un baño de hielo es tremendamente difícil. Cuando nos sumergimos en el agua helada con la actitud mental adecuada y conseguimos regularnos frente a ese pico de estrés, salimos con la sensación de que podemos con todo, gracias a la oleada de dopamina, adrenalina y testosterona que recibimos y que puede hacernos sentir increíblemente poderosas. El ejercicio del baño de hielo nos demuestra que podemos dominar nuestra propia mente. De este modo, recuperamos las riendas de la situación y creamos una fuerte conexión neurológica entre cuerpo y mente. Al hacerlo, nos sentimos imparables, como si estuviéramos rompiendo un techo que ni siquiera sabíamos que existía. Y lo mejor es que, cuanto más practicamos, más fácil y natural se vuelve.

Hace unos años, invitamos a una instructora de WHM —una mujer indiscutiblemente inteligente y competente— a dar una charla científica en uno de nuestros grandes eventos. Para nuestra sorpresa, al principio no lo veía claro, embargada por la inseguridad y el miedo. Sin embargo, al rememorar todas las ocasiones en las que se había zambullido en un baño de hielo con total serenidad, se recordó a sí misma que era perfectamente capaz de asumir retos, lo que le infundió la confianza necesaria para realizar su presentación ante tantísimas personas. Y, como no podía ser de otro modo, ¡lo hizo genial! Siempre habíamos creído en ella, pero incluso las personas más competentes llegan a dudar de sí mismas, sobre todo si son mujeres. En nuestra mano está evitar que estas ideas distorsionadas nos frenen y nos impidan crecer.

Al igual que esta instructora, muchas mujeres han encontrado en el baño de hielo un gran trampolín hacia la confianza, que les ha permitido atreverse con cosas que al principio las aterraban. Mucha gente piensa que la confianza es algo con lo que se nace o no se nace, cuando lo cierto es que se construye a base de hacer todo aquello que nos da miedo.

LOS PROTOCOLOS WHM DE ENTRENAMIENTO MENTAL

Mientras te inicias en el WHM completando el desafío de treinta días para mujeres de hielo, ¡no dejes a un lado los ejercicios de entrenamiento mental! Aunque puedan parecer menos tangibles o exigentes que la respiración o la exposición al frío, son igual de importantes, si no más.

Protocolo 1: establecer una intención

Esta práctica te ayudará a alinear cuerpo y mente para que puedas salir al mundo a alcanzar tus objetivos. Empezarás centrándote en tu respiración y aquietando la mente, para luego conectar con tu cuerpo y establecer una intención.

1. Busca un lugar tranquilo y cómodo donde sentarte, y empieza a conectar con tu respiración.
2. Inspira profundamente y suelta el aire.
3. Observa con calma tu respiración mientras inhalas y exhalas.
4. Conforme vas siguiendo tu respiración, irás notando cómo se instala en ti una sensación de paz.
5. Realiza un barrido corporal, tomándote el tiempo de recorrer todo tu cuerpo con tu atención, y pregúntale cómo se siente. Toma conciencia de cualquier sensación que aparezca, sin juzgarla.
6. Una vez que hayas completado el barrido y alcanzado un estado de calma, visualiza lo que quiera que te propongas hacer y establece una intención para tu práctica, que refuerce tu determinación. Acto seguido, enfócate en el reto concreto que deseas alcanzar o superar: tal vez quieras alargar la ducha fría o batir tu récord personal de flexiones; o quizás mantener una postura de yoga especialmente exigente, o atreverte a hacer una ruta en bici más larga de lo habitual.

7. Trata de detectar cualquier disonancia entre tu intención y tus sensaciones corporales. En caso de haberla, mantén la calma, sigue respirando y espera hasta que emerja una sensación de confianza y alineación. En cuanto la percibas, sostenla y deja que vaya en aumento.
8. Ahora ya estás lista para salir al mundo a lograr tus objetivos. ¡Mucha suerte!

Protocolo 2: interocepción de los latidos del corazón

Muchas mujeres lidian con una mente hiperactiva. De hecho, el cerebro femenino posee la capacidad de activar varias áreas a la vez, y de generar una mayor actividad neuronal que el cerebro masculino ante un mismo pensamiento. La siguiente práctica resulta muy útil para salir de la mente y bajar al cuerpo.

1. Siéntate o túmbate en un lugar tranquilo y cómodo.
2. Tómate unos instantes para relajarte.
3. Lleva una mano a tu corazón y siente sus latidos, mientras los visualizas.
4. Conecta con ese ritmo, tratando de acompasarlo con tu respiración.
5. Piensa en algo por lo que te sientas agradecida. Puede tratarse de cualquier cosa: desde un precioso amanecer o la fragancia de una flor, hasta el hecho de haber empezado el día abrazando a un ser querido. Visualiza lo que quieras que resuene contigo.
6. Vuelve a conectar con los latidos de tu corazón, tratando de sincronizarlos de nuevo con tu respiración.
7. Realiza un barrido corporal procurando sentir cómo laten las distintas partes de tu cuerpo: por ejemplo, si estás concentrada en tu mano, intenta percibir los latidos en el dedo meñique; y, si estás en los pies, siente cómo la sangre fluye desde los tobillos hasta cada uno de los dedos.

Basta con practicar estos pasos un par de minutos al día para afianzar esta conexión y empezar a cosechar sus beneficios.

Comprender los tres pilares del WHM está muy bien, pero puede que, llegado este punto, te estés preguntando: ¿en qué me beneficiará practicar el método? Aunque ya hemos visto algunos efectos positivos en relación con el estrés, la inflamación y el equilibrio hormonal —que son clave para la salud y el bienestar general—, ¿qué ocurre con otros aspectos? ¿Cómo influye en determinadas etapas de la vida o en problemas de salud concretos? Esto es lo que exploraremos en los siguientes capítulos.

7
EL WHM DURANTE EL EMBARAZO, EL POSPARTO Y LA MENOPAUSIA

EL MÉTODO WIM HOF ofrece una larga lista de beneficios para las mujeres, pero si en algo destaca de verdad es a la hora de facilitar las transiciones hormonales que muchas de nosotras experimentamos a lo largo de nuestra vida. El hecho de que nuestro cuerpo esté diseñado para la reproducción conlleva intensos cambios hormonales. Pasamos de ser unas niñas a convertirnos en mujeres en edad de menstruar y concebir, y puede que en algún momento vivamos los increíbles cambios fisiológicos que acompañan al embarazo, la lactancia y el posparto. Más adelante, al despedirnos de nuestros últimos óvulos en torno a los cincuenta años, entramos en la menopausia, con todos los cambios que conlleva.

Estas transiciones hormonales acompañan algunos de los momentos más preciados y significativos de nuestra vida, pero no por ello dejan de suponer un auténtico desafío físico y mental. Estas etapas vitales ponen a prueba nuestra resistencia física y emocional hasta límites insospechados. Y, aunque muchas veces carezcamos del apoyo necesario, las afrontamos con una fuerza y entereza dignas de admiración.

El WHM nos brinda herramientas para cuidar de nuestra salud y bienestar durante estas delicadas transiciones, pese a todas las fluctuaciones y altibajos que traen consigo. En este capítulo, veremos los beneficios del método para el embarazo, el posparto y la menopausia, así como las adaptaciones que cabe realizar durante estos momentos de gran cambio.

LA FERTILIDAD Y EL EMBARAZO

Hoy, más que nunca en la historia, las mujeres posponen la maternidad. En los Países Bajos, por ejemplo, la edad promedio para tener el primer hijo es de treinta años[*], frente a los veintinueve en 2010, veintisiete en 1990 y veinticuatro en 1970. Factores como el uso generalizado de métodos anticonceptivos, el aumento de las aspiraciones profesionales de las mujeres y la transformación de los roles de género han modificado por completo las dinámicas familiares en apenas una generación. Y, aunque retrasar la maternidad tiene numerosas ventajas, son muchas las personas que enfrentan dificultades para tener hijos, ya que la fertilidad tanto masculina como femenina disminuye con la edad. Esta experiencia puede resultar tan dolorosa que, en ocasiones, se abre una brecha entre el cuerpo y la mente.

Según las investigaciones, existe un claro vínculo entre el estrés y la infertilidad, pues se ha observado una correlación entre la infertilidad y los niveles matutinos de cortisol[**]. A esto se suma que la inflamación —en especial cuando es uterina— puede dificultar la implantación del óvulo, lo que reduce aún más las posibilidades de embarazo[***]. En caso de tener problemas de infertilidad, es importante consultar directamente con un profesional sanitario.

---

[*] Oficina Central de Estadísticas de los Países Bajos, «Kinderen Krijgen» (consultado el 21 de octubre de 2024), https://www.cbs.nl/nl-nl/visualisaties/dashboard-bevolking/levensloop/kinderen-krijgen.

[**] Karunyam, B. V., Karim, A. K. A., Mohamed, I. N., Ugusman, A., Mohamed, W., Ahmad, M. F., Abu, M. A., y Kumar, J., «Infertility and Cortisol: A Systematic Review», *Frontiers* (29 de junio de 2023), https://www.*researchgate*.net/publication/372411103_Infertility_and_cortisol_a_systematic_review.

[***] Ojo, O. A., Nwafor-Ezeh, P. I., Rotimi, D. E., Iyobhebhe, M., Ogunlakin, A. D., y Ojo, A. B., «Apoptosis, Inflammation, and Oxidative Stress in Infertility: A Mini Review», *Toxicology Reports*, vol. 10 (2023), pp. 448-462, https://doi.org/10.1016/j.toxrep.2023.04.006.

En el próximo capítulo, abordaremos la inflamación crónica y las enfermedades autoinmunes, y en particular el síndrome de ovario poliquístico y la endometriosis.

Si estás intentando quedarte embarazada, puedes recurrir al WHM para reducir el estrés, regularte a nivel emocional y contrarrestar la inflamación. Si este es tu caso, te recomendamos la siguiente rutina:

- Realizar los ejercicios de respiración a diario.
- Darte uno o dos baños de hielo o chapuzones en agua fría a la semana, aumentando de manera gradual la duración hasta un máximo de tres minutos.
- Tomar duchas frías a diario —durante un máximo de dos minutos— tras la ducha caliente.

Cultivar tu resiliencia física y mental antes de quedarte embarazada no solo revertirá positivamente en el embarazo, sino que también ayudará a tu bebé a empezar la vida con buen pie. Dicho esto, escucha en todo momento a tu cuerpo y, si alguna vez sientes que es demasiado para ti, sáltate la práctica ese día. Mantener una actitud positiva también puede ayudarte a no dejar que la idea de un futuro embarazo acapare todo tu espacio mental y a aceptar la situación tal como es, liberándote de cualquier expectativa que puedas tener. Cuanto más practiques el WHM con regularidad, más estarás apoyando la delicada armonía de tu sistema reproductivo.

EL EMBARAZO

Tras la concepción, el óvulo y el espermatozoide inician una milagrosa transformación, que da origen a un ser humano en miniatura. Lo ideal sería que, durante el embarazo, te encontraras bien tanto a nivel físico como emocional, para poder vivir este proceso en todo su esplendor. Por desgracia, no siempre es así, ya que nuestro cuerpo trabaja a tiempo completo —o, mejor dicho,

¡por partida doble!—, lo que provoca cansancio, náuseas, cambios de humor y otros síntomas. La buena noticia es que los ejercicios de exposición al frío, respiración y entrenamiento mental pueden ayudarte a aliviar muchos de estos síntomas, ya que contribuyen a regular tu estado interno y a potenciar tu salud física y mental.

¿Es SEGURA LA EXPOSICIÓN AL FRÍO O AL CALOR DURANTE EL EMBA-RAZO? Como instructoras femeninas de WHM, nos han hecho esta pregunta miles de veces. Y, aunque la investigación sobre la exposición al frío durante el embarazo es muy escasa, según un artículo de revisión, esta práctica «representa un riesgo mínimo para el feto»*, por lo que, en líneas generales, se considera segura cuando se practica con responsabilidad y sensatez. Durante el embarazo, la frecuencia cardíaca aumenta y la presión arterial disminuye durante el primer y segundo trimestre, y es cierto que el agua fría puede elevar aún más el pulso y provocar un ligero aumento de la tensión. Sin embargo, como ya hemos visto, la temperatura corporal central se mantiene estable incluso durante la exposición al frío, de modo que es poco probable que el riego sanguíneo de la placenta se vea afectado. Del mismo modo, las sesiones breves de sauna pueden ser una práctica relajante durante esta etapa. En este sentido, las investigaciones muestran que una temperatura corporal central por encima de los 39 °C puede entrañar riesgos para el feto, pero es muy poco probable que una sauna la eleve por encima de ese punto. De hecho, de acuerdo con una revisión sistemática sobre la exposición al calor**, las sesiones de sauna de hasta veinte minutos a 70 °C son seguras durante el embarazo, y en ninguna de las

---

   * McMurray, R. G., y Katz, V. L., «Thermoregulation in Pregnancy», *Sports Medicine* 3, vol. 10 (25 de noviembre de 2012), pp. 146-158, https://doi.org/10.2165/00007256-199010030-00002.

   ** Ravanelli, N., Casasola, W., English, T., Edwards, K. M., y Jay, O., «Heat Stress and Fetal Risk. Environmental Limits for Exercise and Passive Heat Stress

mujeres analizadas se observó una temperatura corporal central que superara los 39 °C. *Advertencia: las mujeres con embarazos de alto riesgo son un caso aparte. Si no tienes claro si el tuyo lo es, debes consultar a un profesional de la salud antes de exponerte al frío o al calor, en especial si tienes algún problema cardiovascular.*

Como pauta general, durante el primer trimestre recomendamos interrumpir las prácticas de exposición al frío más extremas, como los baños de hielo o nadar en aguas frías, ya que los primeros tres meses de embarazo son especialmente delicados. En lugar de eso, puedes rematar tu ducha caliente con un chorro de agua fría. Lo más importante es que conectes profundamente con tu intuición y confíes en tu cuerpo. Durante el segundo y el tercer trimestre, si ya tienes experiencia con la exposición al frío y te encuentras bien, puedes realizar baños de hielo de forma esporádica, siempre dentro de los límites en los que te sientas cómoda. ¡Lo más importante es no excederse! Olvídate de cumplir a rajatabla ninguna lista de objetivos en relación con la exposición al frío, y limítate a fluir guiándote por tus sensaciones.

Isabelle: cuando me enteré de que estaba embarazada, dejé de darme baños de hielo durante el primer trimestre. Cuando los retomé, ya no paré hasta una semana antes de dar a luz. ¡Y me sentaban de fábula! Eso sí, nunca me pasé de la raya. Durante el embarazo, también le pregunté a mi matrona por la exposición al calor, y ella me dijo que no suponía ningún riesgo para el feto, ya que era muy poco probable que mi cuerpo se sobrecalentara. Cuando iba a la sauna, me sentaba en los bancos

During Pregnancy: A Systematic Review with Best Evidence Synthesis», *British Journal of Sports Medicine* 13, vol. 53 (2019), pp. 799-805, DOI:10.1136/bjsports-2017-097914.

inferiores y nunca me quedaba más de diez minutos seguidos. Siempre me pareció seguro y cómodo, pero lo mejor es que, al salir, ¡me sentía fenomenal!

Durante el resto del embarazo, la exposición al frío puede convertirse en una práctica revitalizante que contribuya a mejorar el estado de ánimo. Un estudio en mujeres no embarazadas reveló que quienes realizaban esta práctica con regularidad presentaban un mejor estado de ánimo, menos estrés, más energía y un sistema inmunitario más fuerte[*]: unos beneficios que pueden resultar especialmente valiosos durante la gestación. Asimismo, las investigaciones muestran que las mujeres que suelen nadar en aguas frías obtienen mejores resultados en el parto[**], algo que los autores atribuyen de manera hipotética a que este tipo de prácticas mejoran la tolerancia al dolor y la capacidad de adaptación al estrés.

Durante el embarazo, el organismo de la mujer libera una hormona denominada lactógeno placentario humano (HPL, por sus siglas en inglés), que se encarga de garantizar un suministro constante de glucosa al bebé. Para desempeñar esta función, actúa reduciendo la sensibilidad de los receptores de glucosa, lo que se traduce en una disminución de la sensibilidad a la insulina de entre un 50 y un 70 por ciento durante este período. Como consecuencia de ello, las mujeres embarazadas se vuelven más susceptibles de desarrollar diabetes gestacional. En este sentido, la ciencia ha demostrado que la exposición al frío puede aumentar la sensibilidad a la insulina[***], lo

---

[*]   Pound, M., Massey, H., Roseneil, S., Williamson, R., Harper, C. M., Tipton, M., Shawe, J., Felton, M., y Harper, J. C., «How Do Women Feel Cold Water Swimming Affects Their Menstrual and Perimenopausal Symptoms?», *Post Reproductive Health* 1, vol. 30 (25 de enero de 2024), pp. 11-27, https://doi.org/10.1177/20533691241227100.

[**]   Gundle, L., y Atkinson, A., «Pregnancy, Cold Water Swimming and Cortisol: The Effect of Cold Water Swimming on Obstetric Outcomes», *Medical Hypotheses*, vol. 144 (noviembre de 2020), 109977, https://doi.org/10.1016/j.mehy.2020.109977.

[***]   *Ibidem.*

que sugiere que esta práctica podría ser una buena estrategia para prevenir esta forma de diabetes durante el embarazo.

La mayoría de las mujeres embarazadas experimenta cierta dificultad para respirar, debido a que el diafragma se desplaza hacia arriba para dejar espacio al útero y al bebé en desarrollo. A raíz de esta disminución de la capacidad pulmonar y del incremento significativo de la demanda metabólica, la frecuencia respiratoria tiende a aumentar. A esto se suma que el embarazo eleva los niveles de progesterona, una hormona que estimula la función respiratoria.

Así pues, durante esta etapa, resulta muy beneficioso dedicar algo de tiempo a respirar profundamente, aunque no es aconsejable realizar el ejercicio de respiración básica WHM, ya que incluye retenciones y breves lapsos de privación de oxígeno. En su lugar, te proponemos el ejercicio que encontrarás a continuación, que está especialmente diseñado para ayudarte a respirar de manera rítmica, lo que contribuye a la regulación nerviosa y emocional. Asimismo, te ayudará a tomar conciencia de tu respiración y tu cuerpo, a dejar que el aire fluya con mayor facilidad y a liberar cualquier tensión muscular. Esta práctica te permitirá alcanzar un estado de mayor conciencia, e incluso puede convertirse en un momento especial de profunda conexión con tu bebé.

Práctica de respiración interoceptiva WHM para el embarazo

Tómate unos instantes de pausa y, a continuación, sigue estos pasos:

1. Pregúntate: ¿qué sensaciones percibes en tu cuerpo?, ¿cómo es tu respiración: superficial o profunda?, ¿lenta o rápida?, ¿qué te resulta más natural: respirar por la nariz o por la boca?
2. Conecta con tu respiración y ve haciéndola más profunda.
3. Inhala hondo por la nariz, expandiendo primero el abdomen para luego ir llenando, poco a poco, la caja torácica.

4. Suelta todo el aire por la boca, procurando alargar al máximo la exhalación.
5. Encuentra tu propio ritmo de respiración, y continúa durante unos minutos, o hasta sentir que tu cuerpo empieza a relajarse.
6. Cuando te sientas relajada y completamente inmersa en la respiración, lleva tu atención hacia el vientre. Coloca las manos sobre él y percibe lo que está ocurriendo.
7. Visualiza la sonrisa del bebé que está creciendo dentro de ti. Obsérvala, siéntela, escúchala. Es tu bebé, eres tú: es la conexión entre ambos.

Aunque es importante adaptar la práctica durante el embarazo, el WHM puede ser una herramienta segura y eficaz para conservar tu salud y energía, y para crear un profundo vínculo con tu bebé.

EL POSPARTO

¡Felicidades, tu bebé ya está aquí! El posparto es un momento muy enriquecedor, pues acaba de incorporarse un nuevo miembro a la familia. Pero, al mismo tiempo, se trata de un período muy intenso, que viene acompañado de importantes cambios físicos y emocionales. Por eso, resulta sorprendente que se dedique tanta atención al embarazo y a la preparación para el parto, y tan poca al posparto.

Durante esta etapa, la constitución hormonal vuelve a alterarse, con una brusca disminución de los niveles de estradiol, progesterona y prolactina después del parto. Este gran cambio trae consigo una modificación importante del sistema inmunitario, cuya actividad —y en especial la de las células T— se incrementa entre los seis meses y el primer año tras el parto, como mecanismo de defensa frente a virus e infecciones. Este período también está marcado por alteraciones en el estado de ánimo y la salud mental, como lo refleja el hecho de que más de la mitad de las mujeres experimenten tristeza posparto*. Esto se debe al repentino cambio hormonal y a la caída de los niveles de serotonina, y puede incluso estar relacionado con variaciones en la actividad de las células inmunitarias. Las investigaciones indican que la depresión y la psicosis posparto podrían estar asociadas a una incapacidad para aumentar la producción de células T, lo que genera inflamación de bajo grado y, en algunos casos, incluso trastornos inmunitarios como la tiroiditis posparto.

Según nuestra experiencia con mujeres en esta etapa, la exposición al frío puede mejorar el estado de ánimo, aumentar los niveles de energía y reducir el estrés, siempre y cuando se introduzca de manera gradual. Los ejercicios de respiración son otra forma estupenda de cuidarte y reducir tanto el dolor como el estrés en estos momentos de intensidad emocional y recuperación física. Es probable que el embarazo modificara tu patrón respiratorio, por lo que ahora es el momento ideal para volver a trabajarlo. Reajustar nuestra forma de respirar puede llevar algún tiempo, así que ahora, más que nunca, es importante hacerlo con el máximo cuidado y compasión hacia ti misma. Antes de nada, evalúa tu respiración con regularidad (consulta los pasos en las páginas 129–130), y ve observando lo que sucede en tu cuerpo sin exigirte nada: con calma y constancia, tu respiración irá, poco a poco, volviendo a un estado óptimo. Elige la técnica de respiración que mejor se adapte a tu estado de ánimo y tus objetivos. Una buena opción es el ejercicio de respiración consciente que encontrarás en la página 138; o, si tienes algún problema con el suelo pélvico, te recomendamos probar el ejercicio de respiración para trabajar esta área (páginas 160–161). Si tienes dolor o estás decaída, puedes recurrir a la técnica de respiración básica WHM (páginas 157–158).

---

* Balaram, K., y Marwaha, R., «Postpartum Blues», *StatPearls* (6 de marzo de 2023).

Isabelle: el ejercicio de respiración básica WHM me ayudó muchísimo con el dolor de la incisión tras dar a luz. Resulta que mi pequeño estaba disfrutando de lo lindo dándose un buen festín ahí dentro y acabó pesando más de cuatro kilos, así que era demasiado grande para nacer por parto natural. Al quinto día tras dar a luz, el dolor se volvió insoportable. Apenas dormía y las molestias no daban tregua. Sentía que tenía tan poco control sobre mi cuerpo que, cuando la matrona vino a casa y me dijo que no podían quitarme los puntos de sutura (pues debían caerse por sí solos), no pude contener las lágrimas. Más tarde ese mismo día, decidí retomar el ejercicio de respiración básica tras el parón de ocho meses por el embarazo. Me tumbé en el sofá y, en apenas dos rondas, de pronto sentí que conseguía tomar distancia del dolor: podía sentirlo sin dejarme acaparar por él. Fue un momento muy emotivo y casi espiritual, ya que el dolor se transformó en una oleada de sensaciones que recorrieron todo mi cuerpo. Una cosa es escuchar hasta la saciedad que el WHM funciona para mitigar el dolor, ¡y otra muy diferente es vivirlo en tus propias carnes! Esta experiencia ilustra a las mil maravillas nuestro lema de «sentir es comprender».

La lactancia materna

Muchas mujeres se preguntan si la exposición al frío tiene un impacto positivo o negativo en la lactancia materna. Aunque sigue siendo un ámbito de investigación en gran medida inexplorado, hemos observado que el estrés puntual generado por la exposición al frío puede considerarse estrés «saludable», a diferencia del estrés prolongado, que sí puede ser perjudicial para la producción de leche. Muchas mujeres de la comunidad WHM continúan con la exposición al frío durante todo el período de lactancia. Lo más importante es que escuches en todo momento a tu cuerpo; pero, si la exposición al frío te ayuda a mantener a raya el estrés y a tener más energía durante esta etapa, puedes incorporarla sin problema a tu rutina de bienestar.

Dicho esto, es recomendable no empezar hasta que se haya producido la subida de leche y tengas claro tanto el patrón alimentario de tu bebé como tu propia producción. Para algunas mujeres, la lactancia transcurre sin complicaciones, mientras que otras pueden necesitar algo más de tiempo. Retoma la exposición al frío cuando te sientas lista y observa sus efectos. Al igual que con la mayoría de nuestras recomendaciones relacionadas con el embarazo y el posparto, no se trata de seguir un protocolo al pie de la letra, sino de incorporar el método con amabilidad y cuidado hacia ti misma. Empieza como si fueras principiante: termina tus duchas con agua fría durante unos diez o quince segundos —o incluso menos—, y ve incrementando el tiempo de exposición dejándote guiar por tus sensaciones. Si te ves preparada para pasar a una exposición al frío más intensa —como un baño de hielo o un chapuzón en aguas frías naturales—, controla en todo momento el tiempo. En cualquier caso, es importante evitar la exposición al frío con los pechos llenos de leche y, si tienes sensibilidad mamaria, puedes mantenerlos fuera del agua.

TESTIMONIO: empecé con el WHM porque, con la menopausia, comencé a tener algunas molestias y nada parecía ayudarme. Con frecuencia sentía una especie de opresión en el pecho, que a menudo precedía a un sofoco: sentía como si me faltara el aire, lo que a su vez me generaba una sensación de pánico y de estar atrapada. Sin embargo, nada más iniciar el entrenamiento de exposición al frío de Wim Hof, descubrí un alivio sorprendente. En cuanto me sumerjo en el agua fría del lago, la sensación de opresión y constricción parece desvanecerse poco a poco. Llega un momento en que mi respiración se calma, y tengo la impresión de que mis pulmones se ensanchan, como si algo se abriera dentro de mí y pudiera absorber mucho más oxígeno. Esto transforma por completo mi estado de ánimo: de repente, siento que todo va a ir bien y que, a fin de cuentas, puedo afrontar lo que sea, por difícil que sea. Me invade una sensación de fuerza serena que a veces puede durar horas, o incluso días. Y luego está el enorme efecto que el ejercicio de respiración tiene en mí. Cuando me levanto con «niebla mental», el ejercicio me despeja de inmediato.

AGNES

LA PERIMENOPAUSIA Y LA MENOPAUSIA

«No me siento yo misma» o «¿Qué demonios me está pasando?» son frases que a menudo escuchamos de mujeres que atraviesan la menopausia, un período de grandes cambios hormonales. Durante la transición hacia la menopausia —lo que se conoce como *perimenopausia*—, la progesterona comienza a disminuir y el estrógeno, que hasta ese momento se había encargado de proteger la salud de la mujer, comienza a fluctuar de manera imprevisible, dando lugar a los síntomas más comunes de esta etapa. Como ya vimos en el capítulo 3, el estrógeno no solo cumple una función reproductora, sino que también resulta vital para la salud cardiovascular, ósea, mamaria y cerebral, así como para la piel, el cabello, las mucosas y la musculatura pélvica, lo que explica que los síntomas de la menopausia afecten a tantas partes del cuerpo. Con todo, existe muy poca información en términos de investigación, apoyo y tratamientos relacionados con ella. La transición hacia esta etapa puede provocar una serie de síntomas cotidianos, que pueden perdurar hasta diez años. En la mayoría de los casos, aparecen entre los 45 y los 56 años, aunque pueden presentarse a edades más tempranas —a partir de los treinta— y, en algunos casos, volverse crónicos. Según las estadísticas a este respecto*, se estima que entre un 75 y un 80 por ciento de las mujeres experimenta sofocos, sudores nocturnos y palpitaciones. Otros síntomas comunes incluyen fatiga, trastornos del sueño, niebla mental, aumento de peso, resistencia a la insulina e hipertensión. Hasta un 70 por ciento de las mujeres también experimenta síntomas psicológicos durante este período, como ira, irritabilidad, ansiedad y tensión, depresión, pérdida de concentración y disminución de la autoestima y la confianza.

Muchas mujeres atraviesan esta transición hormonal sintiendo que están perdiendo la cabeza y que deben hacerse cargo de la situación ellas solas. A menudo se sienten incomprendidas y poco escuchadas por sus médicos, que en ocasiones se limitan a derivarlas al especialista correspondiente para cada síntoma o a recetarles pastillas —a menudo con efectos secundarios adversos— antes de enviarlas de vuelta a casa: «¿Migrañas? Ve al neurólogo. ¿Palpitaciones? Te derivo a cardiología. ¿Dolores? Aquí tienes un analgésico. ¿Problemas para dormir? Te receto unos somníferos». Muchas mujeres afirman haber recibido un diagnóstico de depresión, ansiedad o TDAH —entre muchos otros— para luego acabar descubriendo que sus síntomas estaban relacionados con la menopausia. La comunidad científica también señala que la intensidad de estos síntomas se ha duplicado en los últimos cincuenta años**. En 2024, Halle Berry hizo un famoso llamamiento al gobierno de los Estados Unidos para que empezara a financiar la investigación sobre la menopausia, haciendo hincapié en que nos falta muchísimo conocimiento sobre algo que afecta a la mujer casi la mitad de su vida. ¡Bienvenida al agujero negro de la menopausia!

---

* Peacock, K., Carlson, K., y Ketvertis, K. M., «Menopause», *StatPearls* (21 de diciembre de 2023).

** Rödström, K., Weman, L., Sundh, V., y Björkelund, C., «Perception of Higher Frequency of Daily Hot Flashes in 50-Year-Old Women Today: A Study of Trends over Time During 48 Years in the Population Study of Women in Gothenburg, Sweden», *Menopause* 10, vol. 29 (1 de octubre de 2022), pp. 1124-1129, https://doi.org/10.1097/GME.0000000000002033.

Teniendo todo esto en cuenta, queda claro que, en esta etapa de transición, las mujeres necesitan más que nunca prácticas que las ayuden a equilibrar las hormonas, combatir el estrés y aumentar la resiliencia para hacer frente a este gran cambio. Y, por descontado, ¡aquí es donde el WHM puede marcar una verdadera diferencia!

El estrés y la inflamación

La exposición al frío, los ejercicios de respiración y los cambios de actitud mental pueden aportar enormes beneficios a las mujeres durante la menopausia. Las investigaciones muestran que varios de los síntomas asociados a esta etapa son más prolongados y de mayor gravedad en mujeres con obesidad, sensibilidad al estrés, ansiedad, depresión o algún tipo de desequilibrio hormonal o inmunitario que suponga un estrés fisiológico. El estrés puede, literalmente, «robar» pregnenolona —la hormona madre que se transforma en progesterona—, dado que el cortisol se produce a partir de los mismos componentes básicos. Por otro lado, las variaciones en los niveles de estrógeno se han asociado con una mayor gravedad de los síntomas de la menopausia[*]. Con el WHM, puedes aprender a estabilizar tus niveles de estrés y a desarrollar una mayor resiliencia durante esta fase de transición. Algunos estudios han establecido vínculos entre los síntomas de la menopausia y los niveles de inflamación[**], mientras que otros incluso han descrito la perimenopausia como una «fase inflamatoria sistémica»[***]. La

---

[*] Arnot, M., Emmott, E. H., y Mace, R., «The Relationship Between Social Support, Stressful Events, and Menopause Symptoms», *PLOS ONE* 1, vol. 16 (27 de enero de 2021), e0245444, https://doi.org/10.1371/journal.pone.0245444.

[**] Malutan, A. M., Dan, M., Nicolae, C., y Carmen, M., «Proinflammatory and Anti-Inflammatory Cytokine Changes Related to Menopause», *Przeglad Menopauzalny = Menopause Review* 3, vol. 13 (junio de 2014), pp. 162-168, https://doi.org/10.5114/pm.2014.43818.

[***] McCarthy, M., y Raval, A. P., «The Peri-Menopause in a Woman's Life: A Systemic Inflammatory Phase That Enables Later Neurodegenerative Disease»,

inflamación desempeña un papel clave en las afecciones crónicas que las mujeres desarrollan tras entrar en la menopausia, ya que el organismo está en un estado de constante reparación. El estrógeno tiene un efecto antiinflamatorio y contribuye a mantener el colesterol en niveles saludables, además de proteger el corazón y la salud arterial. Cuando sus niveles están equilibrados, estimula el sistema inmunitario favoreciendo su buen funcionamiento, pero sus bruscas e imprevisibles fluctuaciones durante la perimenopausia pueden alterarlo. La menopausia también afecta en gran medida al equilibrio del microbioma intestinal, que alberga gran parte de nuestro sistema inmunitario. Como sabemos, el WHM puede reducir la inflamación, aumentar los marcadores proinflamatorios y, posiblemente, equilibrar la función inmunitaria.

El estado de ánimo

Durante la menopausia, es muy habitual que aumenten las alteraciones del estado de ánimo. Hoy en día, sabemos que, de una forma u otra, el estrógeno influye en las hormonas del bienestar, como la serotonina, la dopamina, la adrenalina y las endorfinas[*]. El cerebro está repleto de receptores de progesterona y estrógeno, y la fluctuación o disminución de esta última hormona nos hace más susceptibles a experimentar depresión, ansiedad y cambios de humor.

El WHM puede ayudarnos a manejar los síntomas anímicos asociados con la menopausia de muy distintas formas. Por ejemplo, se ha demostrado que reduce la inflamación, la cual desempeña un

---

Journal of Neuroinflammation 1, vol. 17 (23 de octubre de 2020), pp. 1-14, https://doi.org/10.1186/s12974-020-01998-9.

[*] Liang, G., Kow, A. S. F., Yusof, R., Tham, C. L., Ho, Y. C., y Lee, M. T., «Menopause-Associated Depression: Impact of Oxidative Stress and Neuroinflammation on the Central Nervous System—A Review», *Biomedicines* 1, vol. 12 (15 de enero de 2024), p. 184, https://doi.org/10.3390/biomedicines12010184.

papel clave en la salud mental*. La experiencia también lo avala: cualquiera que haya probado la exposición al frío sabe lo rápido que levanta el estado de ánimo. Y, aunque la investigación sobre la exposición al frío en mujeres menopáusicas sigue siendo muy limitada, en 2024 se publicó una amplia encuesta que respalda lo que miles de mujeres ya vienen experimentando y relatando**. De las 1114 personas que respondieron, 785 se encontraban en la perimenopausia y afirmaron que nadar en aguas frías naturales las había ayudado a mejorar, de manera significativa, la ansiedad (46,9 por ciento), los cambios de humor (34,5 por ciento), la irritabilidad (37,6 por ciento) y el decaimiento anímico (31,1 por ciento). Y lo que es más interesante aún: el 63,3 por ciento de ellas indicó que realizaban esta práctica expresamente para aliviar los síntomas hormonales.

La niebla mental

El WHM puede disipar de inmediato la niebla mental, un problema frecuente entre las mujeres que atraviesan la perimenopausia o la menopausia. Esto podría estar relacionado con la forma en que el método —y en especial los ejercicios de respiración— facilita el movimiento del líquido cefalorraquídeo (LCR), que circula desde la base de la columna vertebral hasta el cerebro. Los sudores nocturnos típicos de la perimenopausia desvelan a muchas mujeres e impiden que descansen lo suficiente, lo que acaba provocando una inflamación persistente en el cerebro. Las mujeres necesitamos, más que nadie, descansar profundamente para que nuestro organismo pueda restaurarse de manera adecuada, y una de las formas de lograrlo es a través de la eliminación del LCR. Practicando las técnicas de respiración del WHM, conseguimos que este

---

*   *Ibidem.*
**   Pound *et al.*, «How Do Women Feel Cold Water Swimming Affects Their Menstrual and Perimenopausal Symptoms?», *op. cit.*

fluido circule con mayor rapidez. A menudo lo comparamos con una «ducha cerebral» cotidiana, que nos ayuda a deshacernos de las toxinas y los productos de desecho acumulados en el cerebro. Son muchas las mujeres con niebla mental que nos han contado que el WHM les brinda un alivio casi instantáneo. Además, sabemos que la exposición al frío agudiza la mente, gracias al pico de noradrenalina que genera.

El agotamiento, la energía y el sueño

La fatiga y la falta de energía son dos de los principales síntomas que experimentan las mujeres durante la menopausia y, en los últimos años, se ha observado un repunte del agotamiento específicamente relacionado con esta etapa*. En este sentido, cabe señalar que el incremento de energía es uno de los beneficios más destacados que las mujeres refieren con la práctica del WHM. Además, el frío posee un indiscutible poder revitalizante. La exposición al frío en sus distintas formas nos brinda un aporte extra de energía: según un estudio**, los niveles de dopamina se incrementan en un 250 por ciento, y los de noradrenalina, en un 540 por ciento. La belleza del WHM para combatir el agotamiento relacionado con la menopausia (y, en realidad, cualquier tipo de agotamiento) reside en su capacidad de actuar como una especie de «calmante» con efectos estimulantes, pero sin el típico bajón de energía de después. De manera similar, tanto la exposición al frío como la hipoxia intermitente estimulan la salud mitocondrial, lo que contribuye al buen

---

* Salem, L., «Why Businesses Should Be More Aware of Menopause-Related Burnout», *PeopleManagement* (7 de febrero de 2022), https://www.peoplemanagement.co.uk/article/1742024/why-businesses-should-be-more-aware-of-menopause-related-burnout.

** Srámek, P., Simecková, M., Janský, L., Savlíková, J., y Vybíral, S., «Human Physiological Responses to Immersion into Water of Different Temperatures», *European Journal of Applied Physiology* 5, vol. 81 (marzo de 2000), pp. 436-442, https://doi.org/10.1007/s004210050065.

funcionamiento de las «centrales energéticas» de nuestras células. Al combinar el efecto revitalizante del frío con los ejercicios de respiración, conseguimos activar también el nervio vago, lo que restablece el sistema nervioso y activa nuestras funciones restaurativas. De este modo, ayudamos al cuerpo a acompasarse con el ritmo circadiano, para poder conciliar el sueño de forma natural.

Los sofocos

La caída de los niveles de estrógeno durante la menopausia suele ir acompañada de sofocos, que probablemente sea el síntoma más conocido de esta etapa. Cuando el «termostato interno» de las mujeres salta, el organismo responde tratando de enfriarse a través de los sofocos. Alrededor del 75 por ciento de las mujeres experimenta esta respuesta, que llega a ser grave en el 15 por ciento de los casos.

Según un estudio, las mujeres con niveles moderados de ansiedad presentan casi tres veces más probabilidades de reportar sofocos, y aquellas con ansiedad elevada, casi cinco veces más[*]. A menudo, las mujeres señalan el estrés como factor desencadenante, por lo que mejorar nuestra resiliencia en este sentido podría contribuir a reducir los sofocos. Las respiraciones lentas y profundas también se consideran una excelente estrategia para aliviar esta respuesta. Un ensayo clínico mostró que, con solo una o dos sesiones diarias de respiración diafragmática de quince minutos —respirando seis veces por minuto—, los sofocos se redujeron entre un 42 y un 52 por ciento a las nueve semanas[**]. ¡Un resultado impresionante en tan poco tiempo! En la encuesta antes mencionada, las mujeres

---

[*] Freeman, E. W., Sammel, M. D., Lin, H., Gracia, C. R., Kapoor, S., y Ferdousi, T., «The Role of Anxiety and Hormonal Changes in Menopausal Hot Flashes», *Menopause* 3, vol. 12 (2005), pp. 258-266, https://doi.org/10.1097/01.gme.0000142440.49698.b7.

[**] Sood, R., Sood, A., Wolf, S. L., Linquist, B. M., Liu, H., Sloan, J. A., Satele, D. V., Loprinzi, C. L., y Barton, D. L., «Paced Breathing Compared with Usual Breathing

en fase de perimenopausia que nadaban en aguas frías también reportaron una reducción del 30,3 por ciento en los sofocos.

En definitiva, muchas mujeres consiguen regular en gran medida su «termostato interno» dándose duchas frías, sumergiéndose en aguas naturales o incluso tomando un breve baño de hielo. Esto podría deberse a diversos factores, desde la propia reducción de la temperatura hasta la constricción de los vasos sanguíneos, lo que podría impedir que la oleada de calor se propague por todo el cuerpo.

La salud cardiovascular y la presión arterial

La caída de los niveles de estrógeno durante la perimenopausia puede favorecer la acumulación de placa en las arterias y la consiguiente aparición de problemas cardiovasculares —como enfermedades cardíacas, ictus o arritmias—, que son frecuentes en esta etapa de la vida de la mujer[*]. Los problemas de este tipo están fuertemente correlacionados con el estrés psicológico y la falta de sueño[**], por lo que reducir el estrés puede conllevar mejoras importantes en este sentido.

Con las técnicas de respiración, podemos regular el sistema nervioso y estabilizar tanto la presión arterial como los niveles de estrés. Muchas mujeres afirman que practicar el WHM les permite disminuir la presión arterial y la frecuencia cardíaca, además de aumentar la variabilidad de esta última. Como vimos en el capítulo sobre la ex-

---

for Hot Flashes», *Menopause* 2, vol. 20 (febrero de 2013), pp. 179-184, https://doi.org/10.1097/gme.0b013e31826934b6.

[*] Ashley Welch, "Menopause and Heart Palpitations: Risks, Symptoms, and Concerns," EverydayHealth, December 22, 2020, https:// www.everydayhealth.com/menopause/menopausal-heart-palpitations-can -cause-distress-may-signal-serious-health-issue/.

[**] Zhao, S. X., Tindle, H. A., Larson, J. C., Woods, N. F., Crawford, M. H., Hoover, V., Salmoirago-Blotcher, E., Shadyab, A. H., Stefanick, M. L., y Perez, M. V., «Association Between Insomnia, Stress Events, and Other Psychosocial Factors and Incident Atrial Fibrillation in Postmenopausal Women: Insights from the Women's Health Initiative», *Journal of the American Heart Association* 17, vol. 12 (5 de septiembre de 2023), https://doi.org/10.1161/jaha.123.030030.

posición a bajas temperaturas, el frío ejercita el sistema cardiovascular y ayuda a eliminar la acumulación de placa y grasa en las arterias. Y lo que es aún más importante: fortalece los pequeños músculos de las paredes venosas, lo que contribuye a su buen funcionamiento.

ADVERTENCIA: existe una delgada línea entre exponerse al frío demasiado y exponerse demasiado poco, un equilibrio que puede resultar aún más delicado cuando existe algún tipo de problema cardiovascular. Si este es tu caso, es fundamental que vayas con pies de plomo a la hora de incrementar la dificultad, y que evites sobrecargar un sistema ya de por sí comprometido. Las personas con algún problema de salud cardiovascular o enfermedad cardíaca que están iniciándose en la práctica, así como las mujeres que hayan sufrido un ictus, deben realizar los baños de hielo con mucha precaución —si es que pueden llegar a realizarlos—, y siempre bajo la supervisión de un profesional de la salud. Si tu médico te ha autorizado a usar la sauna o a practicar deporte, es posible que los baños de hielo también sean seguros. Aun así, siempre es recomendable avanzar de forma gradual y empezar con temperaturas más moderadas, como una ducha fría.

EL AUMENTO DE PESO Y LA RESISTENCIA A LA INSULINA

Durante la menopausia, muchas mujeres experimentan un aumento de peso y cambios metabólicos, como un aumento de los niveles de glucosa en sangre o de la grasa abdominal. Según diversos estudios, durante la transición menopáusica, las mujeres ganan, por término medio, unos 450 gramos al año, y el 20 por ciento de ellas aumenta casi cinco kilos o más durante esos años[*], un peso

---

[*] Wing, R .R., Matthews, K. A., Kuller, L. H., Meilahn, E. N., y Plantinga, P. L., «Weight Gain at the Time of Menopause», *Archives of Internal Medicine* 1, vol. 151 (enero de 1991), pp. 97-102.

que se acumula en su gran mayoría en la zona abdominal. Este fenómeno responde a múltiples causas, pero en gran medida se debe a una disminución de la sensibilidad a la insulina, lo que favorece el almacenamiento de grasa en el vientre. Hoy en día, sabemos que la exposición puntual al frío —como la que tiene lugar durante un baño de hielo— aumenta la captación de glucosa, activa la grasa parda[*], e incrementa la sensibilidad a la insulina[**]. Además, los estudios sobre Wim han comprobado que la musculatura intercostal absorbe glucosa durante este tipo de prácticas. Por su parte, otra investigación demostró que nadar en agua fría dos veces por semana mejoraba de manera significativa la composición corporal y la sensibilidad a la insulina en las mujeres[***]. La exposición al frío también induce la transformación de la grasa blanca en grasa parda[****], lo que sugiere que las bajas temperaturas estimulan el metabolismo. Como puedes comprobar, las mujeres menopáusicas cuentan con varias herramientas para combatir la resistencia a la insulina y el aumento de peso.

Como mujeres, experimentamos muchas transiciones vitales que pueden conllevar profundos cambios físicos, emocionales y hormonales. Y, aunque se trate de un proceso del todo natural,

---

[*] Huo, C., Song, Z., Yin, J., Zhu, Y., Miao, X., Qian, H., Wang, J., Ye, L., y Zhou, L., «Effect of Acute Cold Exposure on Energy Metabolism and Activity of Brown Adipose Tissue in Humans: A Systematic Review and Meta-Analysis», *Frontiers in Physiology*, vol. 13 (28 de junio de 2022), 917084, https://doi.org/10.3389/fphys.2022.917084.

[**] Ivanova, Y. M., y Blondin, D. P., «Examining the Benefits of Cold Exposure as a Therapeutic Strategy for Obesity and Type 2 Diabetes», *Journal of Applied Physiology* 5, vol. 130 (1 de mayo de 2021), pp. 1448-1459, https://doi.org/10.1152/japplphysiol.00934.2020.

[***] Gibas-Dorna, M., Chęcińska, Z., Korek, E., Kupsz, J., Sowińska, A., y Krauss, H., «Cold Water Swimming Beneficially Modulates Insulin Sensitivity in Middle-Aged Individuals», *Journal of Aging and Physical Activity* 4, vol. 24 (octubre de 2016), pp. 547-554, https://doi.org/10.1123/japa.2015-0222.

[****] Lee, P., Linderman, J. D., Smith, S., Brychta, R. J., Wang, J., Idelson, C., Perron, R. M., *et al.*, «Irisin and FGF21 Are Cold-Induced Endocrine Activators of Brown Fat Function in Humans», *Cell* Metabolism 2, vol. 19 (4 de febrero de 2014), pp. 302-309, https://doi.org/10.1016/j.cmet.2013.12.017.

nuestro sentido de identidad puede verse fundamentalmente alterado, lo que nos exige adaptarnos a nuevas realidades corporales y paisajes emocionales. El WHM puede facilitar estas transiciones y ayudar a nuestro cuerpo en constante transformación a adaptarse con mayor rapidez y soltura.

8
EL WHM PARA COMBATIR LAS ENFERMEDADES INFLAMATORIAS Y AUTOINMUNES

«La salud no se limita a la ausencia de enfermedad».

GRACIAS A LAS NUEVAS TECNOLOGÍAS, técnicas y tratamientos, la medicina moderna ha logrado avances increíbles en las últimas décadas. Por desgracia, sigue teniendo limitaciones importantes a la hora de prevenir y tratar las afecciones crónicas que afectan a tantas personas. Según los Centros para el Control y la Prevención de Enfermedades (CDC, por sus siglas en inglés), el 51,8 por ciento de las personas adultas estadounidenses presenta al menos una afección crónica, y el 27,2 por ciento, más de una[*]. Y lo cierto es que casi todas estas afecciones tienen un mismo origen: la inflamación crónica.

Probablemente hayas oído hablar de las afecciones inflamatorias crónicas (como las alergias, el asma o la artritis) o de las enfermedades autoinmunes (como la artritis psoriásica, la esclerosis múltiple o las enfermedades tiroideas autoinmunes). Lo que tal vez no sepas es que la inflamación constituye la causa de fondo de las principales causas de muerte y discapacidad, incluidas las enfermedades cardiovasculares, el ictus, las enfermedades respiratorias crónicas, el cáncer, la diabetes, la insuficiencia renal, el hígado graso y los trastornos neurodegenerativos como el Alzheimer. Incluso hay nuevos

---

[*]   Boersma, P., «Prevalence of Multiple Chronic Conditions Among US Adults, 2018», *Preventing Chronic Disease*, vol. 17 (18 de septiembre de 2020), https://doi.org/10.5888/pcd17.200130.

hallazgos científicos que demuestran que las alteraciones del sistema inmunitario y de la respuesta inflamatoria pueden derivar en enfermedades psiquiátricas como depresión, esquizofrenia, psicosis posparto, trastorno bipolar y autismo[*]. En un estudio titulado «Chronic Inflammation in the Etiology of Disease Across the Life Span», los investigadores afirman que la inflamación sistémica crónica puede desencadenar toda una serie de enfermedades que, en su conjunto, representan las principales causas de discapacidad y mortalidad en todo el mundo[**]. De hecho, a escala mundial, tres de cada cinco personas fallecen debido a enfermedades inflamatorias crónicas[***], mientras que el 90 por ciento de las denominadas «enfermedades occidentales» guardan relación con el sistema inmunitario.

Las mujeres presentan una mayor prevalencia tanto de inflamación crónica como de otro tipo de afecciones crónicas. De hecho, tienen nueve veces más probabilidades que los hombres de desarrollar una enfermedad autoinmune. Muchas personas conviven a diario con los síntomas de estos trastornos y, aunque la medicación puede ser de ayuda, también presenta sus propios riesgos y efectos secundarios. Tanto es así que la tercera causa de muerte en el mundo es el consumo de fármacos con receta[****]. Además, para colmo de males, las investigaciones indican que el 90 por ciento de las enfermedades crónicas guardan relación con factores de estilo de vida, como el estrés, la falta de actividad física, la alimentación o el consumo de tabaco y alcohol: factores todos ellos evitables con unos hábitos saludables.

---

[*]   Drexhage, H. A., *Immuno-psychiatrie: Het immuunsysteem-uit-balans als oorzaak van psychiatrische aandoeningen*, Amsterdam, SWP, 2023.

[**]   Furman, D., Campisi, J., Verdin, E., Carrera-Bastos, P., Targ, S., Franceschi, C., Ferrucci, L., *et al.*, «Chronic Inflammation in the Etiology of Disease Across the Life Span», *Nature Medicine* 12, vol. 25 (5 de diciembre de 2019), pp. 1822-1832, https://doi.org/10.1038/s41591-019-0675-0.

[***]   Pahwa, R., Goyal, A., y Jialal, I., «Chronic Inflammation», *StatPearls* (7 de agosto de 2023).

[****]   Gøtzsche, P. C., «Our Prescription Drugs Kill Us in Large Numbers», *Polskie Archiwum Medycyny Wewnetrznej* 11, vol. 124 (2014), pp. 628-634, https://doi.org/10.20452/pamw.2503.

Todo esto explica que personas de todo el mundo estén tomando las riendas de su propia salud, informándose sobre nutrición, estilo de vida y medicina natural. Las mujeres son quienes lideran esta tendencia, explorando estrategias alternativas —como el Método Wim Hof— cuando la medicina moderna es incapaz de ofrecer una solución. Estos enfoques no se limitan a atajar los síntomas, sino que se centran en resolver los problemas subyacentes que dan origen a la inflamación y autoinmunidad. Nuestro cuerpo posee una asombrosa capacidad de autocuración; solo necesitamos crear las condiciones adecuadas para que esta aflore y, en este sentido, no hay mejor punto de partida que el sistema inmunitario.

LAS MUJERES, LA INFLAMACIÓN Y EL SISTEMA INMUNITARIO

A menudo pensamos en el sistema inmunitario cuando nos resfriamos o tenemos gripe, pero rara vez nos planteamos en qué parte del cuerpo se encuentra. Este intrincado sistema se concentra principalmente en los ganglios linfáticos y la médula ósea, pero también está presente en lugares más insospechados, como el intestino o incluso los ovarios. Se trata de un sistema muy extenso, que representa un porcentaje sustancial de las células de nuestro organismo. De hecho, si reuniéramos todas las células inmunitarias de una persona de tamaño medio —unos 1800 millones en total—, su peso rondaría los 1,2 kilos*. ¡Casi lo mismo que una piña! Las células inmunitarias son tan fundamentales para la supervivencia humana que ya empiezan a producirse a las tres semanas de la concepción.

Un sistema inmunitario saludable mantiene un correcto equilibrio entre activación y supresión: debe activarse de inmediato ante

---

* Sender, R., Weiss, Y., Navon, Y., Milo, I., Azulay, N., Keren, L., Fuchs, S., Ben-Zvi, D., Noor, E., y Milo, R., «The Total Mass, Number, and Distribution of Immune Cells in the Human Body», *Proceedings of the National Academy of Sciences* 44, vol. 120 (23 de octubre de 2023), https://doi.org/10.1073/pnas.2308511120.

la más mínima amenaza —como bacterias, lesiones o toxinas—, pero también actuar con precisión e inteligencia para evitar una sobreactivación, que puede derivar en enfermedades inmunitarias e inflamación crónica. Además, debe saber cuándo deponer las armas y dedicarse a otras funciones, como reparar los daños celulares o regenerar los tejidos.

Por desgracia, como ya hemos mencionado en capítulos anteriores, nuestro sistema inmunitario no siempre logra mantener ese equilibrio ideal, lo que puede derivar en inflamación crónica. Recordemos que la inflamación es una respuesta innata del sistema inmunitario frente a una amenaza, ya sea un agente externo (como bacterias, virus, células cancerosas o un órgano trasplantado) o un factor interno (como el estrés psicológico o emocional). Además, podemos distinguir dos tipos. Por un lado, estaría la inflamación «buena», que correspondería a la respuesta aguda del organismo ante microbios, daño tisular, estrés metabólico o cualquier tipo de enfermedad o lesión. Cuando la respuesta inflamatoria es de corta duración, cumple una función muy útil: activa las defensas del organismo, impide que el daño se agrave y facilita la recuperación. La inflamación aguda puede provocar dolor, enrojecimiento, hinchazón y calor. En estos casos puntuales, resulta una valiosa herramienta, pues permite que el cuerpo se repare y sane.

REFUERZA EL SISTEMA INMUNITARIO PORQUE... ¡MÁS VALE PREVENIR QUE CURAR!: aunque este capítulo se centra en las enfermedades —es decir, cuando nuestro sistema inmunitario no ha logrado protegernos o ha dejado de desempeñar su función debido a la autoinmunidad—, conviene señalar que el WHM también es una excelente forma de prevenir su aparición. En otras palabras, no solo nos ayuda a abordar la enfermedad, sino también a sentirnos sanos y felices. Las investigaciones han demostrado que el WHM aumenta las proteínas antiinflamatorias y reduce las proinflamatorias, lo que indica que contribuye a reforzar el sistema inmunitario de manera global. De hecho, hemos podido comprobar de primera mano cómo algunas dolencias cotidianas parecen esfumarse con la práctica regular del WHM. Y cuando la enfermedad consigue hacer mella —y tenemos gripe, por ejemplo—, el tiempo de recuperación suele ser sorprendentemente corto.

La inflamación «mala» es crónica y de bajo grado, lo que implica una activación prolongada del sistema inmunitario. Aunque puede que este tipo de inflamación no cause síntomas evidentes en un primer momento, el sistema inmunitario está trabajando sin descanso bajo la superficie, lo que tarde o temprano acabará pasando factura al organismo. Como señala el profesor Marcel Muskiet, médico internista y experto en sistema inmunitario: «No nos damos cuenta, pero unos niveles bajos de inflamación persistente son el caldo de cultivo de muchas enfermedades».

A menudo, vivimos sin saber que tenemos inflamación crónica hasta que desarrollamos una enfermedad autoinmune, en la que el sistema inmunitario se ha deteriorado tanto que no logra distinguir entre las amenazas reales y los propios tejidos del cuerpo. Como consecuencia, ataca al propio organismo, una respuesta que, con el tiempo, puede derivar en una de las más de ochenta enfermedades autoinmunes conocidas. Los mecanismos específicos pueden variar en función del tipo de enfermedad, pero la inflamación crónica suele ser un denominador común, ya que desencadena y perpetúa la respuesta inmunitaria contra el propio cuerpo. Esto es lo que se conoce como «pérdida de tolerancia».

Como ya mencionamos con anterioridad, las mujeres tienen nueve veces más probabilidades que los hombres de desarrollar una enfermedad autoinmune. Hoy por hoy, seguimos sin comprender del todo las razones detrás de esta enorme diferencia entre ambos sexos, aunque suele apuntarse a la genética como uno de los factores clave. Sin embargo, no basta por sí sola para explicar este fenómeno.

Es cierto que las mujeres presentan una predisposición genética a producir un mayor número de autoanticuerpos*, un mecanismo diseñado para proteger a la descendencia frente a infecciones, lo que en contrapartida puede aumentar el riesgo de desarrollar enfermedades autoinmunes. No obstante, también intervienen otros factores, como las hormonas sexuales femeninas. De hecho, el riesgo de desarrollar una enfermedad autoinmune aumenta de manera significativa durante los años reproductivos de la mujer y parece dispararse en los momentos de grandes cambios hormonales, como el posparto y la perimenopausia**. Sin embargo, tras la llegada de la menopausia, el riesgo se equipara al de los hombres***, lo que sugiere que el estrógeno desempeña un papel determinante.

Asimismo, resulta revelador que exista una fuerte correlación entre la aparición de enfermedades autoinmunes y los períodos de estrés intenso. Según diversos estudios retrospectivos****, hasta el 80 por ciento de los pacientes con una enfermedad autoinmune afirmó haber atravesado un episodio de gran estrés emocional antes del inicio de la enfermedad. A la luz de estos datos, los autores concluyeron: «Se presume que las hormonas neuroendocrinas desencadenadas por el estrés conducen a una desregulación inmunitaria que, en último término, deriva en una enfermedad autoinmune, al alterar o amplificar la producción de citocinas»*****.

---

* Kronzer, V. L., Bridges Jr., S. L., y Davis III, J. M., «Why Women Have More Autoimmune Diseases Than Men: An Evolutionary Perspective», *Evolutionary Applications* 3, vol. 14 (1 de diciembre de 2020), pp. 629-633, https://doi.org/10.1111/eva.13167.

** Angum, F., Khan, T., Kaler, J., Siddiqui, L., y Hussain, A., «The Prevalence of Autoimmune Disorders in Women: A Narrative Review», *Cureus* 5, vol. 12 (13 de mayo de 2020), e8094, https://doi.org/10.7759/*cureus*.8094.

*** Nieuwdorp, M., *El poder desconocido de las hormonas: Cómo las hormonas influyen en nuestra vida diaria* (trad. de María Rosich), Barcelona, Salamandra, 2024.

**** Assad *et al.*, «Role of Sex Hormone Levels and Psychological Stress in the Pathogenesis of Autoimmune Diseases», *Cureus* 6, vol. 9 (5 de junio de 2017), e1315, https://doi.org/10.7759/*cureus*.1315.

***** Stojanovich, L., Marisavljevich, D., «Stress as a Trigger of Autoimmune Disease», *Autoimmunity Reviews* 3, vol. 7 (2008), pp. 209-213, DOI: 10.1016/j.

¿QUÉ SON LAS CITOCINAS? Las citocinas son pequeñas proteínas que desempeñan un papel crucial en la señalización celular: actúan como mensajeras intercelulares, lo que permite modular la respuesta inmunitaria y facilitar distintos procesos fisiológicos. Pueden tener efectos tanto proinflamatorios como antiinflamatorios, e influir en el equilibrio general del sistema inmunitario. Entre las citocinas proinflamatorias más comunes destacan la IL-8, la IL-6 y el TNF-a. La producción excesiva de estas moléculas contribuye al desarrollo de inflamación crónica y de un amplio abanico de enfermedades. De hecho, gran parte de los estudios sobre la inflamación o las enfermedades inflamatorias miden los niveles de inflamación en el organismo a partir de citocinas como el TNF-a.

Como mujeres, debemos ser conscientes de este riesgo y, al mismo tiempo, recordar que existen múltiples enfoques naturales —como el WHM—, que pueden ayudarnos a tener un sistema inmunitario sano y equilibrado.

EL WHM PARA LAS ENFERMEDADES INFLAMATORIAS CRÓNICAS Y AUTOINMUNES

Recientemente tuvimos ocasión de asistir al simposio «The Future of Medicine», que estaba dedicado a las enfermedades autoinmunes y la inflamación. Uno de los ponentes, el reumatólogo e inmunólogo Iain McInnes, destacó que el TNF-alfa (TNF-α) actúa como regulador maestro de la inflamación. La presencia de este marcador indica un elevado nivel de inflamación que requiere atención y, de hecho, se ha comprobado que inhibir esta citocina

---

autrev.2007.11.007.

proporciona alivio a personas con diversas enfermedades inmunitarias, como artritis, psoriasis o enfermedad inflamatoria intestinal,
entre otras. Este hallazgo resultó revelador, pues se había logrado
identificar un factor que puede tener un impacto decisivo en el
futuro de la medicina. Su papel central en el desarrollo de enfermedades autoinmunes sugiere que podría ser clave para comprender y tratar este tipo de afecciones.

¡Nos quedamos absolutamente maravilladas al oír aquello! Y
nuestra sorpresa no solo se debió al hallazgo en sí mismo, sino a
que sabíamos que el WHM se había asociado con una reducción de
los niveles del marcador TNF-α. De hecho, en el famoso estudio
de la Universidad de Radboud —al que ya nos hemos referido a
lo largo de estos capítulos—*, se observó una reducción del 53 por
ciento en el TNF-α y del 33 por ciento en los marcadores proinflamatorios IL-6 e IL-8 tras una sola sesión de respiración WHM,
al cabo de diez días practicando el método.

En vista de todo esto, parece lógico pensar que hubiera surgido
un gran interés por investigar el WHM para abordar la inflamación
crónica y las enfermedades autoinmunes. Si una «píldora natural»
pudiera reducir la inflamación entre un 33 y un 50 por ciento sin
apenas efectos secundarios negativos —como ha demostrado ser el
caso del WHM**—, ¡la empresa que la comercializara ganaría miles
de millones y podría ayudar a millones de personas! Sin embargo,
como suele decir nuestro padre: «La ciencia avanza al mismo ritmo
que la más lenta de las tortugas». Y lo cierto es que se invierte muy
poco en investigar las terapias naturales para tratar las afecciones
autoinmunes. ¿A qué se debe algo así? La explicación radica en el
sistema sanitario moderno, que antepone el beneficio económico a
las personas, por lo que prefiere incentivar el consumo de medica-

---

   * Kox *et al.*, «Voluntary Activation of the Sympathetic Nervous System and
Attenuation of the Innate Immune Response in Humans», *Proceedings of the National Academy of Sciences* 20, vol. 111, (2014), pp. 7379-7384, DOI: 10.1073/
pnas.1322174111.
   ** *Ibidem.*

mentos, las visitas al médico y la cronificación de las enfermedades, en lugar de abordar su origen. Conocemos a muchos médicos e investigadores excepcionales que realmente quieren lo mejor para sus pacientes, pero que a menudo se ven maniatados por las aseguradoras y la industria farmacéutica, que no quieren perder su férreo control sobre el sistema sanitario. De hecho, a raíz de aquel primer estudio, el Centro Médico de la Universidad de Radboud se interesó en seguir investigando los efectos del WHM sobre las enfermedades autoinmunes. Sin embargo, resultó increíblemente complicado obtener financiación para un estudio sobre terapias naturales. En este caso, la universidad quiso centrarse en la artritis —una afección inflamatoria común entre las mujeres—, pero Reumafonds, un fondo creado específicamente para financiar la investigación sobre el reumatismo, rechazó la solicitud, pese a reconocer que el WHM mostraba resultados prometedores para tratar esta enfermedad.

Por suerte, la ciencia está empezando a ponerse al día poco a poco. En las consultas médicas, cada vez son más los profesionales que ofrecen pautas en materia de nutrición, reducción del estrés y hábitos de vida saludables (en los Países Bajos, incluso se prescriben paseos por la naturaleza). Y también empiezan a publicarse investigaciones sobre el WHM y las enfermedades inflamatorias crónicas y autoinmunes. De hecho, llevamos ya varios años colaborando con diversas instituciones científicas y médicas para investigar los efectos del método en las enfermedades crónicas, ¡y los resultados son muy alentadores!

La artritis

Tras largos años de espera, por fin se llevó a cabo otro estudio para evaluar los efectos del WHM en personas con enfermedades autoinmunes[*]. La investigación fue fruto de una colaboración con

---

[*] Buijze, G. A., De Jong, H. M. Y., Kox, M., van de Sande, M. G., Van Schaardenburg, D., Van Vugt, R. M., Popa, C. D., Pickkers, P., y Baeten, D. L. P., «An Add-On

la Facultad de Medicina de la Universidad de Ámsterdam, bajo la dirección del profesor Geert Buijze, un neurocirujano que siempre se había mostrado muy interesado en estudiar el WHM. De hecho, años atrás ya había participado en la expedición de Wim al Kilimanjaro y, a raíz de aquella experiencia, publicó un artículo en el que demostraba que el WHM era eficaz para combatir el mal agudo de montaña[*].

En dicho estudio, se evaluó el WHM como intervención complementaria al tratamiento habitual de los participantes para la espondilartritis axial, un tipo de artritis inflamatoria que afecta principalmente a la zona lumbar, las caderas y los glúteos. La investigación se centró en esta enfermedad autoinmune en particular, dado que suele manifestarse en personas relativamente jóvenes con menos comorbilidades, lo que permite obtener resultados más claros. Los participantes practicaron el método a diario durante ocho semanas. El programa incluía ejercicios de respiración, baños de hielo semanales de cuerpo entero —cuya duración fue incrementándose hasta un máximo de cinco minutos—, duchas frías diarias —de duración progresiva hasta alcanzar los dos minutos y medio—, y un tipo de meditación interoceptiva. De manera sorprendente, el «grupo Hof» experimentó, en comparación con el grupo de control, descensos significativos en al menos tres marcadores inflamatorios, además de mostrar una mejor puntuación en los índices de calidad de vida y una clara mejoría física. A la luz de estos hallazgos, los autores sugirieron que el WHM constituye un «enfoque terapéutico novedoso en pacientes con afecciones inflamatorias», señalando su carácter prometedor.

Training Program Involving Breathing Exercises, Cold Exposure, and Meditation Attenuates Inflammation and Disease Activity in Axial Spondyloarthritis – A Proof of Concept Trial», *PLOS ONE* 12, vol. 14 (2 de diciembre de 2019), e0225749, https://doi.org/10.1371/journal.pone.0225749.

[*] Buijze *et al.*, «Controlled Hyperventilation After Training May Accelerate Altitude Acclimatization», *Wilderness & Environmental Medicine* 4, vol. 25 (diciembre de 2014), pp. 484-486, https://doi.org/10.1016/j.wem.2014.04.009.

Los resultados de esta investigación de seguimiento ayudaron a poner en marcha nuevos estudios sobre el WHM y otras enfermedades crónicas.

La psoriasis

La psoriasis afecta a alrededor del 4 por ciento de la población[*], y se manifiesta en forma de placas secas que suelen producir picor y descamación, a menudo localizadas en las rodillas, los codos y el cuero cabelludo. Se considera una afección relacionada con el sistema inmunitario, el cual acelera en exceso la producción de células, lo que acaba dando lugar a las lesiones cutáneas. En la actualidad, existen tratamientos para la psoriasis, pero no una cura definitiva.

Según la Fundación Nacional de Psoriasis, el estrés es uno de los desencadenantes más habituales de la enfermedad, por lo que no es de extrañar que en nuestra comunidad encontremos tantas personas que afirmen haber notado una mejoría con el WHM. Estos testimonios fueron los que impulsaron al doctor Jan Czarnecki, del Instituto de Psiquiatría y Neurología de la Universidad de Medicina de Lodz, a llevar a cabo un ensayo clínico para estudiar el efecto del WHM en dicha enfermedad[**].

Para el ensayo, se dividió a los treinta y ocho participantes con psoriasis en dos grupos de igual tamaño: el primero realizó diez semanas de entrenamiento con el WHM —que incluyeron ejercicios de respiración, exposición al frío y meditación—,

---

[*] Gonzalez-Cantero, A., Constantin, M. M., Dattola, A., Hillary, T., Kleyn, E., y Magnolo, N., «Gender Perspective in Psoriasis: A Scoping Review and Proposal of Strategies for Improved Clinical Practice by European Dermatologists», *International Journal of Women's Dermatology* 4, vol. 9 (1 de noviembre de 2023), e112, https://doi.org/10.1097/JW9.0000000000000112.

[**] Czarnecki, J., «Combination of Breathing Exercises, Cold Exposure, and Meditation Mitigate Psoriasis – Open Label, Randomized, Controlled Trial», *Journal of Investigative Dermatology* 10, vol. 141 (octubre de 2021), S153, https://doi.org/10.1016/j.jid.2021.08.026.

mientras que el segundo continuó con su tratamiento habitual. Los investigadores tomaron muestras de sangre y saliva a lo largo de todo el estudio y realizaron un minucioso seguimiento del estado de la piel mediante cuestionarios y evaluaciones. En un giro inesperado de los acontecimientos, a las dos semanas de iniciar la intervención se produjo el confinamiento total debido a la pandemia de COVID-19, lo que supuso un estrés añadido para los participantes. En el grupo de control se registró un mayor número de brotes, lo que explica que el 55 por ciento de los participantes de este grupo afirmara haber incrementado el uso de tratamientos tópicos. Estos resultados se confirmaron mediante análisis de saliva, que revelaron un aumento de los marcadores proinflamatorios y una disminución de los antiinflamatorios. En cambio, en el grupo de intervención se observó una ligera mejoría de la enfermedad, ya que el 68 por ciento de los participantes de este grupo declaró haber reducido el uso de tratamientos tópicos. Al igual que en el grupo de control, también se realizaron análisis de saliva para respaldar estos resultados y, en efecto, se constató un descenso en los niveles de citocinas proinflamatorias. Además, el grupo de intervención presentó una puntuación cuatro veces superior en la escala DLQI (Índice de Calidad de Vida en Dermatología), junto con mejoras en la calidad del sueño, una reducción de los síntomas depresivos y un mayor nivel de atención plena.

La endometriosis

La endometriosis es un trastorno poco conocido que afecta a cerca del 15 por ciento de las mujeres en edad reproductiva, y que provoca el crecimiento de tejido endometrial fuera de la cavidad uterina, lo que genera inflamación y tejido cicatricial, principalmente en la zona pélvica. Esta afección puede causar dolor intenso y contribuir a la infertilidad y, en algunos casos, incluso puede requerirse cirugía para extirpar el tejido sobrante.

Durante años, se ha diagnosticado de manera incorrecta e incluso se ha pasado por alto, ya que muchos médicos la consideraban un simple signo más de las fluctuaciones hormonales normales del ciclo menstrual femenino. Recientemente, gracias a las reivindicaciones de muchas mujeres, se ha incrementando tanto la investigación como la financiación para tratar de comprender mejor esta afección.

La primera vez que oímos decir que el WHM podía contribuir a mejorar la endometriosis fue por la esposa del doctor Nigel Beach, un fisioterapeuta que más tarde se convirtió en instructor certificado. Ambos llevaban algún tiempo practicando el WHM y, un buen día, él se acercó a mi padre para contarle que, desde que habían empezado con el método, su esposa había logrado quedarse embarazada pese a tener problemas de infertilidad (¡incluso le pusieron Wim de segundo nombre a su hijo!). En 2017, el doctor Beach convenció a la Universidad de Waikato para llevar a cabo un estudio sobre esta cuestión. Por desgracia, acabó cayendo en saco rato, debido —una vez más— a la falta de financiación. Sin embargo, en 2023, Wim conoció a una pareja mientras paseaba por la playa en Australia. Tras oír el relato de nuestro padre, la mujer, que padecía endometriosis, mostró un gran interés en investigar el WHM y sus posibles efectos sobre esta afección. En un golpe de suerte, resultó que eran filántropos, así que terminaron financiando un estudio al respecto, que actualmente está en curso. A la espera de contar con más datos, podemos suponer que el WHM podría ser eficaz frente a la endometriosis gracias a su capacidad para combatir la inflamación. De hecho, investigaciones previas han revelado una clara relación entre la inflamación y este trastorno, como indican los niveles de las citocinas proinflamatorias IL-6 y TNF-α*, que se sabe que el

---

* Malutan, A. M., Drugan, T., Costin, N., Ciortea, R., Bucuri, C., Rada, M. P., y Mihu, D., «Pro- Inflammatory Cytokines for Evaluation of Inflammatory Status in Endometriosis», *Central European Journal of Immunology* 1, vol. 40 (2015), pp. 96-102, https://doi.org/10.5114/ceji.2015.50840.

WHM es capaz de modular. Al igual que ocurre con la mayoría de las enfermedades crónicas, la inflamación está en la raíz del problema. Este denominador común convierte a esta línea de investigación en un campo muy prometedor, especialmente en el caso de una enfermedad que deja a las mujeres con pocas opciones de tratamiento a su alcance.

TESTIMONIO: me diagnosticaron endometriosis a los veintiocho años. Llevaba meses con dolor al ir al baño y, al principio, lo achaqué a mi dieta. Pero después empecé a sentir un dolor más intenso durante la menstruación, y también al mantener relaciones sexuales. En mi siguiente visita al ginecólogo le conté lo que me pasaba, y me dijo que se trataba de endometriosis. Me explicó que aún se desconoce su causa exacta, pero que muchas mujeres la padecen y puede estar relacionada con un nivel elevado de estrés. Lo cierto es que, en ese momento, estaba atravesando un período bastante estresante tanto en lo laboral como en lo personal. Siempre he sido una persona muy exigente y perfeccionista y, por aquel entonces, estaba coordinando un proyecto muy importante, además de lidiar con algunos asuntos personales. Dados mis síntomas, mi médico me dio cita para operarme en unos meses. Fue entonces cuando empecé a practicar el WHM, pero no porque tuviera endometriosis, sino porque conocí al que hoy es mi marido, que es instructor de WHM. Casi todos los días realizaba los ejercicios de exposición al frío, respiración y entrenamiento mental, y me fascinaba lo mucho que me ayudaba a estar más presente ante los desafíos. Aprendí a encontrar una sensación de paz cada vez que me sumergía en el baño de hielo, y a llevarla conmigo cuando volvía a mi vida cotidiana, lo que tuvo un profundo impacto en mí. A los pocos meses, volví al ginecólogo para un chequeo antes de la operación. Cuando me examinó, no encontró ni rastro de la endometriosis: había desaparecido por completo, así que canceló la intervención. Tanto mi médico como yo teníamos claro lo que había sucedido: al encontrar el equilibrio mental, mi cuerpo también encontró la forma de restaurar el suyo.

TANIT

Los primeros resultados de estos estudios han sido prometedores, ya que muestran los increíbles beneficios del WHM y sientan una base para que la investigación siga avanzando. Con suerte, en los próximos años se multiplicarán los estudios sobre los efectos del WHM en distintas enfermedades crónicas. Sin embargo, no podemos quedarnos de brazos cruzados esperando a que la ciencia se ponga al día. Por mucho que nuestro padre ame la ciencia y a la comunidad científica, nunca permitió que la falta de evidencia o de financiación para la investigación dictara lo que podía hacer y enseñar. La ciencia es, de por sí, reduccionista: está diseñada para comprobar fenómenos concretos y aislados, no para describir el vasto océano de posibilidades que existen en el mundo. En cierto modo, se asemeja mucho al mar o al espacio: nuestro conocimiento es muy limitado, así que nuestra única opción es seguir explorando y experimentando.

Como dice nuestro padre: «Mi cuerpo es mi laboratorio». Solo podemos descubrir nuevas fronteras cuando estamos abiertos a explorar y probar cosas nuevas. Y lo que muchas mujeres han descubierto en su propio laboratorio personal es que las terapias alternativas como el WHM pueden tener un extraordinario poder curativo frente a sus singulares desafíos de salud. De hecho, son ellas mismas quienes están liderando este camino, explorando distintos enfoques —con grandes resultados— cuando sus propios médicos o el sistema sanitario no logran ofrecerles una respuesta. En nuestra comunidad, hemos visto a miles de mujeres con diferentes enfermedades crónicas encontrar alivio gracias al WHM.

El síndrome de ovario poliquístico

El síndrome de ovario poliquístico (SOP) es un trastorno hormonal que afecta a entre un 8 y un 13 por ciento de las mujeres en edad reproductiva[*], aunque algunas fuentes señalan que la cifra podría llegar al 20 por ciento. Esta afección suele manifestarse con síntomas como menstruaciones irregulares, niveles excesivos de andrógenos que provocan acné, crecimiento de vello en zonas típicamente masculinas, pérdida de cabello, aumento de peso, cambios de humor y quistes ováricos. Las irregularidades menstruales, que con frecuencia implican ausencia de ovulación, pueden dificultar el embarazo, lo que convierte al SOP en la principal causa de infertilidad femenina. Además, este trastorno se ha asociado con un mayor riesgo de depresión, cáncer, enfermedades cardíacas e ictus[**], especialmente en mujeres que se encuentran en la etapa de la perimenopausia.

Al igual que sucede con tantos otros trastornos hormonales, todavía nos queda mucho por descubrir sobre cómo prevenir, diagnosticar y tratar el SOP. Lo que sí sabemos es que la resistencia a la insulina, la inflamación, la genética, el exceso de cortisol[***] y los desequilibrios hormonales desempeñan un papel importante en su aparición[****]. En nuestra experiencia, muchas mujeres han conseguido aliviar los síntomas de este trastorno gracias al WHM. Los ejercicios de respiración, exposición al frío y entrenamiento mental también parecen ayudar a abordar las causas subyacentes

---

[*] Laven, J., «Polycystic Ovary Syndrome (PCOS)», *Erasmus MC* (consultado el 23 de octubre de 2024), https://www.erasmusmc.nl/en/research/groups/polycystic-ovary-syndrome-pcos.

[**] Gottfried, *Salud hormonal*.

[***] Basu, B. R., Chowdhury, O., y Saha, S. K., «Possible Link Between Stress-Related Factors and Altered Body Composition in Women with Polycystic Ovarian Syndrome», *Journal of Human Reproductive Sciences* 1, vol. 11 (2018), pp. 10-18, https://doi.org/10.4103/jhrs.JHRS_78_17.

[****] Clínica Mayo, «Polycystic Ovary Syndrome (PCOS) – Symptoms and Causes» (consultado el 23 de octubre de 2024), https://www.mayoclinic.org/diseases-conditions/pcos/symptoms-causes/syc-20353439.

del SOP a largo plazo, lo que en algunos casos ha dado lugar a una reducción significativa de la afección en términos globales.

Las enfermedades tiroideas y Hashimoto

La glándula tiroides es un elemento clave del sistema neuroendocrino, que cumple numerosas funciones en el organismo: interviene en el metabolismo, en la termorregulación e incluso en la modulación del sistema inmunitario. En la jerarquía hormonal, el cortisol —el responsable de la supervivencia— prevalece sobre las hormonas tiroideas y reproductivas, que se encargan de funciones menos vitales, como el metabolismo y la reproducción. Pese a tratarse de un sistema muy ingenioso, el estrés crónico de la vida moderna puede dar lugar a una producción constante de cortisol, algo que a la larga acaba causando estragos en la salud tiroidea.

La enfermedad tiroidea más común es la de Hashimoto, un trastorno autoinmune que provoca una producción insuficiente de hormona tiroidea. Quienes la padecen suelen acusar debilidad y cansancio, y a menudo presentan dolores musculares y depresión. Al igual que en la mayoría de las afecciones que aparecen en este capítulo, el estrés también desempeña un papel importante aquí. De hecho, en un estudio se observó una reducción significativa de los niveles de depresión y ansiedad tras implementar un programa de gestión del estrés en mujeres con Hashimoto[*]. En este sentido, cabe señalar que las mujeres tienen entre cuatro y diez veces más probabilidades que los hombres de desarrollar esta enfermedad[**], cuya aparición suele producirse en momentos de

---

[*]   Markomanolaki, Z. S., Tigani, X., Siamatras, T., Bacopoulou, F., Tsartsalis, A., Artemiadis, A., Megalooikonomou, V., Vlachakis, D., Chrousos, G. P., y Darviri, C., «Stress Management in Women with Hashimoto's Thyroiditis: A Randomized Controlled Trial», *Journal of Molecular Biochemistry* 1, vol. 8 (2019), pp. 3-12.

[**]   NIH – NIDDK (Instituto Nacional de la Diabetes y las Enfermedades Digestivas y Renales de los Estados Unidos), «Hashimoto's Disease» (16 de noviem-

grandes transiciones hormonales, como la pubertad, el embarazo o la perimenopausia.

Hemos comprobado que, gracias al WHM, muchas mujeres han visto una mejoría en sus trastornos tiroideos. Ahora bien, conviene tener en cuenta que la enfermedad de Hashimoto también puede aumentar la sensibilidad a las bajas temperaturas, por lo que siempre recomendamos no excederse con la exposición al frío y empezar simplemente con un chorro de agua fría al final de la ducha templada. Cuando el organismo está sometido a un mayor estrés, los receptores del dolor pueden volverse especialmente sensibles, de modo que la más mínima exposición al frío puede resultar agotadora. Por esta razón, resulta fundamental prestar atención a las señales del cuerpo y la mente cuando entra en juego un nuevo factor de estrés. En estos casos, menos es más, así que evita sobrepasar tus límites hasta el punto de quedar agotada. Si te notas baja de energía, tómate las cosas con calma y escucha a tu cuerpo. Del mismo modo que nadie levanta una mancuerna de 45 kilos en su primer día de gimnasio, tú también tendrás que ir aumentando tu fuerza y energía de forma gradual.

Si estás usando el WHM para la enfermedad de Hashimoto, también recomendamos respirar por la nariz y alargar las exhalaciones durante los ejercicios de respiración: dado que este trastorno puede ponernos en un estado de hipervigilancia, puede ser de gran ayuda activar el nervio vago y el sistema nervioso parasimpático.

El dolor crónico y la fibromialgia

Una vez, Wim recibió un mensaje de una mujer que, antes de conocer el WHM, sufría un dolor crónico tan intenso que había llegado a plantearse poner fin a su vida. Por suerte, encontró un

_____

bre de 2022), https://www.niddk.nih.gov/health-information/endocrine-diseases/ hashimotos-disease.

gran alivio en la práctica, y quiso darle las gracias a Wim por devolverle la esperanza y las ganas de vivir.

El dolor crónico afecta a millones de personas. Solo en los Estados Unidos, se estima que el 20,9 por ciento de la población adulta lo padece[*]. Por otro lado, las investigaciones indican que las mujeres no solo presentan una mayor sensibilidad a la temperatura, sino también al dolor. Esto se atribuye a su mayor densidad nerviosa, que amplifica la percepción de los estímulos externos y las hace más receptivas a su entorno.

Los estudios científicos sugieren que el WHM tiene efectos analgésicos. Según las investigaciones del Centro Médico de la Universidad de Radboud, el método no solo aumenta la tolerancia al dolor inmediatamente después de la práctica[**], sino que su efecto puede prolongarse durante varias horas, lo que podría contribuir en gran medida a hacer el dolor más llevadero. Esto es posible gracias a diversos mecanismos. Por un lado, la práctica induce una gran liberación de adrenalina, betaendorfinas y noradrenalina, que poseen efectos calmantes y mejoran el estado de ánimo. Además, algunos estudios también apuntan a que el WHM puede activar una serie de compuestos denominados *opioides y cannabinoides endógenos*[***], es decir, que están producidos por el propio organismo o por sus células. Dicho de otro modo, son la versión natural —de fabricación interna— de los analgésicos opioides y los cannabinoides presentes en el cannabis, como el CBD y el THC.

---

[*]   Rikard, S. M., «Chronic Pain Among Adults — United States, 2019–2021», *MMWR: Morbidity and Mortality Weekly Report* 15, vol. 72 (13 de abril de 2023), https://doi.org/10.15585/mmwr.mm7215a1.

[**]   Zwaag, J., Timmerman, H., Pickkers, P., y Kox, M., «Modulation of Pain Sensitivity», *Journal of Pain Research*, vol. 16 (13de junio de 2023), pp. 1979-1991, https://doi.org/10.2147/JPR.S400408.

[***]   Muzik *et al.*, «The Impact of a Focused Behavioral Intervention on Brain Cannabinoid Signaling and Interoceptive Function: Implications for Mood and Anxiety», *Brain Behavior and Immunity Integrative*, vol. 5 (enero de 2024), 100035, https://doi.org/10.1016/j.bbii.2023.100035.

El WHM también ayuda a combatir la inflamación, que constituye una de las principales causas del dolor crónico. Un ejemplo de ello es la fibromialgia, un trastorno musculoesquelético crónico que provoca dolor generalizado en todo el cuerpo. Entre el 80 y el 96 por ciento de quienes la padecen son mujeres[*]; y, según diversos estudios, ellas experimentan un dolor más intenso que los hombres[**]. Durante años, la causa de la fibromialgia ha sido un misterio, pero investigaciones recientes han revelado que la inflamación —en particular los marcadores inflamatorios IL-6 e IL-8, que el WHM ayuda a regular— guarda una estrecha relación con esta enfermedad. De hecho, muchas mujeres han podido aliviar en gran medida los síntomas de fibromialgia gracias a la práctica del método.

El cáncer

Aunque la investigación todavía es muy limitada, los primeros informes indican que el WHM podría contribuir a prevenir el cáncer, además de actuar como complemento de los tratamientos convencionales. Gran parte de este potencial se debe a la capacidad del método para reducir el estrés, un factor que algunos estudios han vinculado con un mayor riesgo de desarrollar cáncer. De hecho, hasta un 42 por ciento de las mujeres afirma que la aparición del cáncer de mama en sus vidas estuvo relacionada con un episodio de gran impacto emocional. El estrés emocional influye de manera significativa en la salud física, y el método puede ayudar a romper este círculo vicioso de estrés y enfermedad. Como subraya el profesor Pierre Capel en su libro *The Emotional DNA*,

---

[*]   Ruschak, I., Montesó-Curto, P., Rosselló, L., Aguilar Martín, C., Sánchez-Montesó, L., y Toussaint, L., «Fibromyalgia Syndrome Pain in Men and Women: A Scoping Review», *Healthcare* 2, vol. 11 (11 de enero de 2023), 223, https://doi.org/10.3390/healthcare11020223.

[**] *Ibidem*.

el estrés psicológico —pero también la intervención psicológica— puede tener un efecto directo en la evolución de enfermedades como el cáncer de mama. La oxitocina, una hormona asociada al vínculo social que se libera en estados de relajación, ha demostrado tener un efecto anticancerígeno. Asimismo, el WHM podría contribuir a restablecer el equilibrio de los niveles de inflamación y del sistema inmunitario, que también desempeñan un papel clave en la prevención y el tratamiento del cáncer[*]. Y, aunque aún es necesario investigar más a fondo esta cuestión, también se cree que esta práctica podría ofrecer otros beneficios, como mejorar la circulación sanguínea y la salud cardiovascular, favorecer el drenaje linfático, y modificar el pH interno de manera transitoria.

Sin embargo, sí contamos con un estudio sobre la relación entre el frío y el cáncer que permite extraer conclusiones más sólidas. En 2002, la prestigiosa revista científica *Nature* publicó una investigación con ratones en la que se observó que, durante la exposición al frío, su grasa parda consumía más glucosa. A primera vista, semejante hallazgo podría parecer no guardar relación alguna con el cáncer. No obstante, se sabe que la glucosa constituye un elemento esencial para el crecimiento y proliferación de los tumores, pues actúa como el «combustible» que les permite aumentar de tamaño y propagarse. Los investigadores comprobaron que la exposición al frío logró «detener la progresión tumoral» en un 80 por ciento a una temperatura ambiente de 4 °C, gracias a la activación del metabolismo de la grasa parda y a la consiguiente reducción drástica de la glucosa disponible[**]. En un estudio piloto

---

[*]   NIH, Instituto Nacional de Cáncer de los Estados Unidos, «Stress and Cancer» (consultado el 23 de octubre de 2024), https://www.cancer.gov/about-cancer/coping/feelings/stress-fact-sheet#can-stress-cause-cancer.

[**]   Seki, T., Yang, Y., Sun, X., Lim, S., Xie, S., Guo, Z., Xiong, W., *et al.*, «Brown-Fat-Mediated Tumour Suppression by Cold-Altered Global Metabolism», *Nature* 7922, vol. 608 (3 de agosto de 2022), pp. 421-428, https://doi.org/10.1038/s41586-022-05030-3.

con un paciente de dieciocho años diagnosticado con linfoma*, los resultados obtenidos fueron similares. A pesar de haberse sometido a cinco sesiones de quimioterapia, los tumores seguían activos. Sin embargo, tras tan solo siete días de exposición a un entorno de 22 °C —una temperatura que ni siquiera resulta incómoda—, las células tumorales del paciente mostraron una reducción significativa en la captación de glucosa. Aunque las investigaciones en este campo aún se encuentran en una fase muy temprana, todo apunta a que la exposición al frío podría representar un abordaje terapéutico novedoso y sencillo.

En los años que llevamos enseñando el WHM, hemos podido comprobar de primera mano el potencial de este enfoque de tratamiento. Son muchas las mujeres que nos han contado cómo se redujeron sus bultos en el pecho, y cómo aumentó su recuento de leucocitos, un requisito indispensable para poder recibir quimioterapia con seguridad. Y todas ellas coinciden en que el método desempeñó un papel fundamental en su mejoría. A menudo relatan que sus médicos, perplejos ante sus progresos, les preguntaban si estaban haciendo algo distinto. Y su respuesta siempre era la misma: el WHM. A raíz de estos testimonios, decidimos entablar conversaciones con numerosos hospitales y médicos que mostraron un gran interés en llevar a cabo un estudio sobre los efectos del WHM en personas con cáncer. Sin embargo, las investigaciones de este tipo son particularmente delicadas y, por el momento, las conversaciones han quedado en punto muerto por diversas razones, como la falta de financiación o la negativa de los comités de ética.

Si estás practicando el WHM para tratar una enfermedad crónica, es recomendable realizar los ejercicios de respiración todas las mañanas. Cuando padecemos una enfermedad —sobre todo si está relacionada con la inflamación—, es fundamental que cada día ayudemos al cuerpo a sanar. Dicho esto, conviene recordar que

---

* Grazioso, T. P., y Djouder, N., «A Mechanistic View of the Use of Cold Temperature in the Treatment of Cancer», *iScience* 4, vol. 26 (30 de marzo de 2023), 106511, DOI:10.1016/j.isci.2023.106511.

muchas personas con enfermedades crónicas también sufren falta de energía, dolor crónico u otros síntomas. Por esta razón, siempre insistimos en la importancia de adoptar un enfoque gradual y prudente con la exposición al frío, escuchando al cuerpo en todo momento y sin forzarlo jamás. En este tipo de enfermedades, no solo debemos atender los achaques y dolores físicos, sino también las emociones que puedan aflorar durante el proceso.

EL WHM Y LAS ENFERMEDADES CRÓNICAS: RECONECTAR CUERPO Y MENTE

Cualquier problema de salud —desde la psoriasis hasta el cáncer o el síndrome de ovario poliquístico— puede hacernos sentir desconectadas de nuestro cuerpo. Los síntomas pueden generarnos enfado o hacernos sentir que hemos perdido el control, o incluso que somos víctimas de nuestro propio organismo. Y es precisamente en la sanación de estas heridas emocionales donde creemos que el WHM tiene un potencial ilimitado. La respiración, la exposición al frío y los cambios de actitud mental poseen la asombrosa capacidad de devolverte al cuerpo y permitirte volver a conectar con él. El frío, en particular, puede resultar profundamente empoderador porque te reconecta con tu cuerpo, te ayuda a recuperar el control en momentos de estrés intenso y te permite soltar todo aquello que te está frenando. Este cambio de actitud es verdaderamente transformador, ya que te infunde la convicción de que puedes influir en tu salud incluso cuando sientes que has perdido el control. Tú eres quien tiene las riendas, no la enfermedad.

Sin embargo, esta extraordinaria transformación no se debe a un simple cambio de actitud mental.

Los efectos antiinflamatorios del WHM no solo tienen un impacto positivo en las enfermedades físicas, sino también en la salud mental. De hecho, existe todo un campo de estudio dedicado a esta cuestión, conocido como *inmunoneuroendocrinología*. El doctor Hemmo Drexhage, profesor emérito de Inmunología Médica en el Centro Médico de la Universidad Erasmo de Róterdam, en los Países Bajos, lleva años investigando la interacción entre el sistema inmunitario, por una parte, y la estructura y función cerebrales, el estado de ánimo y la conducta, por otra. Además, coordina el proyecto internacional Mood Stratification, que estudia las alteraciones emocionales y conductuales que tienen su origen en el sistema inmunitario. En su libro *Immuno-psychiatrie*, Drexhage explica hasta qué punto están interconectados el sistema inmunitario, el sistema hormonal y el cerebro[*]. Cuando vivimos en un estado permanente de lucha o huida, los niveles de cortisol aumentan, y determinadas partes del sistema inmunitario se activan o se desregulan. Esto acaba derivando en agotamiento y un mayor riesgo de contraer infecciones y desarrollar desajustes metabólicos. Cuando el sistema inmunitario presenta fallos intrínsecos, envejece de manera prematura y las células inmunitarias del cerebro —las llamadas *microgliales*— dejan de cumplir su función de mantener y regular las áreas cerebrales que controlan nuestro estado de ánimo y comportamiento en condiciones de estrés. Como resultado, aparecen reacciones emocionales y conductuales anómalas incluso ante el más mínimo estrés. Este envejecimiento prematuro del sistema inmunitario también constituye un factor de riesgo de infecciones y enfermedades autoinmunes. De hecho, investigaciones previas ya han demostrado que la autoinmunidad aumenta la probabilidad de padecer alteraciones de la salud como depresión, esquizofrenia, trastorno bipolar o autismo. Esta profunda interconexión entre el sistema inmunitario y el cerebro es cada día más evidente. En el siguiente capítulo, profundizaremos en la salud mental y en cómo el WHM puede favorecer el equilibrio emocional y el bienestar psicológico.

---

[*] Drexhage, *Immuno-psychiatrie, op. cit.*

9

EL WHM PARA CUIDAR LA SALUD MENTAL

«Deshazte de lo que no puedas cargar».

NUESTRA MADRE SUFRÍA GRAVES problemas de salud mental que la llevaron a quitarse la vida. El profundo trauma que dejó tras de sí aquella experiencia fue, en parte, lo que inspiró a nuestro padre a seguir desarrollando sus técnicas de respiración, exposición al frío y entrenamiento mental. Estas prácticas —que nuestro padre realizó en solitario durante años y que, según él, lo ayudaron a recuperarse de aquel trauma—, fueron las que, con el paso del tiempo, acabarían convirtiéndose en el Método Wim Hof. Hoy, podemos decir que hemos visto a miles de personas recurrir a estar práctica para apoyar su salud mental con grandes resultados.

Esto resulta especialmente importante para las mujeres, ya que, al igual que ocurre con las enfermedades inflamatorias y el estrés crónico, los problemas de salud mental nos afectan mucho más que a los hombres*. De hecho, la tasa de ansiedad y depresión se duplica en nuestro caso, a lo que se suma que tenemos un mayor riesgo de padecer otros trastornos como el trastorno bipolar, el trastorno por estrés postraumático (TEPT), la esquizofrenia o el trastorno obsesivo-compulsivo (TOC).

¿Y a qué se debe algo así? Lo cierto es que todavía estamos intentando comprender qué hay detrás de la actual crisis de salud

---

* NIH – Instituto Nacional de la Salud Mental de los Estados Unidos, «Men and Mental Health», https://www.nimh.nih.gov/health/topics/men-and-mental-health.

mental y por qué las mujeres resultan más vulnerables que los hombres. Pero lo que sí sabemos es que los principales estresores vitales pueden desencadenar depresión y ansiedad, y las investigaciones han revelado una estrecha relación entre las transiciones hormonales femeninas —como la pubertad, la fase premenstrual, el posparto, la perimenopausia y la menopausia— y la tasa de depresión, ansiedad, psicosis, manía, intentos de suicidio y consumo de alcohol*.

Por otro lado, sabemos que en todo esto interviene un equilibrio entre factores genéticos y ambientales. Cada persona posee un conjunto de genes que establecen un riesgo inicial de padecer problemas de salud mental. Antes, la ciencia pensaba que esos genes predeterminaban la aparición o ausencia de una enfermedad, pero hoy sabemos que nuestra forma de vida y experiencias pueden influir en la misma medida, si no más. Sería como una «firma de estrés» única para cada persona, que puede, literalmente, activar o desactivar genes relacionados con los trastornos de salud mental. Por ejemplo, por mucho que una persona presente una predisposición genética a la depresión, si no está expuesta a acontecimientos vitales estresantes, es posible que ese gen nunca llegue a expresarse.

Uno de los factores de riesgo más relevantes son las experiencias adversas en la infancia (EAI), que incluyen situaciones como sufrir o presenciar violencia, abuso o negligencia durante los primeros años de vida. Hoy sabemos que, en promedio, las mujeres experimentan un mayor número de situaciones traumáticas a lo largo de su vida y que, además, ese trauma tiende a dejar una huella más profunda en el cerebro. De hecho, las investigaciones muestran que el trastorno por estrés postraumático (TEPT) tiene una mayor incidencia en las mujeres que en los hombres con an-

---

* Handy, A. B., Greenfield, S. F., Yonkers, K. A., y Payne, L. A., «Psychiatric Symptoms Across the Menstrual Cycle in Adult Women: A Comprehensive Review», *Harvard Review of Psychiatry* 2, vol. 30 (2022), pp. 100-117, https://doi.org/10.1097/HRP.0000000000000329.

tecedentes traumáticos similares. Además, somos más sensibles a los desencadenantes emocionales y tenemos una mayor tendencia a la disociación, un proceso mental en el que la persona se desconecta del mundo que la rodea y de su propio cerebro, cuerpo y recuerdos, llegando en ocasiones a distanciarse incluso de su propia identidad. A esto se suma una mayor propensión a tener que afrontar múltiples desencadenantes, estresores y traumas a la vez, con poco o ningún margen de recuperación entre uno y otro. Con el tiempo, todo ello va dejando una profunda huella. Como explica el doctor Stanley Rosenberg en su libro *El nervio vago: Su poder sanador*: «[Tras un episodio traumático], lo ideal sería que fuéramos capaces de volver a ajustar nuestro sistema nervioso y empezar de nuevo. Pero en muchas ocasiones los efectos de acontecimientos traumáticos se quedan con nosotros durante mucho tiempo después del *shock* original»*.

Cuando no logramos recuperarnos de acontecimientos estresantes o traumáticos, nuestra respuesta al estrés puede volverse desadaptativa. Como resultado, los niveles de cortisol pueden experimentar picos rápidos e irregulares, y mantenerse elevados durante largos períodos, mientras que la amígdala —nuestro «centro del miedo»— aumenta de tamaño y se vuelve más activa y sensible a los estímulos. Al mismo tiempo, se produce una reducción del hipocampo, un área cerebral que interviene en la formación de recuerdos y en la asociación de emociones con las experiencias vividas. Cuando confluyen todos estos factores, perdemos nuestra capacidad de evaluar correctamente los estímulos estresantes cotidianos, de modo que nuestro sistema de alarma se activa ante el más mínimo detonante. Esto puede desencadenar una espiral de estrés cada vez mayor y desembocar en múltiples consecuencias negativas, que no solo afectan a la salud mental, sino también a la salud física. A modo de ejemplo, los estudios muestran que las mujeres con TEPT tienen

---

* Rosenberg, S., *El nervio vago: Su poder sanador: Técnicas para tratar la depresión, la ansiedad, los traumas y otros problemas* (trad. de Loto Perrella), Málaga, Sirio, 2019, p. 81.

el doble de riesgo de padecer cáncer de ovario, y que el 71,5 por ciento de las mujeres con fibromialgia sufren TEPT[*].

La buena noticia es que podemos aprender a procesar los traumas del pasado y a manejar el estrés crónico, además de modificar nuestra huella de estrés y mejorar nuestra capacidad de regulación emocional, tanto a corto como a largo plazo. El cerebro está en constante cambio —un proceso conocido como *neuroplasticidad*—, pero poseemos una gran capacidad de influir en el rumbo que toma su desarrollo.

EL WHM PARA CUIDAR LA SALUD MENTAL

Los investigadores del estudio conocido como «Brain over Body»[**], que se llevó a cabo en 2018, subrayaron que: «El Método Wim Hof (WHM) podría permitir a quienes lo practican desarrollar un mayor nivel de control sobre componentes clave del sistema nervioso autónomo relacionados con la regulación del estado de ánimo». Además, concluyeron que estos notables resultados podrían tener enormes implicaciones para múltiples enfermedades, incluidas las de carácter psicológico.

El WHM ofrece un marco para procesar nuestras emociones, combatir el estrés crónico y liberar los traumas. Como instructoras de WHM, vemos verdaderas transformaciones mentales en cada taller o sesión de entrenamiento, tras apenas una sesión de respiración de treinta minutos y un baño de hielo de dos minutos. En menos de cuatro horas, las participantes salen completamente renovadas. Pero

---

[*] Roberts, A. L., Huang, T., Koenen, K. C., Kim, Y., Kubzansky, L. D., y Tworoger, S. S., «Posttraumatic Stress Disorder Is Associated with Increased Risk of Ovarian Cancer: A Prospective and Retrospective Longitudinal Cohort Study», *Cancer Research* 19, vol. 79 (1 de octubre de 2019), pp. 5113-5120, https://doi.org/10.1158/0008-5472.CAN-19-1222.

[**] Muzik *et al.*, «'Brain over Body'—A Study on the Willful Regulation of Autonomic Function During Cold Exposure», *NeuroImage*, vol. 172 (15 de mayo de 2018), pp. 632-641, https://doi.org/10.1016/j.*neuroimage*.2018.01.067.

¿puede ser así de sencillo? ¡Lo cierto es que sí! Intenta pensar en tus problemas mientras permaneces dos minutos sentada en un baño de hielo. ¡Es básicamente imposible! El frío frena en seco las preocupaciones y los bucles mentales que las acompañan, y hace que la niebla mental se disipe, dando paso a una nueva determinación y claridad.

Son muchas las personas que recurren al WHM para abordar problemas de salud mental como la depresión, la ansiedad o los traumas, o incluso para lidiar con la falta de propósito vital, la baja autoestima, la adicción o el agotamiento extremo. Algunas nos cuentan que el WHM les permitió recuperar las riendas de su vida, como si por fin pudieran tomar cartas en su bienestar emocional, mientras que otras nos comentan que les devolvió la esperanza y les hizo creer que las cosas podían mejorar. Con la práctica prolongada, solemos ver cómo sus vidas dan un vuelco. Hemos recibido infinidad de cartas y mensajes de agradecimiento, y muchas personas han regresado a los retiros deseosas de contarnos en persona su proceso de sanación. Cada caso ilustra a la perfección el tremendo potencial del WHM para cuidar la salud mental.

No obstante, todos estos beneficios no solo están respaldados por testimonios personales: también contamos con una base científica que avala las drásticas transformaciones que presenciamos en cada uno de nuestros talleres y retiros. En la actualidad, disponemos ya de varios estudios sobre el WHM que empiezan a arrojar luz sobre los mecanismos que explican su eficacia a la hora de regular el estado de ánimo y el bienestar psicológico.

La regulación anímica y emocional

Uno de los primeros estudios sobre los efectos del WHM en la salud mental fue un análisis retrospectivo realizado en colaboración con el profesor Marc Cohen[*], de la Universidad RMIT (Real

---

[*] Kennedy, J., y Cohen, M., «Invitation to Participate in a Research Project, Project Title: "Wim Hof Method Survey"», Facutad de Ciencias Biomédicas y de la Salud,

Instituto de Tecnología de Melbourne) en Australia. Este estudio, realizado en 2017 en formato de cuestionario, recogió datos de más de 3200 «hoffers» (como ya por aquel entonces se apodaba a los practicantes del WHM). El gran tamaño de la muestra permitió obtener una visión global de los beneficios que las personas atribuían a la práctica del método. Los resultados reportados por quienes practicaban el método incluían una reducción del estrés, la ansiedad y la depresión, así como mejoras en el estado de ánimo, la capacidad de concentración y el insomnio. De hecho, aproximadamente dos tercios de las 3200 personas encuestadas señalaron mejoras significativas en su estado de ánimo.

En 2023, un equipo de investigadores de la Facultad de Medicina de la Universidad de Michigan, bajo la dirección del profesor Vaibhav Diwadkar, se propuso identificar los mecanismos que explican los beneficios del WHM. Para ello, los participantes siguieron un programa de entrenamiento de seis semanas que incluía ejercicios de respiración y exposición al frío en forma de duchas frías y baños de hielo*. Durante el estudio, se utilizaron técnicas de resonancia magnética funcional (fMRI) para registrar la actividad cerebral y observar en particular el efecto del entrenamiento sobre el sistema endocannabinoide.

EL SISTEMA ENDOCANNABINOIDE: se trata de un complejo sistema de señalización celular presente en todos los vertebrados, que desempeña un papel fundamental en el mantenimiento de la homeostasis del organismo. En un cerebro sano, este sistema contribuye a la estabilidad emocional, previniendo la ansiedad excesiva y amortiguando los efectos del estrés.

Universidad RMIT, https://rmit.au1.qualtrics.com/CP/File.php?F=F_3r6ewWM-mL6BiuTb.

    * Muzik *et al.*, «'Brain over Body'—A Study on the Willful Regulation of Autonomic Function During Cold Exposure», *NeuroImage*, vol. 172 (15 de mayo de 2018), pp. 632-641, https://doi.org/10.1016/j.neuroimage.2018.01.067.

> El sistema endocannabinoide está formado por una serie de compuestos naturales y receptores distribuidos por todo el cuerpo. Uno de estos receptores —el receptor cannabinoide de tipo 1 (CB1)— se encuentra muy extendido en el cerebro y actúa como regulador y amortiguador de la respuesta al estrés.

El estudio reveló que el WHM produjo un aumento considerable en la capacidad de unión del receptor CB1 en todo el cerebro. Este incremento en la actividad de dichos receptores está fuertemente correlacionado con una mayor resiliencia al estrés y con mejoras en el estado de ánimo y la ansiedad. Tras seis semanas practicando el WHM, los participantes mostraron niveles significativamente más bajos de ansiedad y depresión, y quienes presentaron un mayor aumento en la actividad de los receptores CB1 fueron también quienes experimentaron una mayor mejoría en su salud mental. Según los investigadores, la liberación de endocannabinoides podría ser un efecto característico del WHM, e incluso llegaron a concluir que: «Una intervención relativamente breve de seis semanas con el WHM tiene efectos positivos en los marcadores cerebrales asociados con la resistencia al estrés, el estado de ánimo, la ansiedad y la función interoceptiva»[*]. Lo interesante es que el sistema endocannabinoide también está conectado con el sistema inmunitario, de modo que la activación de los receptores cannabinoides puede hacer que las células inmunitarias del cerebro —las denominadas *microglías*[**]— adopten un estado más reparador y orientado a la curación.

Unos años antes, se llevó a cabo un estudio en colaboración con la Universidad de California en San Francisco (UCSF) para investigar los efectos del WHM en el estado anímico de las mu-

---

[*]   *Ibidem.*
[**] *Ibidem.*

jeres participantes*. Bajo la dirección de la doctora Elissa Epel, una de las investigadoras más reconocidas y con mayor experiencia en el campo del estrés, el equipo de investigación llevó a cabo un seguimiento de 141 mujeres que practicaron el WHM en forma de duchas frías y ejercicios de respiración, para luego comparar sus resultados con los de otros grupos que realizaban entrenamientos HIIT, meditación o ejercicios de respiración pausada a diario.

Tras tres semanas, se observaron reducciones similares en los niveles de estrés y depresión tanto en el grupo de entrenamiento HIIT como en el del WHM, aunque en este último grupo la mejoría del estado de ánimo fue aún más remarcable. Además, las mujeres que practicaron el WHM afirmaron experimentar más emociones positivas que las de los demás grupos, un efecto que se mantuvo hasta tres meses. ¡Y todo gracias a algo tan simple como unas duchas frías! En el futuro, nos encantaría poder reproducir este estudio con nuestros adorados baños de hielo, dado que poseen un potencial aún mayor.

La depresión

Todas tenemos días grises en los que nos sentimos decaídas y faltas de energía y motivación. Sin embargo, la depresión es algo mucho más grave y duradero: no se limita a uno o dos días, sino que puede influir en nuestra forma de pensar, sentir, actuar y percibir el mundo que nos rodea durante meses, o incluso años. Quienes la padecen suelen experimentar tristeza persistente, pérdida de interés por lo que antes resultaba placentero, fatiga, dificultades de concentración, e incluso pensamientos suicidas. Aproximadamente una de cada tres personas adultas —un 29 por ciento, para ser exactas— sufre depresión en algún momento de

---

* Epel, E., *La receta para la calma: 7 días para deshacerte del estrés y cultivar la serenidad y la alegría* (trad. de Carmen Ternero), Barcelona, Editorial Diana, 2024.

su vida*, y las mujeres tienen casi el doble de probabilidades que los hombres de desarrollarla**.

Las causas de la depresión son múltiples y, aunque se sabe que existe un componente genético, también se ha comprobado que el trauma puede ser un importante factor de riesgo***. De hecho, una persona que haya vivido cuatro o más experiencias traumáticas durante su infancia tiene un 450 por ciento más de probabilidades de desarrollar depresión, y un 1200 por ciento más de riesgo de presentar conductas suicidas. También se ha identificado un interesante vínculo entre la inflamación y la depresión. Esto explica que, nada más publicarse el estudio de endotoxinas de la Universidad de Radboud en 2014, nos contactara una psiquiatra interesada en estudiar los efectos el WHM en personas con depresión, dado su potencial para incidir en los marcadores inflamatorios. A raíz de ello, diseñamos un protocolo de entrenamiento, mientras ella se encargaba de elaborar la propuesta de estudio para presentar la solicitud de financiación, que finalmente fue rechazada. Sin embargo, en los últimos años, esta relación se ha vuelto imposible de ignorar. En 2023, la base de datos biomédica UK Biobank publicó datos que revelan que las personas con episodios depresivos presentan niveles significativamente más altos de citocinas proinflamatorias en sangre****. Además, se descubrió que una cuarta parte de quienes sufren depresión presenta signos de inflamación de bajo grado en sus analíticas. Todo apunta a que la depresión está especialmente vinculada a un aumento de la IL-6, una citocina que hoy sabemos que el WHM es capaz de modular. Lo curioso es que la

---

* Witters, D., «U.S. Depression Rates Reach New Highs», *Gallup* (17 de mayo de 2023), https://news.gallup.com/poll/505745/depression-rates-reach-new-highs.aspx.

** Abate, K. H., «Gender Disparity in Prevalence of Depression Among Patient Population: A Systematic Review», *Ethiopian Journal of Health Sciences* 3, vol. 23 (noviembre de 2013), pp. 283-288, https://doi.org/10.4314/ejhs.v23i3.11.

*** «Many Mental-Health Conditions Have Bodily Triggers», *The Economist* (24 de abril de 2024), https://www.economist.com/science-and-technology/2024/04/24/many-mental-health-conditions-have-bodily-triggers.

**** *Ibidem.*

IL-6 también provoca síntomas propios de enfermedades agudas comunes (como la gripe), lo que podría explicar la coincidencia de ciertos síntomas con la depresión, como la pérdida de apetito, la disminución del interés social o la reducción del deseo sexual.

De las más de 3200 personas que participaron en la gran encuesta de la Universidad RMIT, 722 afirmaron tener antecedentes de depresión. De esas 722, un total de 619 señalaron que la práctica del WHM las había ayudado en mayor o menor medida, llegando en algunos casos a superar por completo la depresión. Por otro lado, en un estudio de caso con una mujer de veinticuatro años que siguió un protocolo de exposición al frío*, se observó una reducción gradual de sus síntomas depresivos tan significativa que pudo dejar la medicación. En el seguimiento realizado un año después, se comprobó que los beneficios perduraron en el tiempo. Otro estudio sobre el WHM en personas con depresión leve**, llevado a cabo en colaboración con la UCSF, también mostró una reducción de los síntomas asociados. Y, aunque todavía no contamos con los resultados completos, los beneficios ya observados apuntan en una dirección muy esperanzadora, pues confirman que se trata de un enfoque muy eficaz para quienes padecen este trastorno mental. En nuestra comunidad, muchas personas han compartido que el WHM las ayudó a aliviar su depresión, o incluso a superarla por completo.

Testimonio: después de tener a mi primera hija, caí en una depresión posparto sin apenas darme cuenta. Ser madre primeriza ya es, de por sí, muy duro. Pero, si encima tu bebé no duerme, lo es mucho más. Mi hija se despertaba unas diez veces cada noche hasta cumplir casi dos años. Si a esto le sumamos sus ansias de explorar el mundo más rápido de lo que su cuerpo le permitía, no

---

* van Tulleken, C., Tipton, M., Massey, H., y Harper, C. M., «Open Water Swimming as a Treatment for Major Depressive Disorder», *BMJ Case Reports* (21 de agosto de 2018), bcr2018225007, https://doi.org/10.1136/bcr-2018-225007.

** Epel, E., *La receta para la calma, op. cit.*

es de extrañar que aquella situación me dejara sin una gota de energía. Durante mucho tiempo después del parto, sentía que vivía en una bruma constante. Cuando nació mi segundo hijo, ya sabía lo que se me venía encima, así que me di tres meses para descansar y dedicarme solo a estar con mi bebé. Sin embargo, también tenía claro que debía tomar medidas para no caer de nuevo en una depresión. Fue entonces cuando me topé con el WHM, y me picó la curiosidad. En un primer momento, empecé con las duchas frías. Personalmente, no me gusta nada el frío, pero la sensación después de la ducha fue una auténtica sorpresa: me sentía rejuvenecida, con más claridad y, lo más importante, con la calma y la energía necesarias para cuidar de mi bebé. A partir de entonces, tomaba cada mañana una ducha fría, y luego hacía unos estiramientos y la postura del caballo para entrar en calor. Además, comencé en pleno invierno, ¡que no es precisamente la época más fácil para iniciarse en esta práctica!

Cuando mi bebé cumplió los siete meses, descubrí que en mi país había una instructora certificada del WHM, así que tres días después ya estaba asistiendo a su taller. Comprender la importancia de la respiración abrió una nueva dimensión en mi práctica. Empecé a combinar los ejercicios de respiración con la exposición al frío, y pasé de las duchas frías en casa a sumergirme en aguas frías en plena naturaleza. Es fascinante comprobar cómo, gracias al WHM, conseguí calmar mi sistema nervioso a pesar del agotamiento físico. No encuentro las palabras para describir hasta qué punto me sentí mejor tras mi segundo parto en comparación con el primero. No había ni rastro de depresión, logré mantener mis niveles de energía, y estaba presente y serena para mi bebé. Ahora que mi segundo hijo tiene ya dos años, el WHM sigue siendo mi salvavidas para afrontar cualquier desafío que pueda poner en riesgo mi bienestar mental.

URSULA

La ansiedad

Cuando adelantamos acontecimientos, es normal que nos invada la ansiedad. En estos casos, lo que en realidad sucede es que nuestro cuerpo nos está diciendo que no se siente seguro por alguna razón, ya sea real o imaginaria. Esta señal se traduce en una sensación de inquietud, preocupación o nerviosismo; y, a nivel físico, el cuerpo se tensa, y el pulso y la respiración se aceleran. En algunas personas, la ansiedad llega a tener un papel protagonista en sus vidas: muchas de ellas se ven completamente sobrepasadas por lo que sienten, y es entonces cuando el miedo empieza a dictar su comportamiento. Cuando esta situación se agrava, puede derivar en un diagnóstico de trastorno de ansiedad, como el trastorno de pánico, la ansiedad social o algún tipo de fobia. Estos trastornos pueden desencadenar episodios súbitos e intensos de ansiedad y miedo que resultan difíciles de regular y de ajustar a la magnitud real de la situación. Al igual que ocurre con la depresión, las mujeres tenemos el doble de probabilidades que los hombres de padecer un trastorno de ansiedad[*].

Aunque las causas de la ansiedad no están del todo claras, la genética y los traumas del pasado parecen ser los principales factores de riesgo, junto con determinadas afecciones, como los trastornos tiroideos, las alteraciones de la glucosa en sangre o las enfermedades cardíacas. El WHM puede tener múltiples beneficios para las personas con ansiedad. Según la encuesta realizada por la Universidad RMIT, uno de los principales efectos positivos de esta práctica fue la reducción de la ansiedad. De los 826 participantes que declararon padecerla, el 90 por ciento afirmó haber experimentado una mejoría. En general, las personas suelen describir una sensación de mayor calma y de menor tensión y amenaza justo después de la práctica. Cuando dejamos de invertir energía en preocuparnos

---

[*] Olson, B., «How Anxiety Impacts Men Versus Women», *UNC Men's Health Program* (29 de agosto de 2019), https://www.med.unc.edu/menshealth/how-anxiety-impacts-men-versus-women/.

o darles vueltas a las cosas, podemos dedicarla a aprovechar al máximo nuestra vida. Y, al enfrentarnos a las dificultades y crecer como personas, recuperamos la confianza en nosotras mismas y en el mundo que nos rodea.

El trauma

Cuando surgen emociones dolorosas, es fundamental que nos permitamos sentirlas, pues, de lo contrario, acaban almacenándose en el cuerpo y el cerebro. De ahí que, cuando no se procesan de manera adecuada, los traumas tiendan a aflorar años después. Esto es algo que suele ocurrir con los traumas infantiles, ya que los niños que viven diversas experiencias traumáticas a tan corta edad a menudo las bloquean, hasta que vuelven a asomar a los treinta o cuarenta años en forma de problemas de salud mental o física. Un estudio realizado en 1990 por los Centros para el Control y la Prevención de Enfermedades de los Estados Unidos mostró que los traumas infantiles aumentan de manera drástica el riesgo de padecer ansiedad y depresión, así como siete de las diez principales causas de muerte[*]. El trauma puede afectar al desarrollo cerebral, al sistema inmunitario e incluso a nuestro ADN, además de triplicar el riesgo de sufrir enfermedades cardíacas y desarrollar cáncer de pulmón. Pero esto no se limita únicamente a lo vivido en la infancia: las experiencias traumáticas pueden ocurrir en cualquier etapa de la vida y comprometer nuestro bienestar emocional, mental y físico. En promedio, las mujeres experimentan más traumas que los hombres a lo largo de su vida, y el riesgo es aún mayor en los grupos marginados.

Para poder afrontar un trauma, antes incluso de empezar a conectar con nuestras emociones, necesitamos sentirnos seguras en

---

[*] Centros para el Control y la Prevención de Enfermedades de los Estados Unidos, «About the CDC-Kaiser ACE Study» (3 de junio de 2024), https://www.cdc.gov/violenceprevention/aces/about.html.

nuestro entorno y en nuestro propio cuerpo. Como afirma el doctor Gabor Maté, necesitamos sentirnos a salvo para, por fin, poder experimentar aquello que debemos liberar. Solo cuando percibimos que estamos en un entorno seguro podemos iniciar el proceso de trabajo personal y conectar con las emociones que hemos ido almacenando en nuestro interior. De este modo, podemos llorar, gritar o dar rienda suelta a lo que surja con total libertad, mientras nos sumergimos en las emociones bloqueadas. En nuestros talleres y entrenamientos, vemos a muchísimas personas que llevan tanto tiempo en un estado permanente de estrés que han perdido la capacidad de conectar con sus emociones, hasta el punto de llevar años sin derramar una lágrima. Durante el proceso, creamos un espacio seguro en el que muchas de ellas logran, por fin, entrar en contacto con esas emociones que llevaban tanto tiempo ignorando o reprimiendo.

En 2023 se llevó a cabo, en colaboración con la Universidad de Queensland, el estudio controlado aleatorizado más amplio sobre el WHM realizado hasta la fecha[*]. En él participaron 404 personas —de las que más de la mitad eran mujeres—, divididas en tres grupos: el primero realizó baños de hielo siguiendo una formación presencial de WHM; el segundo también practicó el WHM, pero se sometió a duchas frías y la formación fue en línea; y el tercero siguió una práctica de meditación basada en la atención plena. Todo ello duró un total de cuatro semanas. Los dos grupos que practicaron el WHM mostraron mejoras estadísticamente significativas en diversos indicadores de salud mental, psicológica y física. Un hallazgo llamativo fue que, en ambos grupos, también se observó una mejora en la sensación de seguridad psicológica, un indicador de la relación de la persona con su entorno. Esto sugiere que quienes practicaron el WHM lograron bajar la guardia y abrirse a sus emociones sin miedo al juicio ajeno.

---

   [*] King, J., «ANZCTR: Effectiveness of Combined Breathwork and Cold Immersion for Psychological and Physiological Measures of Wellbeing and Performance», ANZCTR - Registro de Ensayos Clínicos de Australia y Nueva Zelanda, https://www.anzctr.org.au/Trial/Registration/TrialReview.aspx?id=386317.

En este contexto, no es raro que las personas se derrumben, lloren y conecten con etapas dolorosas de su vida. Muchas veces consiguen procesar, al fin, las vivencias de su infancia, un divorcio o la pérdida de un ser querido, tras años reprimiendo sus emociones. Esos suelen ser los momentos más hermosos, porque es entonces cuando la persona da un salto de gigante en su proceso de sanación. Una investigación más reciente reveló que, tras una única intervención basada en los principios del WHM, los recuerdos no deseados se redujeron en un 37,5 por ciento, según lo informado por los participantes, que en este caso eran en su mayoría hombres. Esta cifra alcanzó el 50 por ciento tras un mes de práctica. Además, los recuerdos se volvieron mucho menos vívidos y emocionalmente intensos.

Laura: en casi todas las sesiones de respiración, lloro de gratitud mientras dejo ir las emociones que llevaba tanto tiempo guardando dentro de mí. Cuando hacemos estos ejercicios, me resulta muy sencillo conectar con lo que siento, y más aún después del baño de hielo, ya que te libera de todas tus corazas y te deja más vulnerable. Las emociones reprimidas tienden a aflorar cuando sentimos que el entorno es lo bastante seguro como para liberarlas, y el WHM ofrece ese marco perfecto para abrir el corazón con compasión y amor hacia nosotras mismas, algo fundamental para poder amar a los demás.

El trauma es la causa subyacente de numerosos problemas físicos, mentales y emocionales y, en nuestras formaciones, no dejamos de ver cómo el método ayuda a las personas a traspasar la mente condicionada, permitiéndoles acceder a capas profundas de su subconsciente, donde es posible abordar el trauma. En algunos casos, surge una sensación inmediata de empoderamiento, mientras que, en otros, puede sobrevenir una avalancha de emociones que necesitan ser exploradas. En un momento u otro, casi todas las personas terminan llorando para liberar lo que necesitan liberar. Sin embargo, cuando afrontamos un trauma, estamos yendo a la raíz de muchos de los problemas de salud mental que aparecen en nuestra vida.

Siempre llevaremos a nuestra madre en nuestro corazón y en nuestro ser, y las herramientas que aquí compartimos son las mismas que hemos utilizado nosotras para liberar nuestras emociones, sanar y seguir adelante con claridad, presencia, gratitud y alegría. Podemos vivir la vida de innumerables formas, pero existe una verdad indiscutible: estar aquí es un verdadero milagro, como también lo es poder experimentar plenamente todo lo que ocurre dentro de nosotras y a nuestro alrededor. Como suele decir nuestro padre: «No tengo miedo a morir; lo que me da miedo es no vivir una vida plena». El WHM es una poderosa herramienta que nos ayuda a modelar nuestro mundo interior, para permitirnos percibir la vida con mayor intensidad y contemplar su devenir con mayor serenidad.

10

OPTIMIZAR EL ORGANISMO CON EL WHM: LONGEVIDAD Y CICLO FEMENINO

E L Método Wim Hof suele considerarse una práctica de bienestar, y ha sido adoptado por el mundo de la atención plena, el yoga y la belleza. No obstante, también está gozando de una buena acogida en el ámbito de la medicina, el *biohacking*, los deportes o incluso el alpinismo. De hecho, tanto los atletas profesionales como los *biohackers* suelen elogiar el WHM por sus posibles beneficios en lo que respecta a la longevidad.

La longevidad es un área de investigación científica que ha cobrado un gran impulso en los últimos años. Basta con pensar en el espectacular aumento que ha experimentado la esperanza de vida desde 1900 —cuando la media era de 47 años— hasta la actualidad*, en la que se sitúa en torno a los 77,5 años. Esto representa un cambio sustancial en muy poco tiempo, que en gran parte se debe al desarrollo de nuevas tecnologías, a la disponibilidad de medicación contra las enfermedades infecciosas y a la mejora de las condiciones de higiene. Sin embargo, aunque vivimos más, también padecemos muchas más enfermedades crónicas, como ya vimos en capítulos anteriores. Además, existe una mayor discapacidad y deterioro asociado a la edad, lo que puede reducir en gran me-

---

* Population Reference Bureau, «Americans Are Living Longer Than Ever» (1 de diciembre de 2002), https://www.prb.org/resources/americans-are -living-longer-than-ever/.

dida la calidad de vida durante esos años adicionales. Y es que la longevidad no consiste solo en sumar años, sino en mantenernos saludables en todas las etapas de la vida para conservar nuestras facultades mentales y físicas, y evitar el dolor y la enfermedades mientras vivamos.

Aquí es donde entra en juego el WHM, que puede servirnos de herramienta de *biohacking* para «reprogramar» nuestra salud de manera natural y eficaz, y poder así no solo vivir más, sino también mejor. Para lograrlo, solo necesitamos conectar con nuestra propia tecnología interna y activar la capacidad autosanadora de nuestro organismo, de modo que este pueda restaurarse a lo largo de todo el día.

LOS MECANISMOS DE ENVEJECIMIENTO Y LA LONGEVIDAD

Con cada año que pasa, ganamos en sabiduría y acumulamos una valiosa experiencia vital. Sin embargo, el paso del tiempo también puede afectar al modo en que nos vemos y nos sentimos de formas que no siempre son de nuestro agrado. Al fin y al cabo, vivir implica, inevitablemente, envejecer. Y, aunque no podemos volver atrás en el tiempo, sí podemos marcar una diferencia significativa en nuestra longevidad. De hecho, ¿sabías que todo el mundo posee dos edades? Por un lado, tenemos la edad biológica, es decir, el daño acumulado y la pérdida de función celular con el tiempo; y, por otro, la edad cronológica, que corresponde al número de velas que soplamos por nuestro cumpleaños. Lo más interesante es que nuestra edad biológica puede ser notablemente superior o inferior a la cronológica. El ritmo al que envejecemos biológicamente depende de la interacción entre nuestra genética y nuestro entorno, así como de nuestra forma de responder ante los factores de estrés que nos rodean.

En 2009, se concedió el Premio Nobel de Fisiología o Medicina a un grupo de investigadores que consiguió demostrar que el estrés ejerce una influencia directa en la esperanza de vida del ser humano, al acortar los telómeros del ADN. Los telómeros son regiones de secuencias repetitivas de ADN situadas en los extremos de los cromosomas, cuya función consiste en protegerlos frente a posibles daños durante la división celular, del mismo modo que el recubrimiento de plástico que remata los cordones evita que se deshilachen. Con cada división celular, los telómeros van acortándose; de ahí que exista un interesante vínculo entre su longitud y el envejecimiento. Las investigaciones han demostrado que la longitud de los telómeros guarda una relación directa con la esperanza y la calidad de vida[*], y que es posible alargarlos y fortalecerlos. Así pues, la edad biológica —que refleja no solo el estado de salud de nuestras células, sino también, por extensión, la energía de la que disponemos, el brillo que tiene nuestra piel y cabello, nuestra agilidad mental y el buen funcionamiento del sistema inmunitario— es, en cierta medida, algo sobre lo que sí podemos influir.

Los telómeros y el paso del tiempo: las personas que padecen ansiedad, depresión o traumas presentan telómeros más cortos. Sin embargo, con un trabajo adecuado de recuperación, podemos conseguir que se vuelvan más resistentes. Además, las investigaciones sugieren que esta resistencia puede transmitirse hasta tres generaciones, siempre que no se produzca ninguna alteración importante. El envejecimiento celular puede empezar desde el momento mismo en que nos convertimos en un óvulo fecundado, ya que se ha demostrado que la longitud de los telómeros de la madre afecta directamente a los del bebé. Así pues, conviene recordar que mantener unos telómeros fuertes y sanos no solo beneficia nuestra propia salud, sino también la de las generaciones futuras.

---

[*] Schellnegger, M., Hofmann, E., Carnieletto, M., y Kamolz, L. P., «Unlocking Logevity: The Role of Telomeres and its Targeting Interventions», *Frontiers in Aging*, vol. 5 (24 de enero de 2024), https://doi.org/10.3389/fragi.2024.1339317.

Al igual que ocurre con el riesgo de padecer trastornos de salud mental, exponernos a factores de estrés en su justa medida —tanto en términos de intensidad como de duración— puede permitirnos activar genes asociados a la longevidad y desactivar aquellos que incrementan el riesgo de deterioro y enfermedades relacionadas con la edad. De hecho, los expertos estiman que la esperanza de vida humana depende únicamente en un 25 por ciento de factores genéticos[*], mientras que el resto se atribuye a nuestra forma de cuidar de nuestro organismo. Algunos especialistas, como el doctor Kenneth R. Pelletier, sostienen incluso que este porcentaje rondaría más bien el 5 por ciento[**]. El WHM nos brinda técnicas naturales para optimizar nuestra edad biológica de manera profunda, y poder así disfrutar de una mayor salud en cada etapa vital.

Desarrollar una actitud mental capaz de afrontar los desafíos conforme avanzamos en la práctica del WHM puede hacer que los factores de estrés tengan un efecto rejuvenecedor en nuestra biología, en lugar de perjudicarla. Como señalan las doctoras Blackburn y Epel en su libro *La solución de los telómeros*: «Quienes reaccionan ante el estrés sintiéndose excesivamente amenazados tienen los telómeros más cortos que quienes lo afrontan con una entusiasta sensación de desafío»[***]. Con el entrenamiento mental del WHM, podemos, de manera literal, rejuvenecer nuestras células. Tal y como subraya la doctora Epel: «No amenaces a tus telómeros… Plantéales un desafío»[****]. Salir de la zona de confort no solo nos ayuda a vencer nuestros miedos y romper creencias limitantes, sino que además actúa como un auténtico tratamiento antienvejecimiento natural.

---

[*]   Population Reference Bureau, «Americans Are Living Longer Than Ever», *op. cit.*

[**]   Pelletier, K. R., *Change Your Genes, Change Your Life: Creating Optimal Health with the New Science of Epigenetics*, San Rafael (California), Origin Press, 2018, pp. 28-30.

[***]   Blackburn, E., y Epel, E., *La solución de los telómeros: Aprender a vivir sano y feliz* (trad. de Darío Giménez Imirizaldu), Barcelona, Aguilar, 2017, p. 113.

[****]   *Ibidem*, p. 121.

EL WHM PARA COMBATIR EL ESTRÉS Y EL ENVEJECIMIENTO

La exposición prolongada al estrés puede acelerar el envejecimiento y el acortamiento de los telómeros, lo que nos vuelve más vulnerables a los síntomas y enfermedades relacionados con la edad. Sin embargo, los estresores de corta duración parecen tener un efecto protector sobre nuestra edad biológica, al favorecer una mayor resistencia celular frente al estrés. Como vimos en el capítulo 2, el WHM representa a la perfección este tipo positivo de estrés, conocido como *estrés hormético*. Esta práctica parece contrarrestar los efectos del estrés y el envejecimiento de diversas maneras.

Las proteínas de choque por frío

En los últimos años, la industria de la longevidad también ha dedicado numerosos esfuerzos a investigar las proteínas de choque por frío. Cuando nos exponemos a bajas temperaturas —como en un baño de hielo—, el organismo activa mecanismos de supervivencia para hacer frente a ese breve pico de estrés. Uno de ellos es la expresión celular de estas proteínas[*], conocidas por sus múltiples propiedades revitalizantes, rejuvenecedoras y curativas, entre las que destacan:

- Estimular el crecimiento óseo.
- Favorecer la cicatrización de heridas.
- Mantener la masa muscular esquelética.
- Activar las enzimas antioxidantes.
- Reducir la pérdida de masa muscular[**].
- Regular el metabolismo de la glucosa y el colesterol nocivo.

---

[*]   Keto-Timonen, R., Hietala, N., Palonen, E., Hakakorpi, A., Lindström, M., y Korkeala, H., «Cold Shock Proteins: A Minireview with Special Emphasis on Csp-Family of Enteropathogenic *Yersinia*», *Frontiers in Microbiology*, vol. 7 (22 de julio de 2016), 1151, https://doi.org/10.3389/fmicb.2016.01151.

[**]   Chung, N., Park, J., y Lim, K., «The Effects of Exercise and Cold Exposure on Mitochondrial Biogenesis in Skeletal Muscle and White Adipose Tissue», *Journal*

- Brindar efectos neuroprotectores[*].
- Reparar las neuronas dañadas[**].
- Disminuir la inflamación.
- Estabilizar las citocinas proinflamatorias.
- Potenciar la autofagia[***].

La exposición al frío parece desencadenar un proceso de renovación celular gracias a estas proteínas, que además muestran un enorme potencial en el tratamiento de enfermedades neurodegenerativas, como el alzhéimer. De hecho, las investigaciones apuntan a que el frío puede combatir la neurodegeneración[****], al tiempo que estimula la regeneración neuronal[*****].

Mejorar la circulación sanguínea y la salud cutánea

Ya hemos visto que el WHM contribuye al buen funcionamiento del sistema cardiovascular, gracias a la vasoconstricción y vasodi-

---

of Exercise Nutrition & Bio- chemistry 2, vol. 21 (30 de junio de 2017), pp. 39-47, https://doi.org/10.20463/jenb.2017.0020.

[*]   Lee, H. J., Alirzayeva, H., Koyuncu, S., Rueber, A., Noormohammadi, A., y Vilchez, D., «Cold Temperature Extends Longevity and Prevents Disease-Related Protein Aggregation Through PA28γ-Induced Proteasomes», *Nature Aging* 5, vol. 3 (3 de abril de 2023), pp. 546-566, https://doi.org/10.1038/s43587-023-00383-4.

[**]   Xia, W., Su, L., y Jiao, J., «Cold-Induced Protein RBM3 Orchestrates Neurogenesis via Modulating Yap mRNA Stability in Cold Stress», *Journal of Cell Biology* 10, vol. 217 (1 de octubre de 2018), pp. 3464–3479, https://doi.org/10.1083/jcb.201801143.

[***]   Yau, W. W., Wong, K. A., Zhou, J., Thimmukonda, N. K., Wu, Y., Bay, B. H., Singh, B. K., y Yen, P. M., «Chronic Cold Exposure Induces Autophagy to Promote Fatty Acid Oxidation, Mitochondrial Turnover, and Thermogenesis in Brown Adipose Tissue», *iScience* 5, vol. 24 (mayo de 2021), 102434, https://doi.org/10.1016/j.isci.2021.102434.

[****]   Aihara, T., «Cold Shock as a Possible Remedy for Neurodegenerative Disease», *International Journal of Neurology and Neurotherapy* 4, vol. 3 (31 de agosto de 2016), https://doi.org/10.23937/2378-3001/3/4/1053.

[*****]   Lee *et al.*, «Cold Temperature Extends Longevity and Prevents Disease-Related Protein Aggregation Through PA28γ-Induced Proteasomes», *op. cit.*

latación que produce en todo el organismo y que ayuda a «poner en forma» los vasos sanguíneos. Todo este aumento de estimulación y riego sanguíneo puede resultar muy beneficioso para la salud de la piel y contribuir a retrasar su envejecimiento. Cuando tenemos una correcta circulación sanguínea, las células reciben el aporte de oxígeno y nutrientes que necesitan; y, si estas se encuentran justo debajo de la superficie cutánea, el resultado será una tez revitalizada, sana y radiante. Los estudios también han relacionado el estrés crónico con la aceleración del envejecimiento cutáneo mediante diversos mecanismos[*], y señalan la existencia de una conexión directa entre la piel y el cerebro, mediada por citocinas proinflamatorias, hormonas y el eje HPA. Al igual que la exposición excesiva al sol o el consumo de tabaco, el estrés puede dañar la piel y favorecer su envejecimiento prematuro. Todo ello convierte al WHM en una valiosa herramienta de belleza que además promueve la longevidad.

Baños faciales de hielo: relajación en solo veinte segundos

Con esta sencilla práctica de apenas veinte segundos, podemos regalarnos un tratamiento facial de crioterapia y una buena dosis de relajación. Como mamíferos, contamos con una respuesta evolutiva que se activa de forma automática nada más sumergir la cabeza: es lo que se conoce como *reflejo de inmersión*, que induce un estado inmediato de calma en cuanto el rostro entra en contacto con el agua. ¿Y a qué se debe esta respuesta? La razón es muy sencilla: mantener la calma en momentos así aumenta nuestras probabilidades de supervivencia. ¡La Madre Naturaleza no podía ser más sabia! Con este ejercicio, activamos este reflejo, lo que se traduce en una sensación instantánea de serenidad. Y, de paso, mimamos nuestra piel al estimular la circulación sanguínea y cerrar los poros.

---

[*] Chen, Y., y Lyga, J., «Brain-Skin Connection: Stress, Inflammation and Skin Aging», *Inflammation & Allergy Drug Targets* 3, vol. 13 (2014), pp. 177-190, https:// doi.org/10.2174/1871528113666140522104422.

Instrucciones:
Preparación: llena un cuenco con agua y cubitos de hielo. Remuévela bien durante medio minuto hasta que el hielo empiece a derretirse y el agua esté bien fría.

1. Respira hondo y sumerge el rostro en el cuenco.
2. Mantén la cara bajo el agua unos veinte segundos.
3. Retírala y sécate.

También puedes realizar esta práctica después de aplicarte vapor, limpiar los poros y ponerte una mascarilla. Luego, utiliza tu tónico, sérum o crema de día favoritos. ¡Ahora solo queda disfrutar de tu tez radiante y de la paz interior que te brinda este pequeño ritual!

Aumentar la sensibilidad a la insulina

Uno de los rasgos característicos del envejecimiento es la disminución de la sensibilidad a la insulina, la hormona responsable de regular nuestra capacidad para transformar la glucosa en energía. Cuando desarrollamos resistencia a la insulina, la producción de energía se ve comprometida y los niveles de glucosa en sangre aumentan, lo que puede derivar en prediabetes y, con el tiempo, en diabetes de tipo 2. Esta última incrementa el riesgo de desarrollar múltiples complicaciones y enfermedades, como ceguera, insuficiencia renal, infarto de miocardio, ictus o amputaciones de las extremidades inferiores. Cada vez son más las personas diagnosticadas con diabetes de tipo 2 o prediabetes: según la Organización Mundial de la Salud, la cifra de personas diabéticas pasó de 108 millones en 1980 a 422 millones en 2014[*].

---

[*] Organización Mundial de la Salud, «Diabetes» (14 de noviembre de 2024), https://www.who.int/es/news-room/fact-sheets/detail/diabetes.

Como vimos con anterioridad, la exposición al frío es una excelente forma de mejorar la sensibilidad a la insulina y, en consecuencia, la captación de glucosa, ya que incrementa la demanda energética de los músculos. Las investigaciones muestran que las bajas temperaturas pueden ayudar a las personas con diabetes de tipo 2 a reducir la resistencia a la insulina. De hecho, en un estudio con participantes con sobrepeso y diabetes, se observó que la exposición leve al frío aumentó la sensibilidad a la insulina en más de un 40 por ciento*.

Optimizar los niveles de energía

La energía es un valioso recurso, y el WHM puede contribuir a aumentar el flujo de energía celular de diversas maneras. Además de estimular la formación de nuevas mitocondrias, incrementa la producción de ATP y activa el ciclo de Cori. También eleva el número de glóbulos rojos y favorece la creación de nuevos vasos sanguíneos. En el plano hormonal, estimula la producción de noradrenalina, dopamina y, en algunos casos, testosterona. Asimismo, ayuda a eliminar las células «zombi» —que nos drenan energía—, reduce la inflamación en el organismo y nos permite entrar en un modo restaurativo. Por eso, no es de extrañar que la mayoría de quienes practican el WHM afirmen sentirse con más energía y vitalidad. ¡Que la fuerza te acompañe!

> **TESTIMONIO:** tengo 49 años y, como mujer que ha trabajado muchos años en el mundo corporativo, he tenido que lidiar varias veces con episodios de agotamiento extremo. La tercera vez que

---

* Hanssen, M. J. W., Hoeks, J., Brans, B., van der Lans, A. A. J. J., Schaart, G., van den Driessche, J. J., Jörgensen, J. A., *et al.*, «Short-Term Cold Acclimation Improves Insulin Sensitivity in Patients with Type 2 Diabetes Mellitus», *Nature Medicine* 8, vol. 21 (agosto de 2015), pp. 863-865, https://doi.org/10.1038/nm.3891.

caí en ese pozo —en un momento en el que estaba enferma, al límite de mis fuerzas y a punto de tocar fondo—, vi por casualidad un anuncio sobre el WHM. Ya había probado la terapia, los libros de autoayuda e incluso el «tirar para adelante» pese a los síntomas, así que decidí darle una oportunidad, aun siendo conocida por odiar el frío con todas mis fuerzas. Empecé terminando mis duchas matutinas con agua fría, y enseguida noté un cambio en mí. El aletargamiento dio paso a una sensación de energía y vitalidad, y los resultados eran tan asombrosos que incorporé esa práctica a mi rutina cotidiana. Al cabo de un mes, me atreví con mi primer baño frío: permanecí cuatro minutos a 8 °C. Al salir, me sentía tan pletórica y rebosante de energía que casi me pongo a bailar de alegría. También comencé a practicar los ejercicios de respiración de Wim Hof cada mañana, ya que me ayudaban a serenarme y a prepararme para el frío. Este ritual de salud se convirtió en una parte fundamental de mi día a día. Los efectos positivos fueron encadenándose como en un efecto dominó: me sentía mejor a nivel mental, se redujeron mis síntomas de perimenopausia —un factor clave en mi agotamiento—, y mi capacidad para gestionar el estrés mejoró muchísimo. Más tarde, ese mismo año, me certifiqué como instructora, movida por el deseo de compartir el método con otras personas que estuvieran pasando por lo mismo que yo. Hoy, además de ser instructora certificada del WHM, soy *coach* de vida y sigo formándome en psicoterapia. Con el WHM y estas herramientas, acompaño a mujeres que se sienten sobrepasadas y al borde de la extenuación.

RUTH

LA PÉRDIDA DE PESO Y LA ACTIVACIÓN DE LA GRASA PARDA

No podemos hablar de longevidad sin abordar el peso y el metabolismo, que puede ralentizarse con la edad y favorecer la aparición de trastornos metabólicos. Las investigaciones muestran que pasar una hora en agua a 20 °C incrementa la tasa metabólica en un 93 por ciento y que esta cifra asciende a un asombroso 350 por ciento cuando la temperatura baja a 14 °C*. Como vimos en capítulos anteriores, la producción de calor acelera el metabolismo: por ejemplo, cuando tiritamos, los músculos consumen glucosa. La exposición al frío también hace que los músculos produzcan y liberen una hormona conocida como *irisina*, que estimula la transformación de la grasa blanca en grasa parda. Esta última se correlaciona con un metabolismo más saludable y la pérdida de peso, y puede reducir a la mitad el riesgo de desarrollar diabetes de tipo 2 y enfermedades cardíacas.

En nuestra comunidad, abundan los testimonios de personas que aseguran haber perdido peso, pero lo realmente fascinante es que la respiración también puede contribuir a ello. ¿De qué manera? Según los estudios, al respirar eliminamos hasta el 84 por ciento de la grasa, que abandona el organismo en forma de dióxido de carbono**. Por cada diez kilos de grasa metabolizada, exhalamos 8,4 en forma de dióxido de carbono, mientras que el 16 por ciento restante se expulsa en forma de agua. Además, las investigaciones muestran que la respiración profunda reduce el tamaño de los adipocitos (o células grasas), lo que facilita la liberación del dióxido de carbono «atrapado» en ellos. Además, la respiración diafragmática profunda masajea los órganos y estimula el metabolismo. En definitiva, las prácticas de respiración pueden contribuir a la pérdida de peso de múltiples maneras.

Un sueño y descanso reparador

El descanso no es un lujo, sino un requisito indispensable para la regeneración celular, para envejecer de manera saludable y para recu-

---

* Srámek *et al.*, «Human Physiological Responses to Immersion into Water of Different Temperatures», *European Journal of Applied Physiology* 5, vol. 81 (marzo de 2000), pp. 436-442, https://doi.org/10.1007/s004210050065.

** McIntosh, J., «Majority of Weight Loss Occurs 'via Breathing'», *Medical News Today* (17 de diciembre de 2014), https://www.medicalnewstoday.com/articles/287046.

perarnos del estrés de las actividades cotidianas. Según los Institutos Nacionales de Salud de los Estados Unidos, el sueño no solo afecta a todos los tejidos del organismo, sino que también influye en las hormonas, el sistema inmunitario, el apetito, el estado de ánimo, la respiración, la presión arterial y la salud cardiovascular.

Aun así, una de cada tres personas adultas afirma no dormir ni descansar lo suficiente. La falta de sueño es más frecuente en las mujeres: más de la mitad duerme menos de ocho horas (frente al 38 por ciento de los hombres), a pesar de que diversos estudios han demostrado que, en realidad, necesitamos dormir más que ellos*. De hecho, tenemos un 40 por ciento más de probabilidades que los hombres de desarrollar insomnio**, en gran parte debido a la ansiedad y las fluctuaciones hormonales. Esta carencia de sueño puede aumentar el riesgo de sufrir múltiples problemas de salud, como enfermedades cardíacas o renales, hipertensión, diabetes, ictus, obesidad o depresión***. Un estudio reciente con más de 172 000 participantes reveló que los hombres y mujeres que duermen lo suficiente viven más que quienes sufren carencias de sueño****: cinco años más en el caso de los hombres y dos en el de las mujeres.

Tanto los ejercicios de respiración como la exposición al frío del WHM pueden favorecer un sueño de mejor calidad. Para conciliarlo, es necesario que la temperatura corporal descienda. Sin embargo, el estrés tiende a activar y calentar el organismo. Por ello, reducir esa activación y enfriar el cuerpo con una ducha fría

---

* Atherton, A., «The Sleep Gender Gap: Nighttime Disparities Between Women and Men», *Sleep Foundation* (5 de marzo de 2024), https://www.sleepfoundation.org/sleep-news/the-sleep-gender-gap-nighttime-disparities-between-women-and-men.

** *Ibidem*.

*** Johns Hopkins Medicine, «Health Risks of Poor Sleep», https://www.hopkinsmedicine.org/health/wellness-and-prevention/health-risks-of-poor-sleep.

**** Li, H., Qian, F., Han, L., Feng, W., Zheng, D., Guo, X., y Zhang, H., «Association of Healthy Sleep Patterns with Risk of Mortality and Life Expectancy at Age of 30 Years: A Population-Based Cohort Study», *QJM: Monthly Journal of the Association of Physicians* 3, vol. 117 (27 de marzo de 2024), pp. 177-186, https://doi.org/10.1093/qjmed/hcad237.

de buena mañana es una excelente forma de promover un buen descanso, ya que la exposición al frío matutina concuerda perfectamente con nuestro ciclo natural de cortisol. No obstante, si el sistema nervioso sigue acelerado al volver del trabajo, una ducha fría o un baño de hielo unas dos horas antes de ir a dormir puede ayudar a restablecer el nivel basal de estrés y preparar al cuerpo para irse a dormir.

Protocolo de contraste: dormir como un bebé

Las hormigas del desierto tienen una ingeniosa manera de refrescarse cuando hace un calor abrasador: se adentran en las entrañas de la Tierra, donde en realidad hace aún más calor que en la superficie, para luego volver a salir y sentir una agradable sensación de frescor. A este mecanismo se lo conoce como *terapia de contraste*. El WHM no solo trabaja con la exposición al frío; de hecho, a menudo combinamos esta práctica con la sauna, sobre todo durante los viajes para entrenar en condiciones de frío extremo.

Al alternar entre frío y calor, activamos la musculatura y los vasos sanguíneos, lo que nos aporta una sensación de relajación profunda, además de una buena dosis de hormonas de la felicidad. A menudo recomendamos el siguiente protocolo para favorecer un sueño reparador y de alta calidad. ¡Prúebalo y dormirás como un bebé!

Instrucciones:

1. Empieza con la exposición al frío: tómate una ducha fría, sumérgete en un baño de hielo o báñate en aguas frías naturales, si tienes esa posibilidad.
2. Mientras estés en el frío, practica la atención interoceptiva conectando cuerpo y mente. Utiliza la respiración para ir calmándote poco a poco. Céntrate primero en recuperar tu ritmo normal de respiración, inhalando por la nariz y exhalando por la boca. Si te resulta difícil, prueba a alargar

las exhalaciones o a practicar el *humming*. Encuentra la comodidad en la incomodidad, y permanece en el frío hasta sentirte mental y físicamente adaptada.

3. Al salir del agua fría, sigue concentrada en las sensaciones que vayan apariendo. Si vienes de un baño de hielo o de una inmersión en plena naturaleza, entra en calor de forma natural practicando la postura del caballo durante unos minutos.

4. Permanece unos diez minutos en la sauna, hasta notar una ligera incomodidad. Cuando empieces a sentir que te cuesta estar ahí, quédate un poco más para obtener los máximos beneficios mentales y físicos: es entonces cuando empieza el verdadero trabajo en la sauna.

5. Alterna entre el baño de hielo y la sauna dos o tres veces. Para cerrar la práctica, termina siempre con una inmersión o ducha fría, ni que sea breve. Esta última exposición al frío ayuda al cuerpo a entrar en calor de forma natural sin fuentes externas, a modo de «cierre de ceremonia».

Como puedes comprobar, el WHM puede constituir una herramienta de *biohacking* sumamente útil para promover la longevidad y una salud óptima. Además, puede practicarse a cualquier edad y para abordar un amplio abanico de síntomas comunes. Si lo utilizas como método de *biohacking*, puedes adaptar tu práctica siguiendo la guía que presentamos a continuación, en la que se explican los diferentes tipos de exposición al frío en función del objetivo que se desee alcanzar.

Guía de exposición al frío para objetivos específicos

- AUMENTAR LA RESILIENCIA MENTAL Y HACER FRENTE AL ESTRÉS: lo ideal es tomar un baño de hielo de dos minutos. La clave está en sentir incomodidad y ganas de salir del agua, y en utilizar la fuerza mental para superar el desafío y afrontar la respuesta inicial al estrés. Vencer esa primera reacción de lucha o huida nos infunde coraje y resiliencia mental.

- ENTRENAR EL ENFOQUE MENTAL: cuando nos sumergimos en agua a una temperatura de entre 2 °C y 4 °C, el organismo se inunda de noradrenalina en los primeros veinte segundos. Es la manera perfecta de agudizar la mente en un santiamén.

- ACTIVAR LA GRASA PARDA: puede lograrse con cualquier tipo de exposición al frío, siempre que la temperatura sea igual o inferior a 16 °C. Un estudio demostró que nadar al aire libre en invierno durante un mínimo de once minutos a la semana —junto con 55 minutos de sauna— aumentaba la tasa metabólica y la cantidad de grasa parda presente en el organismo[*].

- MEJORAR LA SENSIBILIDAD A LA INSULINA: basta con exponerse a diario a un frío moderado. Según los estudios, la sensibilidad a la insulina mejora en un 40 por ciento tras diez días de exposición a temperaturas de entre 14 °C y 15 °C[**].

- AUMENTAR LAS HORMONAS DE LA FELICIDAD: con una inmersión de al menos veinte segundos en agua a entre 2 °C y 4 °C, favorecemos la activación de la noradrenalina y la liberación de betaendorfinas en el cerebro.

- ALIVIAR LA DEPRESIÓN: es conveniente ducharse con agua fría durante dos o tres minutos al día, a una temperatura de entre 10 °C y 12 °C. Un estudio observó mejoras en los síntomas de depresión tras seguir este protocolo durante un período de entre un par de semanas a varios meses[***].

- MEJORAR EL SUEÑO: ducharse una hora antes de acostarse y terminar con agua fría ayuda a reducir la temperatura corporal y a relajar la mente.

---

[*] Søberg, S., Löfgren, J., Philipsen, F. E., Jensen, M., Hansen, A. E., Ahrens, E., Nystrup, K. B., *et al.*, «Altered Brown Fat Thermoregulation and Enhanced Cold-Induced Thermogenesis in Young, Healthy, Winter-Swimming Men», *Cell Reports Medicine* 10, vol. 2 (11 de octubre de 2021), 100408, https://doi.org/10.1016/j.xcrm.2021.100408.

[**] Hanssen *et al.*, «Short-Term Cold Acclimation Improves Insulin Sensitivity in Patients with Type 2 Diabetes Mellitus», *op. cit.*

[***] Shevchuk, N. A., «Adapted Cold Shower as a Potential Treatment for Depression», *Medical Hypotheses* 5, vol. 70 (2008), pp. 995-1001, https://doi.org/10.1016/j.mehy.2007.04.052.

- REFORZAR EL SISTEMA INMUNITARIO: un estudio realizado en los Países Bajos con tres mil participantes mostró que quienes terminaban la ducha diaria con un chorro de agua fría durante treinta a noventa segundos reportaban un 29 por ciento menos de síntomas de enfermedad tras solo treinta días[*].
- GANAR MASA MUSCULAR: no se recomienda tomar un baño de hielo justo después de entrenar para desarrollar la musculatura. En este caso, es preferible tomar el baño antes, o esperar unas cuatro horas antes de hacerlo.
- RECARGAR ENERGÍAS AL INSTANTE: cualquier tipo de exposición al frío surtirá este efecto, ya sea una ducha fría, un baño de hielo facial o de cuerpo entero, o una inmersión en aguas frías naturales.

OPTIMIZA TU CICLO MENSTRUAL CON EL WHM

El WHM nos permite reconectar con el cuerpo y la mente. ¿Puedes escuchar las señales sutiles que te envía tu organismo? Y es que, como solemos decir, sentir es comprender. Esto es algo en lo que nos gusta insistir porque, como seres humanos —y más aún si eres una persona muy mental, como suele ocurrir entre quienes trabajan en tecnología o practican el *biohacking*—, tendemos a vivir demasiado en la cabeza. Sin embargo, es fundamental escuchar lo que nos dice el cuerpo y, de hecho, este es uno de los pilares del método. Además, es posible que incorporar el WHM como práctica de *biohacking* sea todavía más beneficioso para las mujeres que para los hombres. ¿Por qué?

La razón se encuentra en las complejas transiciones hormonales que atravesamos cada mes y que afectan a nuestra forma de sentir

---

[*] Buijze, G. A., Sierevelt, I. N., van der Heijden, B. C. J. M., Dijkgraaf, M. G., y Frings-Dresen, M. H. W., «The Effect of Cold Showering on Health and Work: A Randomized Controlled Trial», *PLOS ONE* 9, vol. 11 (15 de septiembre de 2016), https://doi.org/10.1371/journal.pone.0161749.

y actuar. En este sentido, conviene recordar que nuestra tolerancia al frío, frecuencia respiratoria, sensibilidad al dióxido de carbono, química cerebral, respuesta al estrés, metabolismo y termorregulación varían de manera significativa a lo largo del ciclo menstrual. El WHM puede ayudarnos a navegar estos cambios y a adaptar la práctica para optimizar nuestro bienestar. Durante el ciclo menstrual, podemos recurrir al WHM no solo para equilibrarnos a lo largo del mes, sino también para aliviar —e incluso aprovechar— los altibajos que acompañan a las fluctuaciones hormonales.

La fase premenstrual y menstrual: esos días grises

Empecemos por la parte del ciclo que la mayoría de las mujeres considera más complicada: la fase premenstrual y la menstrual. Si tomamos como referencia un ciclo de veintiocho días, la fase premenstrual abarcaría aproximadamente los días veinticinco a veintiocho, mientras que la menstrual correspondería a los primeros días del período, que marcan el inicio de un nuevo ciclo. Durante esta etapa, se produce un descenso de la progesterona, los estrógenos y la serotonina, lo que provoca cambios en el estado de ánimo, la motivación y los niveles de energía. De ahí que podamos sentirnos más irritables y con menor capacidad para gestionar el estrés, además de experimentar episodios de ansiedad, insomnio y dolor. Por otro lado, la menstruación conlleva una pérdida de sangre que reduce los glóbulos rojos y los niveles de hierro, lo que a su vez puede disminuir la energía y el calor corporal, e interferir en la termorregulación[*].

Por otro lado, como en esta fase somos menos resistentes al estrés, conviene no «echar más leña al fuego». Para muchas de nosotras, este no es el mejor momento para exponernos al frío extremo, pero sí para centrarnos en la respiración y otro tipo de prácticas más

---

[*]   Brigham, D., «Iron and Thermoregulation: A Review», *Critical Reviews in Food Science & Nutrition* (1 de diciembre de 1996).

reconfortantes. Si aun así deseas exponerte al frío, lo recomendable es hacerlo de una forma más suave: puedes, por ejemplo, terminar la ducha caliente con un chorro de agua fría, o darte una breve ducha de contraste de menos de dos minutos. Por mucho que te encuentres perfectamente bien, no hay que olvidar que estás perdiendo sangre, por lo que es mejor evitar los baños de hielo hasta pasados al menos unos días desde el inicio de la menstruación.

Durante esta fase, lo más beneficioso suele ser practicar el ejercicio de respiración básica que encontrarás en el capítulo 5 (páginas 157–158), sentada en el sofá y arropada con una manta. Esta práctica nos ayuda a enraizarnos, a liberar las emociones contenidas y, a la postre, a despejar los nubarrones que suelen acompañar a estos días. La liberación y la regulación emocional son fundamentales en esta etapa, y los ejercicios de respiración resultan de gran ayuda en este sentido. Muchas mujeres afirman que, cuando consiguen soltar las emociones reprimidas y regular su estado a través de la respiración, se sienten mucho más capaces de sobrellevar la vulnerabilidad característica de este momento del ciclo.

Laura: aunque, por lo general, no recomendamos la exposición al frío extremo durante la menstruación, en mi caso, sumergirme en un baño de hielo me ayuda a aliviar el dolor menstrual. Los calambres parecen mitigarse y el dolor se disipa de inmediato. Eso sí, siempre lo hago escuchando en todo momento a mi cuerpo y sin forzar nunca mis límites. Los ejercicios de respiración también son una excelente forma de aliviar el dolor, ya que nos permiten percibirlo de otro modo y, además, tienen un efecto analgésico. Con tan solo tres o cuatro rondas del ejercicio de respiración básica WHM, llevando la atención a la zona donde se localiza el dolor, notarás cómo los calambres disminuyen de manera natural, gracias a la liberación de la tensión acumulada en el cuerpo. Como todo en el WHM, se trata de experimentar y descubrir lo que te sienta mejor.

La fase folicular: esos días de subidón anímico

Con el inicio del período, el estrógeno comienza a aumentar y, para cuando este llega a su fin, ya podemos notar cómo recuperamos nuestra confianza, energía, buen humor y ganas de relacionarnos, gracias al efecto de esta hormona. El estrógeno es el equivalente femenino de la testosterona masculina: es el encargado de prepararnos para entrar en acción. Además, estimula la producción de serotonina, una de las hormonas del bienestar que ya hemos visto en capítulos anteriores. Durante esta fase, es posible que empieces a sentirte más segura de ti misma y más resistente al frío. Por otro lado, el estrógeno actúa como vasodilatador y, al aumentar el flujo sanguíneo por todo el cuerpo, también eleva nuestra sensación térmica.

La fase folicular es un momento ideal para llevar la práctica del WHM un paso más allá, ya que tendrás una mayor motivación y confianza. Tanto los ejercicios de la respiración de poder como la exposición al frío —ya sea en forma de baños de hielo o de inmersiones en aguas heladas naturales— son excelentes opciones para estos días. Nuestra sugerencia es que aproveches esta fase para atreverte a salir un poco de tu zona de confort y superar tus propios límites.

La fase de ovulación: esos días de salir a brillar

La ovulación tiene lugar hacia la mitad del ciclo y marca el final de la fase folicular, cuando el ovario libera un óvulo. Esta liberación se produce a raíz de un aumento repentino de los niveles de estrógeno, acompañado por un pico de la hormona luteinizante (HL) y la testosterona. Es la forma que tiene la naturaleza de preparar el cuerpo para una posible concepción, ¡aunque la maternidad no esté en tus planes inmediatos!

Con los niveles de estrógeno y testosterona en su punto álgido, te sientes rebosante de confianza, salud y energía. Por eso, quizás te apetezca explorar cosas nuevas y ponerte a prueba, así que deja que esa actitud también se refleje en tu práctica del WHM. Si te sientes con fuerzas, proponte un reto: así reforzarás aún más tu confianza.

Estas son algunas formas de ponerte a prueba durante esta fase:

- Empezar directamente con la ducha fría, sin pasar por el agua caliente.
- Alargar el baño de hielo, pasando de dos o tres minutos a cinco.
- Realizar cinco rondas de respiración o una ronda de respiración de poder.
- Llevar un seguimiento de tus tiempos de retención. ¿Puedes llegar a aguantar tres minutos sin respirar?

Si puedes, márcate un objetivo durante esta fase y... ¡ve a por todas!

La fase lútea: esos días de introversión

Tras la ovulación, el cuerpo lúteo comienza a producir progesterona, lo que da inicio a la fase lútea, que se extiende hasta el comienzo de la menstruación. Durante este período, la progesterona alcanza su punto máximo: la energía disminuye, la frecuencia respiratoria aumenta y podemos sentirnos más introvertidas. El aumento de los niveles de progesterona también puede favorecer una mayor relajación y mejorar el sueño, ya que estimula los neurotransmisores cerebrales que inducen un estado de calma[*]. Además,

---

[*] Joffe, H., de Wit, A., Coborn, J., Crawford, S., Freeman, M., Wiley, A., Athappilly, G., *et al.*, «Impact of Estradiol Variability and Progesterone on Mood in Perimenopausal Women with Depressive Symptoms», *Journal of Clinical Endocrinology and Metabolism* 3, vol. 105 (1 de marzo de 2020), dgz181, https://doi.org/10.1210/clinem/dgz181.

esta hormona promueve la vasoconstricción y la conservación del calor. Como resultado, la temperatura corporal central es más elevada de lo habitual, mientras que otras partes del cuerpo —como manos y pies— pueden sentirse más frías. Debido a ello, es posible que, en esta etapa, necesites abrigarte más de lo normal y empieces a temblar antes que en otras fases del ciclo.

Todos estos cambios pueden hacer que vaciles a la hora de exponerte al frío. Por eso, combinar un baño de hielo o una inmersión en aguas heladas naturales con una sesión de sauna es una excelente manera de entrar en calor y hacerte la práctica más llevadera. En cuanto a la respiración, conviene prestar atención al ritmo para detectar si se vuelve corta y superficial, ya que este patrón puede contribuir al estrés. Durante esta fase, recomendamos centrar la práctica en ralentizar y profundizar la respiración para contrarrestar cualquier síntoma que pueda aparecer.

Convertirte en una mujer de hielo significa estar en sintonía con tu cuerpo y mente, comprendiendo y respetando lo que necesitas a cada momento. Esto no solo puede ayudarte a sentirte más conectada y relajada, sino también a disfrutar de una mayor salud en cualquier etapa de tu vida.

11
CONVERTIRSE EN UNA MUJER DE HIELO

¡ENHORABUENA! HAS LLEGADO AL capítulo final y ahora cuentas con una gran cantidad de información no solo sobre el Método Wim Hof, sino también sobre la salud y la fisiología femeninas. Lo más probable es que ya hayas probado a darte alguna que otra ducha fría; pero, si no es así, ¡no te preocupes! En este capítulo, te explicaremos, paso a paso, cómo iniciarte en los tres pilares del WHM: la exposición al frío, la respiración y la actitud mental.

Sin embargo, antes de entrar en materia, es importante señalar que, en cuanto te adentras en el mundo del WHM, comprendes que este trabajo va mucho más allá de estos tres aspectos. De hecho, a menudo decimos que existen otros tres «pilares ocultos» vinculados con la experiencia del método, cada uno de los cuales contribuye de manera única a nuestro viaje de autodescubrimiento, sanación y crecimiento. Y el primero de ellos no podía ser otro que la naturaleza.

LA NATURALEZA

La naturaleza no es algo que simplemente esté a nuestro alrededor; ¡somos parte de ella! El cuerpo humano se ha formado a lo largo de millones de años de evolución conjunta con el entorno. De ahí que sumergirnos en la naturaleza nos resulte tan reconfortante, tanto a nivel físico como mental. Y es que basta con darnos un chapuzón en sus aguas o rodearnos de árboles para que nuestro sistema parasimpático se active de inmediato. Por eso, no es de extrañar que podamos encontrar prácticas basadas en el poder sanador de la naturaleza en diferentes culturas: en Japón existe el *shinrin-yoku* (baño de bosque); en Alemania, el *waldeinsamkeit* (soledad en el bosque); y, en Finlandia, el *jokamiehenoikeus*, que puede traducirse poéticamente como «la libertad de deambular».

Los estudios han demostrado que un simple paseo de veinte minutos por la naturaleza puede reducir de manera significativa los niveles de hormonas del estrés[*], y que bastan diez minutos para aliviar de forma notable el agotamiento[**]. Otras investigaciones revelan que una excursión de un día al bosque reduce el cortisol y la adrenalina durante un periodo de hasta siete días, y que pasar dos noches en plena naturaleza resulta el doble de eficaz que la atención plena para combatir la fatiga extrema[***]. Por desgracia, el 25 por ciento de los estadounidenses pasa todo el día en interiores, con menos de una hora de exposición al sol o al aire libre. Con todo, los resultados de las investigaciones son contundentes: los sonidos y los entornos de la naturaleza —incluso aquellos que simplemente la imitan— ejercen un efecto positivo y sanador sobre nuestra salud física y mental.

Conectar con el mundo natural siempre ha sido algo inherente a la práctica del WHM, y por eso solemos organizar nuestros retiros en plena naturaleza. En los comienzos, Wim no contaba

---

[*] Kotera, Y., Richardson, M., y Sheffield, D., «Effects of Shinrin-Yoku (Forest Bathing) and Nature Therapy on Mental Health: A Systematic Review and Meta-Analysis», *International Journal of Mental Health and Addiction* 1, vol. 20 (28 de julio de 2020), pp. 337-361, https://doi.org/10.1007/s11469-020-00363-4.

[**] EurekAlert!, «Spending Time in Nature Reduces Stress, Research Finds» (25 de febrero de 2020), https://www.eurekalert.org/news-releases/921456.

[***] Unyoked, «How We Proved Two Nights in Nature Improves Wellbeing and Reduces Burnout» (8 de agosto de 2024), https://www.unyoked.co/Journal/introducing-the-worlds-first-global-nature-study.

con bañeras de hielo, así que puede decirse que el método nació en lagos, océanos y arroyos. De niñas, el invierno era nuestra estación favorita: veíamos a nuestro padre meterse cada día en el lago helado del parque cercano a casa, o pasar temporadas en los Pirineos españoles, no muy lejos del pueblo donde se crió nuestra madre. Incluso llegó a comprarse una pequeña casa en Polonia por el simple hecho de que se encontraba justo al lado de una imponente cascada. Lo curioso es que, hoy en día, nuestro padre tiene una piscina, pero solo la utiliza en invierno. Aun así, sigue prefiriendo el lago, donde puede sentirse en sintonía con el entorno natural. Por eso, siempre que sea posible, recomendamos practicar el WHM en plena naturaleza. Realizar los ejercicios de respiración y exposición al frío en un entorno natural potencia al máximo sus beneficios y nos sumerge en un estado aún más profundo de conexión y calma. En pocas palabras, la naturaleza nos despeja la mente y nos ayuda a recargar energías.

EL INTERCAMBIO DE FUERZA VITAL: cuando nos sumergimos en el mundo natural, entramos en perfecta simbiosis con él, lo que nos permite entablar un intercambio de fuerza vital con el entorno. Los árboles poseen un gran tronco que se ramifica en miles de ramas más pequeñas, de manera similar a lo que ocurre en nuestros pulmones, que podrían compararse a un árbol invertido, con ramificaciones que se dividen en millones de conductos diminutos. Los árboles absorben dióxido de carbono del aire y, junto con el agua, lo transforman en glucosa, para luego liberar el oxígeno resultante a la atmósfera. El ser humano funciona justo a la inversa: inhalamos oxígeno, lo combinamos con glucosa para producir energía y acabamos liberando al entorno el dióxido de carbono y el agua que no necesitamos. Dicho de otro modo: lo que el ser humano exhala es lo que los árboles inhalan, ¡y viceversa! En definitiva, nos necesitamos mutuamente.

La comunidad

Cualquiera que haya vivido los tiempos del COVID-19 pudo comprobar de primera mano que somos seres sociales. Las mujeres tenemos, además, una profunda necesidad de «cuidar y conectar», que en nuestro caso constituye un mecanismo de supervivencia fundamental. Contar con personas de confianza a nuestro alrededor con quienes conectamos nos aporta seguridad, sobre todo en momentos de estrés. De hecho, la mera presencia de los demás puede sacar a relucir lo mejor de nosotras mismas. A menudo, las mujeres somos el pilar y la estructura social de las comunidades, ya que somos las encargadas de construir y mantener relaciones importantes, tanto dentro de los propios grupos como entre ellos. En definitiva, la vida nos va mejor cuando nos sentimos parte de una comunidad.

Todo esto explica por qué creamos la Icewomen Community, y por qué la construcción de vínculos es un aspecto tan importante de nuestros retiros y viajes. Y es que una cosa es realizar tu primer baño de hielo estando a solas, y otra muy distinta es hacerlo en grupo. ¿Por qué? Pues porque una experiencia así crea lazos de por vida.

Lo mismo ocurre con las sesiones de respiración grupales: contar con un espacio seguro donde poder liberar los traumas, mostrarnos vulnerables y llorar junto a otras personas puede hacer que los efectos sean aún más poderosos y duraderos. Y aunque derrumbarse frente a un grupo de gente, en su mayoría desconocida, pueda resultar algo intimidante, compartir lo que sentimos con los demás y permitir que lo reciban con amor y compasión puede ayudarnos a dar un gran salto en nuestro crecimiento. Cuando nos aceptan por completo al mostrar nuestra verdadera esencia, a menudo nos damos cuenta de que ya somos suficientes y perfectas tal y como somos. El contexto grupal funciona como un catalizador que acelera este proceso, ya que las otras personas actúan como espejos de nuestra alma y nos ayudan a liberar más oxitocina, la hormona que contrarresta el efecto del cortisol y nos despierta sensaciones de amor, seguridad y relajación.

La Icewomen Community se creó justo antes de los tiempos del COVID, pero fue justamente en esos momentos cuando conoció su gran auge. Hoy en día, ofrece un espacio para que las mujeres puedan reunirse a compartir su práctica del WHM y construir bellas relaciones. De hecho, muchas afirman que dieron sus primeros pasos en el WHM gracias a esta comunidad, que ha ayudado a miles de mujeres a superar creencias limitantes, transformar su actitud mental y, por supuesto, forjar nuevos lazos de amistad para toda la vida.

EL JUEGO

Si hay algo que salta a la vista en nuestros retiros de WHM es que... ¡lo pasamos en grande! Lloramos, bailamos, reímos, hacemos bromas y no nos tomamos nada demasiado en serio. Incluso somos capaces de disfrutar cuando nos sumergimos en el baño de hielo, liberamos emociones o afrontamos algún reto. Abordar las dificultades desde una actitud lúdica nos ayuda a aprender con mayor rapidez y a comprender la verdadera profundidad de este trabajo. De hecho, la ciencia parece respaldar que el juego facilita el aprendizaje, lo que demuestra que los cambios neurológicos se integran con mayor facilidad cuando nos divertimos.

Además, nuestra creatividad también aflora cuando lo pasamos bien. Muchos músicos y artistas profesionales han encontrado una nueva fuente de inspiración en el WHM.

Durante nuestros retiros, es habitual oír hablar del «programa sin programa», lo que significa que tenemos un horario flexible y que todo puede cambiar en cualquier momento. Para las personas muy estructuradas, acostumbradas a saber con exactitud lo que va a ocurrir y cuándo, nuestros retiros pueden convertirse en un verdadero ejercicio de desapego. De hecho, aunque no asistas a un retiro con un instructor certificado de WHM, te animamos a adoptar esta misma actitud con tu propia práctica: tómatela como si fuese un juego divertido. No ser demasiado estricta puede ayudarte a conectar cuerpo y mente, y a estar mucho más centrada en el momento presente, porque, al fin y al cabo, en eso consiste el juego: en vivir en el aquí y el ahora, sin necesidad de pensar en lo que viene después. Como solemos decir: «Confía en el proceso». El juego es, en definitiva, el mejor ejercicio para soltar el control.

Ahora que ya conoces los pilares ocultos del WHM, ha llegado el momento de dar los primeros pasos en tu práctica.

CONVERTIRSE EN UNA MUJER DE HIELO: PRIMEROS PASOS

Como ya has visto, el WHM no consiste en un único protocolo. De hecho, comprende todo un abanico de prácticas que puedes combinar y adaptar a tu rutina personal. Ahora bien, en el marco de las investigaciones científicas del WHM, nuestro enlace científico ajusta la metodología con el máximo cuidado y precisión en función del objetivo concreto del estudio.

Al ser tan versátil, el método puede orientarse hacia objetivos o necesidades de salud específicos, o simplemente adaptarse a lo que tu cuerpo y mente te pidan en cada momento, conforme vayas aprendiendo a escuchar mejor tus propias señales. Por eso, te animamos a descubrir lo que mejor te funciona a ti. Lo ideal es optar por una práctica de exposición al frío que puedas mantener con constancia y hacerla tuya.

Dicho esto, somos conscientes de que, cuando partimos de cero, tener demasiadas opciones puede resultar abrumador. Por esta razón, hemos creado este sencillo desafío de treinta días para mujeres de hielo, que está específicamente diseñado para todas aquellas lectoras que necesitan un punto de partida sobre el que ir avanzando. Este plan te ayudará a familiarizarte con los fundamentos del WHM de una forma estructurada, y te permitirá integrar la práctica en tu día a día para poder disfrutar de sus beneficios a largo plazo. Dos de los protocolos fundamentales que realizarás son la respiración básica WHM (páginas 157-158) y la respiración de poder WHM (páginas 161-162).

Esta guía de treinta días te irá introduciendo, poco a poco, en los ejercicios de respiración, exposición al frío y actitud mental para ayudarte a integrar por completo el WHM en tu vida. Día a día, irás desarrollando tu resiliencia, tanto física como mental, y aprenderás a llevar la práctica a tu rutina de un modo que realmente encaje contigo. Sin embargo, la verdadera práctica comienza después de estos treinta días. Por supuesto, escucha a tu cuerpo en todo momento, y no pasa nada si te saltas un día de vez en cuando, pero la regla es: ¡no te saltes más de uno!

También te recomendamos usar el código QR que encontrarás aquí para acceder a la versión digital del desafío de treinta días para mujeres de hielo. Puedes imprimirlo y colgarlo en algún lugar visible —como en la nevera o en la puerta del baño— para ir tachando los días completados. Otra opción es llevar un seguimiento a través de la aplicación del WHM que puedes descargar en tu móvil. Por último, te animamos a realizar el desafío con alguna amiga para mantener el espíritu lúdico y estrechar lazos a través de la experiencia. ¡Y no olvides usar la etiqueta #Icewoman30days en las redes sociales para animar a otras mujeres a unirse al movimiento!

Semana 1: los fundamentos

Días 1-3: introducción a los ejercicios de respiración, exposición al frío y actitud mental

Estos tres primeros días están dedicados por completo a sentar las bases. Antes de empezar, reflexiona sobre lo que quieres conseguir con este desafío y anótalo. Apunta también los posibles obstáculos que podrían impedirte llegar a buen puerto y las estrategias para superarlos.

- RESPIRACIÓN: cada mañana, antes de desayunar o tomarte un café, realiza tres rondas de respiración básica WHM.
- EXPOSICIÓN AL FRÍO: el primer día, termina tu ducha caliente habitual con diez segundos de agua fría, y ve aumentando el tiempo a quince segundos el segundo día, y a veinte el tercero.
- ACTITUD MENTAL: comienza las prácticas de respiración con una intención clara. Piensa en los motivos que te llevaron a embarcarte en este desafío de treinta días, y márcate el propósito de completarlo. Prepárate mental y físicamente realizando el ejercicio «Fijar una intención», que encontrarás en la página 184. Antes de tomar tu primera ducha fría, relaja los hombros y repítete a ti misma: «Puedo hacerlo».

Días 4-7: desarrollar la constancia

¡Ya llevas tres días! A estas alturas, es posible que hayas empezando a habituarte a las duchas frías, por lo que vamos a tratar de dar un paso más aprendiendo a «acoger» el frío. Esto implica relajarte y encontrar la calma, a pesar del impacto que provocan las bajas temperaturas. *No te dejes vencer por la incomodidad y mantén tu mente bajo control.*

- RESPIRACIÓN: sigue realizando tres rondas de respiración básica WHM prestando mucha atención a cómo responde tu cuerpo. No pasa nada si notas hormigueo, zumbidos o emociones intensas: es algo normal.
- EXPOSICIÓN AL FRÍO: alarga la ducha fría cinco segundos cada día, empezando por veinticinco segundos el cuarto día hasta llegar a los cuarenta segundos el séptimo día. Concéntrate en relajarte a pesar del frío.
- ACTITUD MENTAL: establece una intención justo antes de exponerte al agua fría. Repítete: «Tengo el control». Es probable

que, mientras intentas relajarte, te asalten emociones y pensamientos. Entre ellos, suele aparecer nuestra saboteadora interna tratando de convencernos de saltarnos ese día de práctica o de acortar la ducha fría. Ignora esa voz y céntrate en tomar las riendas de tu cuerpo y mente. Puedes reafirmarte diciendo en voz alta: «Tengo el control».

Semana 2: profundiza en tu práctica

Días 8-10: mejorar la respiración y la tolerancia al frío

A medida que avanzas, procura empezar cada día con gratitud y una actitud mental de «yo puedo». Afronta la ducha fría y los ejercicios de respiración como te gustaría afrontar tu día: con compasión y cuidado hacia ti misma.

- RESPIRACIÓN: si te sientes preparada, aumenta a cuatro rondas de respiración básica WHM.
- EXPOSICIÓN AL FRÍO: prolonga las duchas frías otros cinco segundos cada día, empezando por 45 segundos el octavo día hasta llegar a los 55 segundos el décimo día. Si te ves con fuerzas para aguantar más, ¡adelante! Tan solo recuerda no superar los dos minutos.
- ACTITUD MENTAL: empieza cada sesión de respiración estableciendo una intención y comprometiéndote de forma consciente con tu práctica. Antes de la ducha fría, adopta una actitud mental positiva. Afronta ese momento como te gustaría afrontar tu día: con compasión y cuidado hacia ti misma, aceptando la incomodidad. Cada mañana, después de tu práctica de respiración, anota tres cosas por las que te sientas agradecida.

Días 11-14: introducción a las prácticas avanzadas de respiración y resiliencia mental

Después de tus sesiones habituales de respiración, tómate un momento para permanecer en un estado meditativo y observar los mensajes que te envían tu cuerpo y tu mente. La relajación a menudo nos aporta claridad sobre nuestros objetivos y necesidades, o sobre cualquier decisión que debamos tomar. Date tiempo y espacio para conectar con tus sensaciones y dejar que los pensamientos fluyan libremente hacia tu consciencia.

Márcate una meta personal para cuando completes los treinta días.

- RESPIRACIÓN: el día once, empieza con la respiración de poder WHM. A ser posible, hazlo en fin de semana, y solo si te sientes cómoda con la respiración básica. La respiración de poder es un trabajo mucho más intenso, por lo que es muy importante sentirse preparada.
- EXPOSICIÓN AL FRÍO: alarga la ducha fría quince segundos cada día, empezando por un minuto el día once hasta llegar a un minuto y 45 segundos el día catorce.
- ACTITUD MENTAL: establece una firme intención para la respiración de poder y entrégate por completo a ella. Reflexiona sobre lo que has conseguido hasta el momento. ¿Qué dificultades has encontrado y cómo las has superado? Tras tus sesiones de respiración habituales, tómate unos instantes para permaner en un estado meditativo. ¿Qué mensajes te están llegando? Ese estado de relajación a menudo nos aporta claridad sobre nuestros objetivos y necesidades, y sobre el rumbo que debemos tomar.

Semana 3: salir de la zona de confort

Días 15-17: tu primer baño de hielo

¡Ha llegado el momento de probar tu primer baño de hielo! Durante la práctica, presta atención a tu voz interior. ¿Es cierto lo que te está diciendo? Observa los pensamientos o emociones condicionados que aparezcan y dale un giro al guion, procurando ser lo más compasiva posible contigo misma. Aprende a escuchar esa voz con una sonrisa y a transformar la narrativa hablándote como animarías o reconfortarías a tu mejor amiga.

- Respiración: sigue con las tres o cuatro rondas de respiración básica WHM e incluye una sesión de respiración de poder.
- Exposición al frío: ¡ha llegado el momento de probar tu primer baño de hielo! En uno de los días, intenta sumergirte dos minutos en agua a entre 0 °C y 4 °C. Los demás días, toma una ducha fría de dos minutos.
- Actitud mental: cada día, después de los ejercicios de respiración, quédate diez minutos en quietud para meditar. Prueba a apoyarte en el poder de la visualización: imagina tu día perfecto, tu mejor versión y cómo vas a cumplir todo lo que te hayas propuesto esta semana. Recuerda que las visualizaciones funcionan como un ensayo mental de la realidad, así que pueden aumentar en gran medida tus probabilidades de éxito. Antes de cada exposición al frío, háblate como le hablarías a una buena amiga, y céntrate en tu fortaleza y resiliencia. Obsérvate como si te vieras reflajada en un espejo y limítate a presenciar los pensamientos que surjan. ¿Qué está tratando de decirte la voz que resuena en tu cabeza? A menudo es una expresión de tu respuesta condicionada frente a lo que te resulta incómodo en la vida; simplemente aprende a escucharla con una sonrisa.

Días 18-22: conecta con tu cuerpo y tus emociones

«Más» no siempre equivale a «mejor». Aunque hasta ahora has ido alargando de forma progresiva tu exposición al frío para incrementar tu tolerancia, ha llegado el momento de reflexionar sobre lo que realmente te sienta mejor. Se trata de escuchar a tu cuerpo para determinar el tiempo que es suficiente para ti. La clave está en no exigirte demasiado ni ser dura contigo misma, sino en proponerte desafíos saludables y motivadores.

- RESPIRACIÓN: realiza entre una y cinco rondas de respiración básica WHM. Si te ves con ganas, haz una ronda de respiración de poder el día veintiuno.

- EXPOSICIÓN AL FRÍO: todos los días —salvo el último—, date una ducha fría de entre quince segundos y dos minutos, en función de lo que te parezca adecuado. El último día, intenta encontrar la forma de realizar un baño de hielo en plena naturaleza o una inmersión en aguas frías naturales. Si no es posible, prosigue con tu rutina de duchas frías.

- ACTITUD MENTAL: cada día, antes de tu práctica de respiración, realiza el ejercicio de interocepción de los latidos del corazón (página 185) para bajar revoluciones y favorecer la conexión entre cuerpo y mente. Durante la sesión de respiración de poder, conecta con tus emociones y acéptalas conforme vayan surgiendo. Si quieres, puedes conectar con tu niña interior. Hablar con ella es una forma increíblemente poderosa de liberar viejos traumas: acéptalos y déjalos ir.

Semana 4: afianzar la práctica y manifestar

Días 23-25: perfecciona tu práctica

Durante esta semana —y en especial cuando realices el baño de hielo de entre dos y tres minutos—, trata de conectar con tu niña interior. Imagínate de pequeña y dite todo aquello que te habría gustado escuchar entonces, ya sean palabras de apoyo, validación o afecto. Se trata de una forma muy poderosa de liberar emociones, dolor o traumas almacenados. Acepta lo que surja y déjalo salir.

- RESPIRACIÓN: vuelve a realizar tres o cuatro rondas de respiración básica WHM cada día. También puedes incluir la respiración de poder en días alternos, según notes que tienes más energía o necesitas descansar. Esta semana es la recta final, ¡así que es el momento de darlo todo!

- EXPOSICIÓN AL FRÍO: el día veintitrés, ponte a prueba con un baño de hielo de entre dos y tres minutos. El resto de días, continúa con las duchas frías.
- ACTITUD MENTAL: reflexiona sobre tu recorrido hasta el momento. Para ello, responde por escrito a las siguientes preguntas: ¿qué has aprendido sobre ti misma? ¿Cómo ha cambiado tu actitud mental? ¿Has identificado alguna creencia limitante? Si es así, ¿cuál o cuáles? ¿Qué pasaría si las dejaras ir? Antes de tu práctica de respiración, establece la intención de liberar esas creencias limitantes.

Días 26-29: alinéate con tus objetivos

En estos últimos días, trata de ver este reto como una metáfora de los desafíos de tu vida. Pregúntate: ¿qué es lo que más deseas en la vida? ¿Qué te haría sentirte más sana, feliz y fiel a ti misma?

- RESPIRACIÓN: uno de los días, plantéate realizar cinco rondas de respiración básica WHM si te sientes preparada para ello. De lo contrario, continúa con tus tres o cuatro rondas habituales.
- EXPOSICIÓN AL FRÍO: intenta realizar una inmersión en aguas naturales en compañía de alguien. Los demás días, continúa con las duchas frías de entre uno y dos minutos. Márcate como objetivo desarrollar tu claridad mental y superar la resistencia inicial del cuerpo.
- ACTITUD MENTAL: después de tu práctica de respiración, tómate entre diez y quince minutos para permanecer en quietud y reflexionar sobre tus objetivos vitales. ¿Qué es lo que más deseas? Visualízalo como si no tuvieras límites. Durante la exposición al frío, sigue afianzando esa idea de que puedes con cualquier cosa: imagínate como alguien capaz de cumplir todo lo que se proponga. Repite tu propio mantra de poder «ilimitado», por ejemplo: «Puedo hacer lo que quiera. Soy capaz de todo lo que me proponga. Soy imparable».

Día 30: convertirte en una mujer de hielo invencible

Has afrontado el baño de hielo con fortaleza, confianza y amabilidad hacia ti misma. ¿Puedes adoptar esa misma actitud mental al enfrentarte a los desafíos de tu vida? Durante la exposición al frío, imagínate como un ser poderoso, capaz de lograr todo aquello que se proponga. Crea tu propio mantra de mujer de hielo invencible, como: «Puedo manifestar todo aquello que desee con facilidad y soltura», y repítelo mientras permaneces en el frío.

- RESPIRACIÓN: realiza una última sesión que incluya cinco rondas de respiración básica WHM y dos de respiración de poder.
- EXPOSICIÓN AL FRÍO: termina el desafío con un baño de hielo o una inmersión en la naturaleza de entre tres y cinco minutos, si es posible.
- ACTITUD MENTAL: reflexiona sobre estos treinta días. Anota cómo te sientes, lo que has aprendido y cómo has evolucionado. Fíjate propósitos que te ayuden a mantener esta práctica en el futuro. Durante tu práctica de respiración, date una palmadita de felicitación. Recuérdate que eres perfecta tal y como eres.

¡Enhorabuena! Has completado el desafío de treinta días para mujeres de hielo. A lo largo del camino, no solo habrás mejorado tu resistencia física: también habrás cultivado tu fortaleza y resiliencia mental.

Si algo hemos aprendido en todo los años que llevamos enseñando el WHM, es que bastan treinta días de práctica para volverte una persona más serena, resiliente, vital y segura de sí misma. Y esto no es algo que solo te beneficie a ti: cuando encarnamos nuestra mejor versión, también estamos beneficiando a las generaciones venideras.

NIÑOS DE HIELO

No solo nos convertimos en mujeres de hielo por nuestro propio bien, ¡sino también por el de nuestros hijos! Y es que nuestro estrés puede afectar fisiológicamente a su sistema nervioso, un fenómeno conocido como *contagio de estrés*. De hecho, en un estudio, colocaron a bebés de entre doce y catorce meses en el regazo de madres estresadas, y los pequeños mostraron un aumento de la actividad simpática[*]. A la luz de estos resultados, resulta innegable que el equilibrio que alcanzamos con el método beneficiará también a la próxima generación. Pero ¿podemos practicar el WHM con nuestros hijos?

Esta es una pregunta que nos hacen con frecuencia en nuestras formaciones, y lo cierto es que existen precedentes históricos que respaldan los posibles beneficios de la exposición al frío durante la infancia. Por ejemplo, en Siberia y Escandinavia es habitual que los bebés duerman la siesta al aire libre, bien arropados con una manta. En Rusia y los países nórdicos, a veces sacan a los niños a jugar descalzos en la nieve, los sumergen en barreños de agua helada o incluso los bañan en un agujero abierto en el hielo durante la Epifanía cristiana ortodoxa. De forma similar, se dice que las tribus nativas americanas daban baños de nieve a sus bebés, una tradición que todavía perdura en algunas comunidades. En la mayoría de estos casos, se considera que la exposición al frío contribuye a fortalecer el sistema inmunitario de los niños.

Hace tan solo unos años, una guardería de los Países Bajos propuso a un grupo de niños de tres años caminar unos instantes descalzos sobre la nieve. Aquella iniciativa generó una gran polémica entre los padres: algunos se indignaron hasta el punto de calificarlo de abuso infantil, y numerosos periódicos y programas de televisión se hicieron eco de la controversia. Como era de esperar, pidieron a la organización del WHM que se pronunciara sobre el asunto, y nuestras declaraciones se centraron en señalar que ese tipo de reacciones viscerales suelen nacer de

---

[*]   Epel, E. S., Crosswell, A. D., Mayer, S. E., Prather, A. A., Slavich, G. M., Puterman, E., *et al.*, «More Than a Feeling: A Unified View of Stress Measurement for Population Science», *Frontiers in Neuroendocrinology*, vol. 49 (abril de 2018), p. 151, https://doi.org/10.1016/j.yfrne.2018.03.001.

la creencia profundamente arraigada de que el frío es, de por sí, perjudicial. Sin embargo, la exposición breve y controlada a las bajas temperaturas puede ser muy beneficiosa para los niños: basta con unos instantes de exposición para activar su sistema nervioso, mientras que el descanso posterior mejora su estado de ánimo y su bienestar general. Además, no debemos olvidar que los niños todavía conservan su grasa parda. Cuando tu padre es el hombre de hielo —como en nuestro caso—, es lógico que el frío forme parte de tu infancia. Aun así, nunca nos obligó a exponernos a él; al contrario, nos dio libertad de decidir hasta dónde queríamos llegar. Este es el enfoque que siempre recomendamos a las familias: predicar con el ejemplo y hacerles partícipes si muestran interés, dejando que sean ellos quienes siempre tengan la última palabra.

En lo que respecta a los ejercicios de respiración, ¡es muy probable que nuestros hijos ya nos lleven la delantera! Los niños y los bebés respiran de forma natural hacia el abdomen. Con el paso del tiempo y el estrés que trae consigo la edad, estos patrones pueden transformarse en otros menos saludables. En neerlandés tenemos un dicho que reza: «Jong geleerd, is oud gedaan» («Lo que se aprende de joven, se hace bien de adulto»).

Isabelle: creo firmemente que educar a las nuevas generaciones en la importancia de mantener unos hábitos de respiración saludables es como plantar semillas que nutrirán su bienestar. Si dedicamos unos minutos al día a practicar la respiración consciente con nuestros hijos, este patrón quedará grabado tanto en nuestro nuestro lado consciente como en el inconsciente, y se convertirá en un recurso siempre disponible al que podemos recurrir cuando queramos. Además, practicar la exposición al frío puede ayudarnos a regular las emociones intensas ante la adversidad. Al fin y al cabo, ¡el frío es como una emoción!

Sin embargo, es fundamental adaptar los ejercicios de respiración WHM a la etapa de desarrollo del niño. Antes de los ocho años, recomendamos simplemente invitar al niño a prestar atención a la respiración o adoptar un enfoque lúdico como, por ejemplo, inflar globos juntos. A partir de esa edad, sugerimos esta adaptación de la respiración básica WHM.

Protocolo: ejercicio de respiración WHM para niños

- ENCONTRAD UNA POSICIÓN CÓMODA: sentaos o tumbaos en la postura que os resulte más cómoda.
- RESPIRAD DE MANERA CONSCIENTE: tomad conciencia de vuestra respiración, seguidla y tratad de conectar plenamente con ella. Si aparece algún pensamiento, aceptadlo, dejadlo pasar y volved a concentraros en la respiración.
- VEINTE RESPIRACIONES PROFUNDAS: podéis cerrar los ojos si queréis. Inhalad profundamente por la nariz y exhalad suavemente por la boca. Llenad primero el vientre y luego el pecho. A continuación, dejad que el aire salga sin forzar, procurando alargar la exhalación. Repetid este ciclo veinte veces.
- LA RETENCIÓN: tras las veinte respiraciones profundas, inhalad una vez más llenando los pulmones al máximo, sin forzar. A continuación, soltad el aire y contened la respiración durante un máximo de veinte segundos.
- RESPIRACIÓN DE RECUPERACIÓN: pasados los veinte segundos, inhalad de nuevo. Sentid cómo se expanden vuestro vientre y pecho y, cuando ya los hayáis llenado por completo, aguantad la respiración unos cinco segundos antes de soltar el aire. Con esto, habréis completado una ronda. Podéis realizar dos o tres rondas seguidas.

Tras las sesiones de respiración, disfrutad juntos de la sensación y compartid cómo sentís vuestro cuerpo y vuestra mente antes y después de la práctica.

Protocolo: respirar como un músico

Este ejercicio de respiración es perfecto si tu hijo o hija atraviesa una situación emocional intensa y necesita una forma rápida de calmarse. Se trata de un recurso sencillo y eficaz para ayudarle a regular la frecuencia cardíaca y a gestionar mejor las emociones.

1. Inspirad profundamente por la nariz.
2. Cantad «do-re-mi-fa-so-la-si-do» hasta haber expulsado todo el aire.
3. Repetid el ciclo varias veces, o hasta que el niño o niña empiece a tranquilizarse.

El WHM ofrece tanto a grandes como a pequeños una excelente herramienta para estrechar lazos, jugar, ponerse a prueba y conectar con la naturaleza. Integrar el método en la rutina familiar os permitirá convertirlo en un estilo de vida. Y es que, para disfrutar de los beneficios del WHM a largo plazo, la *clave* está en la constancia.

Hacer del WHM un hábito duradero

La extraordinaria plasticidad del cerebro nos brinda un sinfín de oportunidades para cambiar de hábitos y crear otros nuevos. Ahora bien, no basta con una sola sesión de WHM para que los cambios perduren en el tiempo. Las investigaciones científicas sugieren que incorporar un nuevo hábito a nuestra vida cotidiana requiere unos 66 días de práctica constante, un proceso que no está exento de dificultades. Los primeros veintidós días pueden resultar especialmente duros, ya que tendemos a aferrarnos a lo familiar y cómodo, como nuestras adoradas duchas calientes en el caso del WHM. Los siguientes veintidós días pueden convertirse en una auténtica vorágine de adaptación, a medida que empezamos a reconocer los posibles beneficios del nuevo hábito. Con el WHM, tal vez estés empezando a apreciar algunos aspectos del trabajo con el frío y la respiración, y notes que tu actitud mental está experimentando cambios positivos. Por último, en la recta final de veintidós días, llegamos a abrazar y disfrutar de los nuevos hábitos adquiridos. Al término de este proceso, la nueva rutina ya está perfectamente integrada en nuestros hábitos cotidianos.

Dicho esto, cabe señalar que no todo el mundo llega a la línea de meta. Al principio, solemos tener una fuerte motivación; pero, con el paso del tiempo, empezamos a tomar conciencia de todo el esfuerzo que exige el cambio. Las investigaciones indican que solo una parte de las personas persevera en su propósito pasadas tres semanas, y son menos aún las que logran sostener el cambio más allá de los dos meses. Al fin y al cabo, nuestras vidas están repletas de obligaciones domésticas y profesionales que acaparan todo nuestro tiempo y atención. A menudo, el problema no radica en la falta de intención, sino en la ausencia de una estrategia eficaz y en el desconocimiento de nuestros propios comportamientos y mecanismos psicológicos. Tanto si se trata de integrar el WHM en nuestra rutina cotidiana como de instaurar cualquier otro cambio conductual, la motivación inicial solo nos permitirá llegar hasta cierto punto. De hecho, diversos estudios —como una revisión sistemática que analizó 422 trabajos de investigación— revelan que la intención solo explica el 28 por ciento de nuestras conductas reales[*]. Y aunque contar con una firme determinación es un excelente punto de partida, lograr que el cambio sea sostenible en el tiempo requiere mucho más. Por eso, cuando empieces a practicar el WHM de forma regular, es conveniente que te apoyes en las siguientes estrategias y técnicas para consolidar un cambio duradero.

1. **Define tus motivos.** Existen muchas razones para practicar el WHM. ¿Quieres reducir el estrés, mejorar tu estado de ánimo, aumentar tu bienestar general, incrementar tu tole-

---

[*] Gollwitzer, P. M., «Implementation Intentions: Strong Effects of Simple Plans», *American Psychologist* 7, vol. 54 (1999), pp. 493-503, https://doi.org/10.1037//0003-066x.54.7.493.

rancia al frío o abordar algún problema concreto de salud? Sea cual sea tu caso, es fundamental tener claro por qué deseas embarcarte en esta práctica. Esa claridad será la piedra angular de tu constancia.

2. **Diseña intenciones de implementación.** ¡Isabelle al habla! Una de mis grandes pasiones es comprender las claves para un cambio de hábitos eficaz. ¡Tanto es así que incluso realicé un máster en Psicología de la Salud! Durante esta formación, aprendí mucho sobre las bases científicas del cambio conductual y sobre cómo crear hábitos duraderos. También trabajé para el departamento de salud, donde dirigí iniciativas destinadas a impulsar cambios saludables en comunidades enteras. Tras toda esta experiencia, puedo asegurarte que una de las estrategias más interesantes y efectivas para modificar conductas es la técnica conocida como *intención de implementación*. Se trata de una herramienta que nos ayuda a afianzar el hábito de practicar el WHM sin depender únicamente de la fuerza de voluntad. Cuando diseñamos un plan claro, tenemos más probabilidades de cumplir nuestro propósito y crear un hábito útil. Muchas veces, la dificultad no estriba en definir el objetivo, sino en dar los pasos necesarios para alcanzarlo. Concretar el porqué, el cuándo, el dónde y el cómo es la clave para que un objetivo se convierta en un nuevo estilo de vida que pueda perdurar en el tiempo.

Ejemplos de intenciones de implementación:

- Cuando me despierte por la mañana, haré tres rondas de respiración WHM.
- Cuando me dé una ducha, empezaré con agua caliente y terminaré con dos minutos de agua fría.
- Cuando llegue a casa después de un día ajetreado, haré al menos tres rondas de respiración WHM nada más llegar, para bajar revoluciones al término de la jornada.

- Cuando me sienta enfadada, triste o abrumada por mis emociones, haré el ejercicio de respiración básica WHM, en lugar de reaccionar.

3. **Los obstáculos.** Tarde o temprano, encontrarás alguna piedra en el camino, ¡así que más vale estar preparada! Piensa en todos aquellos obstáculos que podrían amenazar tu constancia, y diseña posibles estrategias para superarlos.

   - ¿Qué puede hacer que te cueste practicar el WHM con constancia?
   - ¿Qué soluciones se te ocurren para superar esas dificultades?

4. **Utiliza recordatorios.** Un recurso eficaz para cambiar de hábitos es usar recordatorios que nos ayuden a no perder de vista nuestro objetivo. Por ejemplo, puedes colocar notas adhesivas en un lugar visible (como el espejo del baño), o llevar una pulsera que te recuerde tu objetivo. Al ver el recordatorio, tu propósito se activará y cobrará fuerza.

5. **Crear comunidad y compromiso mutuo.** Formar comunidad en torno a un nuevo hábito aumenta las probabilidades de que este perdure. Al fin y al cabo, somos seres sociales. Y la suerte es que el WHM ofrece un sinfín de oportunidades para conectar con otros «hoffers». Estas son algunas ideas:

   - Únete a una de las comunidades de mujeres de hielo, ¡o crea la tuya propia!
   - Visita a «hoffers» en otros países y relaciónate con la comunidad local en sus lugares de práctica preferidos.
   - Únete a la comunidad WHM en línea.
   - ¡Apúntate a un retiro de WHM!

6. **Recompénsate.** ¿Recuerdas cuando, de niña, te daban una pegatina por hacer los deberes? Las recompensas no solo sentaban

de fábula entonces: también lo hacen en la vida adulta. En esta etapa, pueden adoptar muchas formas, pero basta con algo tan simple como felicitarte y reconocer tus logros. Cuando lo hacemos, es como recibir una descarga de energía mágica que nos impulsa a seguir adelante. Reconoce tu mérito por aquello que haces, en especial si te supuso un esfuerzo importante. Esa sensación de logro será lo que te motive a seguir por el mismo camino.

Mensaje final para nuestras nuevas mujeres de hielo

Hemos enseñado el WHM a miles de mujeres en todo el mundo y, a lo largo del camino, hemos forjado profundos vínculos. Hemos ofrecido palabras de consuelo y aliento durante los primeros baños de hielo, hemos compartido carcajadas incontenibles en nuestros retiros para mujeres, y hemos brindado un espacio seguro en el que poder liberar emociones y recuerdos dolorosos. Después de conocer la vida de tantísimas mujeres, nos dimos cuenta de que, si hay algo que parece unirnos a todas, es esa sensación punzante de no ser lo bastante buenas. En algunas se manifiesta como una brizna de duda que asoma de vez en cuando, mientras que, en otras, se ha asentado como una creencia abrumadora y totalizadora que condiciona su forma de vivir. Practicar el WHM ayuda a que ese miedo persistente se desvanezca, para poder al fin abrazar la verdad: que somos suficientes tal y como somos, aquí y ahora.

El mundo se ve mucho más brillante y colorido tras solo una buena sesión del WHM. Hemos visto a innumerables mujeres ganar confianza y perder el miedo, hasta atreverse a asumir desafíos que antes ni siquiera se planteaban. Juntas, rompemos con los condicionamientos, las creencias limitantes y los miedos que nos han impedido avanzar, y empezamos a ver la vida desde una perspectiva de crecimiento. Con esta nueva mirada, los desafíos se convierten en oportunidades y adoptamos una actitud mental que nos permite liberarnos de los viejos patrones y crear una nueva realidad basada en la confianza y la seguridad en nosotras mismas.

Cuando nos adentramos en el trabajo de respiración y exposición al frío del WHM, no hay dónde esconderse. Las capas que se han ido formando a tu alrededor con los años se desvanecen, y conectas en profundidad con tu parte vulnerable y poderosa: reconectas con tu voz interior. ¿Qué sientes de verdad? ¿Qué deseas? ¿Qué necesitas realmente? ¿Qué tienes que decir? Conforme vas despojándote de cargas innecesarias, empiezas a avanzar en tu forma más auténtica, justo como siempre estuviste destinada a ser.

AGRADECIMIENTOS

QUEREMOS EXPRESAR nuestro más profundo agradecimiento a todas las personas que han hecho posible este libro.

Deseamos honrar y dar las gracias a nuestros padres, cuyo amor, fortaleza y ejemplo han sido esenciales en este camino. A nuestro padre, que ha dedicado su vida a ayudar a los demás a ser felices, fuertes y llevar una vida saludable: tu entrega y tenacidad no solo han inspirado este libro, sino todo un movimiento. A nuestra madre, cuyos profundos sacrificios y espíritu imperecedero siguen guiándonos: tu partida fue el catalizador de una misión que se convirtió en un auténtico proyecto familiar para sanar e inspirar al mundo.

A nuestros hermanos: Enahm Hof, que creó una plataforma para que estas poderosas técnicas pudieran llegar al mundo, y Michael Hof, cuyas constantes contribuciones en los aspectos fundamentales del método han sido esenciales.

A nuestras editoras, Karen, Gretchen y Kirby: vuestra valiosa orientación y dedicación fueron decisivas para dar forma a este libro tal y como es hoy.

A nuestra enlace de confianza, Jaidree, por ser nuestra guía, asesora y ancla. Gracias a ella, la visión inicial de este libro pudo cobrar forma. Nos sentimos tremendamente afortunadas de haber contado con su apoyo a cada paso del camino.

Estamos profundamente agradecidas a toda la comunidad de instructores del Método Wim Hof —en especial a las mujeres destacadas en este campo—, así como a las increíbles líderes de la Icewomen Community y a todos los «hoffers»: vuestra pasión, participación y aportaciones han enriquecido este trabajo de innumerables maneras. Y un enorme agradecimiento a las mujeres que han compartido sus experiencias personales con el WHM para este libro: vuestro testimonio motivará a otras mujeres a iniciarse en esta práctica, que puede contribuir a aliviar sus problemas de salud.

A todos los expertos que compartieron con gran generosidad su tiempo y sus conocimientos con nosotras. Vuestras aportaciones han sido inestimables, y es un inmenso honor haber tenido el privilegio de compartir aprendizajes y reflexiones con vosotros: a los profesores y doctores Elissa Epel, Wouter van Marken Lichtenbelt, Hemmo Drexhage y Max Nieuwdorp; a Peter M. Litchfield; al profesor y doctor en Neurociencia Henk Jan den Boele; al doctor Andrew Weil; al profesor Matthias Wittfoth; y al experto en hormonas Ralph Moorman.

Yo, Isabelle, quiero expresar mi más sincero agradecimiento a mi pareja, Oren Gatigno, por su apoyo incondicional mientras compaginábamos la escritura de este libro con la crianza del bebé que acabábamos de tener.

Por último, queremos expresar nuestro agradecimiento a todas las personas que nos acompañaron en este camino: gracias por creer en esta visión y ayudarnos a hacerla realidad. Este libro es tan vuestro como nuestro.

ÍNDICE TEMÁTICO

A

aceptación, 180-182
acetazolamida, 148
ácido láctico, 126-127
adaptación cruzada, 182
adicción, 61
adrenalina, 38, 39, 50, 59, 71, 104, 139, 146-147, 155, 183, 201, 221, 272,
agotamiento, 54, 203-204, 257-258, 272
alcalinización, 150-152
alostasis, 35-36, 80
alteraciones del estado de ánimo, 201-202, 237-240
ama (buceadoras japonesas), 83, 85, 109
amenorrea, 68
amígdala, 44, 48, 140, 154, 171, 235
anovulación, 73
ansiedad
    causas de, 244
    ciclo menstrual y, 69
    longitud de los telómeros y, 251
    menopausia y, 200, 201
    sofocos y, 204

WHM y, 244
anticonceptivos hormonales, 78-79, 101
Armstrong, Lance, 146
artritis, 147, 209, 216
Asociación Estadounidense de Psicología, 42
atención interoceptiva, 111, 115, 179, 261
atención plena, 176-183
aumento de energía, 257-258
aumento de peso
    estrés y, 41-42, 75-76
    resistencia a la insulina y, 76, 206-207
autorreflexión, 178

B

baños de hielo, 102, 113, 181
baños faciales de hielo, 255-256
Barbie (película), 173
Beach, Nigel, 221
Berry, Halle, 199
betaendorfinas, 105, 227, 263
bifenilos policlorados, 77
biohacking, 249, 250, 262, 264
bisfenol A, 77

Blackburn, Elizabeth, 252
Boele, Henk-Jan, 140
Brain Behavior and Immunity Integrative (revista), 51
buceadoras a pulmón coreanas (*haenyeo*), 109
buceadoras japonesas (*ama*), 83, 85, 121
Buijze, Geert, 218

C
calambres, 68, 69, 74, 266
calma enérgica, 50
cáncer, 172, 228-231
cáncer de mama, 172, 228-229
cannabinoides, 155, 227, 239
Cannon, Walter, 43
capacidad pulmonar, 135, 146
Capel, Pierre, 228-229
células microgliales, 232
Centro Médico de la Universidad de Radboud, 20, 21, 93, 144, 216, 227
Centro Médico de la Universidad Erasmo de Róterdam, 140
Centros para el Control y la Prevención de Enfermedades, 209, 245
cerebro
    ciclo menstrual y, 66
    comunicación entre cuerpo y, 168
    estrés y, 47
    femenino, 44, 170-171
    homúnculo cortical, 167-168
    plasticidad cerebral, 288
choque por frío, 102
«Chronic Inflammation in the Etiology of Disease Across the Life Span», 210
ciclo de Cori, 127, 257

ciclo menstrual
    acerca de, 64-66
    atención interoceptiva, 179
    biohacking, 264-269
    cerebro y, 65-66
    desequilibrio hormonal y, 67-68
    estrés y, 72-75
    experiencias con baños de hielo, 84-85
    exposición al frío y, 117
    fase de ovulación, 267-268
    fase folicular, 64, 65, 101, 267
    fase lútea, 64, 65, 101, 268-269
    fase premenstrual, 265-266
    fluctuaciones hormonales, 64-65, 101
    irregularidades menstruales, 67-69
    temperatura corporal basal (TCB), 101-102
    WHM y, 200-208
ciclos naturales, 34
circuito de retroalimentación negativa, 59
citocinas, 214, 215, 220, 241
Cohen, Marc, 237-238
comunidad, 242, 274-275, 291
conciencia
    del mundo interior, 177-178
    de los pensamientos, 175-176, 185
    práctica de respiración para mujeres embarazadas para desarrollar la, 193-194
condicionamiento femenino, 173-174
conexión cuerpo-mente, 30, 92, 166-168, 172-173, 176, 231-232, 269
congelación, 88
confianza, 166, 185

conocimiento científico, 17-18
control, 180-182, 236
coraje, 165-167
corteza prefrontal, 44, 153, 154, 170
cortisol, 34, 39-40, 59, 71, 72-73, 75-76, 78, 108, 115, 118, 140, 188, 200, 224, 232, 235, 261, 272
creación de hábitos, 288-289
Crum, Alia, 168
Cuando el cuerpo dice no (Maté), 172
Czarnecki, Jan, 219

D
dalái lama, 141
depresión
    causas de, 241-242
    ciclo menstrual y, 68
    inflamación y, 241
    longitud de los telómeros y, 251
    menopausia y, 199, 201
    posparto, 195, 242-243
    síndrome de ovario poliquístico y, 224
    WHM y, 240-243
depuración y limpieza, 80, 150-151
desafío de treinta días para mujeres de hielo, 13, 276-284
desafíos, afrontar los, 181, 252
descanso, 259-261
Descartes, René, 166
desconexión cuerpo-mente, 170-173
diabetes, 59, 256-257, 259
diabetes gestacional, 192
diafragma, 107, 132, 193
dióxido de carbono, 85, 125-126, 149, 259, 265
disnea, 136
disociación, 236

Diwadkar, Vaibhav, 238
DLQI (Índice de Calidad de Vida en Dermatología), 220
DMT (N,N-dimetiltriptamina), 156
DMT: La molécula del espíritu (Strassman), 156
dolor crónico, 226-228
dolor menstrual, 68, 74, 266
dopamina, 59, 61, 105, 183, 201, 203, 257
Drexhage, Hemmo, 231
duchas frías, 102, 112-113, 189

E
E. coli, 20, 22
edad biológica, 250, 251
edad cronológica, 250
efecto nocebo, 168-170
efecto placebo, 168-170
ejercicio físico como estrés hormético, 53
El nervio vago: Su poder sanador (Rosenberg), 235
embarazo
    cambios fisiológicos, 179
    como ciclo, 34
    diabetes gestacional, 192
    disfunciones del suelo pélvico y, 136
    entorno uterino pobre en oxígeno, 146
    exposición al calor y, 190, 191
    exposición al frío y, 13, 190-191
    niveles de progesterona, 63-64
    práctica de respiración interoceptiva WHM para, 193-194
    respiración y, 135, 136
    transición hormonal, 70
    WHM y, 189-193

empoderamiento, 183
endometriosis, 189, 220-223
endorfinas, 59, 61, 201
energía, 124-126
enfermedad
    conexión cuerpo-mente y, 173
    estrés y, 40
    falta de sueño y, 260
    inflamación y, 209-210
    psiquiátrica, 210
    WHM y, 231-232
    Véase también enfermedades
        autoinmunes
enfermedad cardiovascular, 85
enfermedad de Alzheimer, 209
enfermedad de Hashimoto, 73,
    225-226
enfermedades autoinmunes
    artritis, 208, 216
    conexión cuerpo-mente y, 232
    enfermedad de Hashimoto,
        225-226
    inflamación crónica y, 209-210
    mujeres y, 211-215-
    psoriasis, 219-220
    WHM y, 231-232
enfermedad tiroidea, 59, 63,
    225-226
entrar en calor, 87-89, 92, 107,
    116
entrenamiento de resistencia, 127
envejecimiento
    longevidad y, 250-252
    WHM y, 253-258
envejecimiento celular, 251
Epel, Elissa, 24, 75, 147, 240, 252,
    296
epilepsia, exposición al frío y, 13
eritropoyetina (EPO), 145
esperanza de vida, 249
espondilartritis axial, 218

establecer una intención, 104,
    184-185
estrés, 12, 33, 35, 36-37
    adaptación cruzada, 182
    aumento de peso y, 41-42,
        75-76
    cáncer y, 228-229
    cerebro y, 47
    ciclo menstrual y, 72-75
    contagio de, 285
    efectos de, 40-41
    ejercicio exprés para aliviar el,
        159-160
    emocional, 40, 172, 214, 228
    enfermedad y, 40
    enfermedades autoinmunes y,
        214
    hombres y, 42
    hormético, 52-55, 253
    infertilidad y, 188
    inflamación y, 40, 73-74
    menopausia y, 200-201
    mujeres y, 42-48
    resiliencia, 53-55, 182
    sofocos y, 199
    transiciones hormonales y, 70
    WHM y, 50-55, 79-80, 253-258
estrés hormético, 52-55, 253
estrógeno, 48, 62-65, 70, 72-73,
    75-76, 101, 116, 137, 198,
    200-201, 204, 214, 265, 267
estudio «Brain over Body», 236
estudio de la Universidad de
    Radboud, 20-27, 50, 146, 151,
    241
estudios de caso
    en mujeres, 23, 42, 167
    estudio de la Universidad de
        Radboud, 20-27, 50, 146,
        151, 241
expectativas culturales, 43

expectativas de roles de género, 43
expectativas sociales, 45
experiencias adversas en la
    infancia (EAI), 234
experiencias psicodélicas, 156
exposición al frío (pilar del
    WHM)
    acerca de, 27-28
    acondicionamiento al frío,
        108-110
    activación de la grasa parda,
        89-91, 207, 229, 263
    adaptación a, 86-87
    agua estancada vs. corriente, 114
    aumento de energía, 203-204
    baños de hielo, 84-85, 113,
        117-119
    cáncer y, 228-231
    consejos, 115-117
    productos, 114
    duchas, 112-113, 117-118
    efecto de recaída o *afterdrop*,
        106
    embarazo y, 13, 189-193
    enfermedad de Hashimoto y,
        225-226
    entrar en calor, 120-122
    fases de, 102-108
    genética y resiliencia, 108-110
    guía para objetivos específicos,
        262-264
    lactancia materna y, 196-197
    mejora del estado de ánimo,
        201-202
    menopausia y, 197-198
    actitud mental y, 104, 110, 163
    nadar, 113-114
    niños y, 284-287
    pautas para mujeres, 110-117
    posparto y, 194-196
    protocolos, 117-121
    precauciones, 13, 102
    regulación térmica, 87-89
    sistema cardiovascular y, 85-86,
        205
    sofocos y, 199
    técnicas de respiración,
        102-103, 109
    temblores, 91-92
    tipos de, 111-115
    visualización, 179-180

F
factor inducible por hipoxia tipo 1
    (HIF-1), 145
Facultad de Medicina de la
    Universidad de Ámsterdam,
    218
Facultad de Medicina de la
    Universidad de Michigan, 238
falta de sueño, 41, 46, 205, 260
farmacología, 24
fase de ovulación, 267-268
fase folicular, 64, 65, 101, 267
fase lútea, 64, 65, 101, 268-269
Ferrera, America, 173
Ferris, Tim, 26
fertilidad, 101, 188-189. *Véase
    también* infertilidad
fibromialgia, 73, 226-228
fisiología, 33-34, 98-100, 135, 137
flujo sanguíneo, 267
fortaleza mental, 180-182
ftalatos, 77
Fundación Nacional de Psoriasis,
    219

G
genética
    resistencia al frío y, 110
    salud mental y, 234
glándula pineal, 156

glucagón, 59
glucosa, 38, 75, 91, 125, 192, 230,
    244
Gottfried, Sara, 60
grasa blanca, 89, 90, 99, 207
grasa parda, 89-91, 99-100, 207,
    229, 263
grelina, 59, 75-76

H
haenyeo (buceadoras a pulmón
    coreanas), 109
hemoglobina, 142, 144
hermunculus, 168
hiper-/hipotiroidismo, 59, 70, 73
hipocampo, 235
hipocapnia, 148
hipotálamo, 88
hipotermia, 92-95
hipoxia intermitente, 142-148,
    203
Hof, Wim
    control de la temperatura
        corporal central, 19, 91, 92,
        94
    control del sistema nervioso
        autónomo, 18, 20, 25, 30, 50
    estudio de la Universidad de
        Radboud, 20-27
    hazañas sobrehumanas, 17-18
    hipoxia intermitente, 142
    récords mundiales, 18, 50
    respuesta inflamatoria, 20
«hoffers», 238, 291
hombres
    diferencias psicológicas respecto
        a las mujeres, 99-102
    enfermedades autoinmunes y,
        210, 214
    estrés y, 42
    falta de sueño y, 260

fluctuaciones hormonales, 62
respuesta al estrés, 23
temperatura y, 98
WHM y, 31
homeostasis, 34, 35, 59, 79, 80
homúnculo cortical, 167
Hopman, Marianne, 20, 93
hormona luteinizante (HL), 267
hormonas
    desequilibrios, 66-70
    disruptores, 71-79
    disruptores ambientales, 76-79
    estrés y, 71
    fluctuaciones hormonales, 12,
        55, 100-101
    funciones de, 58-59
    jerarquía hormonal, 71-72
    mujeres y, 62-70
    respiración y, 137
    respuesta al estrés y, 47
    sistema endocrino, 57-59
    transiciones hormonales, 70-71,
        187-188
    WHM y, 79-82
    Véanse también hormonas
        específicas
hormonas del bienestar, 63, 201
hormonas sexuales, 47, 64, 137,
    214
hormona tiroidea, 71, 72
humming, 95

I
Icewomen Community, 11,
    274-275
Immuno-psychiatrie (Drexhage),
    232
infertilidad, 73, 188, 220
inflamación
    acerca de, 23
    aguda, 212

crónica, 23, 73-74, 209-210, 212
dolor crónico e, 228
depresión e, 241
efectos sobre el sistema
 inmunitario, 211-215
endometriosis e, 220-223
estrés e, 40, 73-74
fibromialgia e, 228
infertilidad e, 188
menopausia e, 200-201
perimenopausia e, 200-201
TNF-alfa (TNF-α) e, 215
transiciones hormonales e, 70
WHM e, 215-231
inflamación crónica, 23, 73-74,
 209-210, 212
Instituto de Psiquiatría y
 Neurología, 219
Institutos Feinstein de
 Investigación Médica, 18
Institutos Nacionales de Salud,
 260
ínsula, 178
insulina, 59, 63, 71, 75-76, 78
intercambio de fuerza vital, 273
interocepción de los latidos del
 corazón, 185-186
investigación médica, 18, 43,
 167
isla de Jeju, 109

J
juego, 275-276

K
Kamler, Ken, 19, 93
Kilimanjaro, 147-148, 218

L
lactancia materna, 196-197

lactógeno placentario humano
 (HPL), 192
La receta para la calma (Epel), 55,
 147
La solución de los telómeros
 (Blackburn y Epel), 75, 252
leptina, 59
liberación emocional, 71, 116,
 152-153, 246-247, 261
Lichtenbelt, Wouter, 94
líquido cefalorraquídeo (LCR),
 151, 202
longevidad
 baños faciales de hielo, 255-256
 dormir/descansar y, 259-261
 envejecimiento y, 250-252
 esperanza de vida y, 250
 flujo sanguíneo y, 254
 optimización de los niveles de
  energía y, 257-258
 proteínas de choque por frío y,
  253-254
 salud de la piel y, 254-255
 sensibilidad a la insulina y,
  256-257
lugar de trabajo
 bajas temperaturas en, 97
 desigualdades laborales, 25, 97
 tareas sin reconocimiento
  profesional, 44

M
mal agudo de montaña (MAM),
 147-148, 218
mal de altura, 148
mantras, 104, 174
masa muscular, 100
Maté, Gabor, 172, 246
McEwen, Bruce, 47
McInnes, Iain, 215

meditación, 18, 95, 159, 162,
    177-178, 218
melatonina, 34, 51, 59, 81
menopausia
    agotamiento, 203-204
    alteraciones del estado de
        ánimo, 201-202
    aumento de peso, 206
    cambios psicológicos, 179,
        198-199
    como ciclo,34
    estrés y, 200-201
    exposición al frío y, 197-198
    inflamación y, 200-201
    niebla mental, 202, 203
    niveles de estrógeno, 62
    síntomas, 199
    sofocos, 204-205
    transición hormonal, 70-71
    WHM y, 236-248
actitud mental (pilar del WHM)
    acerca de, 30-31
    aceptación, 180-182
    aquietar la mente, 176-177
    atención interoceptiva, 177-179
    atención plena, 176-183
    cambio de, 184-186
    efectos sobre la salud física,
        168-170
    empoderamiento, 183
    exposición al frío y, 104, 110, 177
    protocolos, 184-186
    romper con el
        condicionamiento, 174-176
    técnicas de respiración y, 177
mente de mono, 177
metabolismo, 38, 207, 225
método escandinavo del sueño, 98
Método Wim Hof (WHM)
    como práctica sostenida, 288-292
    comunidad y, 274-275

desafío de treinta días para
    mujeres de hielo, 13,
    276-284
desarrollo de, 17-18
equilibrio hormonal y, 79-81
estrés y, 50-55, 80-81
estudio de la Universidad de
    Radboud, 20-27, 50, 146,
    151, 241
«hoffers», 238, 291
hombres y, 31
investigación sobre, 27, 50-55
juego y, 275-276
mujeres y, 11-12, 31-32,
    292-293
naturaleza y, 271-273
niños y, 284-287
pilares de, 12, 27-31
protocolos de exposición al frío,
    117-121
protocolos de respiración,
    157-163
protocolos de actitud mental,
    184-186
Véase también técnicas de
    respiración (pilar del WHM);
    exposición al frío (pilar del
    WHM); actitud mental (pilar
    del WHM)
microbioma intestinal, 201
mitocondrias, 90, 126, 257
Mood Stratification, 232
mujeres
cerebro femenino, 42, 44, 170,
    179, 185
condicionamiento femenino,
    173-174
diferencias fisiológicas respecto
    a los hombres, 99-101
enfermedades autoinmunes y,
    210, 213

estrés y, 42-48
experiencias con baños de hielo,
85-95
expectativas socioculturales, 45
falta de sueño y, 259
fluctuaciones hormonales, 65,
100-102
investigación médica en, 23-25,
43, 177
pautas de exposición al frío,
110-117
protocolos de exposición al frío,
117-121
respiración y, 134-138
respuesta al estrés, 43
respuesta de cuidar y conectar,
43, 115, 274
riesgos para la salud mental,
233-235
temperatura y, 95-98, 226
violencia contra, 47
WHM y, 11-12, 31-32,
292-293
musculatura de la pared arterial,
80
músculos intercostales, 94, 100,
107, 135
Muskiet, Marcel, 213

N
NASA, 19, 141
nadar en aguas frías, 113-114
naturaleza, poder sanador de,
271-273
Nature (revista), 229
nervio vago, 18, 49-50, 104, 128,
131, 154, 204, 226
neurocepción, 34
neurociencia, 167
niebla mental, 199, 202
niños, WHM y, 284-288

nitrógeno, 125
noradrenalina, 38, 105, 108, 203, 227
norepinefrina, 90

O
obesidad, 59
opioides, 155, 227
opioides endógenos, 155, 227
Organización Mundial de la Salud,
256
oxígeno, 124-126, 142-144
oxitocina, 59, 60

P
Países Bajos, 11, 188, 217, 285
pandemia de COVID-19, 46, 220,
274, 275
parabenos, 77
Pelletier, Kenneth R., 252
Penfield, Wildon, 167
pensamientos, conciencia de, 175
pérdida de peso, 258-259
perimenopausia
como fase inflamatoria
sistémica, 201
irregularidades menstruales,
67-68
niebla mental, 202
salud cardiovascular, 205
transiciones hormonales, 70, 198
perlas, 82, 121
pesticidas, 77
Pickkers, Peter, 25
píldora anticonceptiva, 78, 102
PNAS (Proceedings of the
National Academy of Sciences
of the United States of
America), 23
Pollack, Gerald, 113
posparto, 194-198, 242-243
postura del caballo, 107-108

precauciones, 13, 102, 157
pregnenolona, 200
Premio Nobel de Fisiología o
    Medicina, 250
presión arterial, 205-206
producción y conservación del
    calor, 87-89, 107
progesterona, 63-64, 65, 70, 72,
    101, 137, 193, 194, 198, 200,
    201, 265, 268
prolactina, 194
prostaglandina, 74
proteínas de choque por frío,
    253-254
protocolos
    actitud mental, 184-186
    baños de hielo, 118-119
    calentar las manos tras la
        exposición al frío, 121
    calentar las manos y los pies,
        120-121
    dormir como un bebé, 261-262
    ducha fría/caliente, 119-120
    ejercicio de respiración WHM
        para niños de hielo, 287
    ejercicio exprés para aliviar el
        estrés, 159-160
    establecer una intención,
        184-185
    exposición al frío, 117-121
    interocepción de los latidos del
        corazón, 185-186
    reducir el dolor del suelo
        pélvico, 160-161
    respiración, 157-163, 287-288
    respiración básica WHM,
        157-159
    respiración de poder (DMT),
        161-162
    respirar como un monje, 162-
        163
    respirar como un músico, 288
psoriasis, 219-220
pubertad
    irregularidades menstruales, 68
    niveles de estrógeno, 62
    transición hormonal, 70

R
récord mundial Guinness, 18
red neuronal por defecto (DMN),
    171
reflejo de inmersión, 255
reflejo de sobresalto, 140
regeneración neuronal, 254
regulación, 178
regulación de la temperatura
    corporal, 18
regulación emocional, 237-239
relajación, 141, 255
resiliencia, 53-55, 182
resistencia a la insulina, 75-76, 209,
    206-208
respiración
    capacidad pulmonar y, 148-149
    embarazo y, 135, 136
    en culturas antiguas, 124
    evaluación del patrón
        respiratorio habitual, 129-130
    hormonas y, 137-138
    inhalación y exhalación,
        124-127, 132-133
    lenta, 131-132
    mujeres y, 134-138
    patrones respiratorios
        disfuncionales, 129
    pérdida de grasa a través de,
        259
    poder de, 123-124
    postura, 131
    reeducación de, 132-133
    saludable, 130-134

sistema nervioso y, 127-129
respiración celular, 126
respuesta al estrés, 27, 35-36
    basada en el trauma, 47
    breve, 39-42
    cuidar y conectar, 43
    desadaptativa, 235
    en hombres, 43
    en mujeres 43
    hormonas y, 47-48
    prolongada, 20-21
    respuesta de lucha, huida y
      parálisis, 37, 38, 43, 71, 171
respuesta de cuidar y conectar, 43,
    115, 274
respuesta de descanso y digestión, 37
respuesta de lucha, huida o
    parálisis, 38, 42, 71, 171
respuesta inflamatoria
    capacidad de Wim Hof para
      modular la, 20
    estudio de la Universidad de
      Radboud sobre, 22
respuesta neuroendocrina, 48, 214
Reumafonds, 217
ritmo circadiano, 34, 81, 204
ritmos infradianos, 34, 64
Rogan, Joe, 26
Rosenberg, Stanley, 235

S
salud cardiovascular, 13, 198,
    205-206
salud cutánea, 254-255
Salud hormonal (Gottfried), 60
salud mental
    ciclo menstrual y, 69
    experiencias adversas en la
      infancia (EAI), 234
    genética y, 234
    menopausia y, 198

posparto y, 194, 233
riesgos para las mujeres,
    233-236
transiciones hormonales y, 234
salud pélvica, 136, 160-161
saturación de oxígeno en sangre,
    142-143
seguridad psicológica, 246
sensación de frío, 96
sensibilidad a la insulina, 256-257
serotonina, 59, 63, 72, 195, 201, 265
simposio «The Future of
    Medicine», 215
«síndrome de Barbie», 173
síndrome de ovario poliquístico
    (SOP), 59, 63, 189, 224-225
síndrome premenstrual (SPM),
    67-68, 74, 138-139
sistema cardiovascular, 80, 85, 88,
    100, 254
sistema endocannabinoide, 155
    238-239
sistema endocrino, 57-82
sistema inmunitario
    alcance de, 211-212
    efectos de la inflamación sobre,
      211-215
    estrógeno y, 201
    estudio de la Universidad de
      Radboud sobre, 22, 23
    pérdida de tolerancia, 213
    posparto y, 194
    reforzar el, 212-213
sistema nervioso, 18-20, 25,
    29, 33-34, 43, 47, 57-59,
    139. *Véase también* sistema
    nervioso autónomo; sistema
    nervioso parasimpático (SNP);
    sistema nervioso simpático
    (SNS)

sistema neuroendocrino, 57, 71, 225, 231
sistema nervioso autónomo
    capacidad de Wim Hof para modular el, 18, 20, 25, 30, 50
    estudio de la Universidad de Radboud sobre, 22, 25
    función de, 34
    inflamación crónica y, 216-217
    reflejo de sobresalto, 140
    respiración y, 139-140
sistema nervioso simpático (SNS), 37, 38, 40, 129, 139
sistema nervioso parasimpático (SNP), 37, 48, 129, 139
    activación de, 38, 271-272
sistema respiratorio, 125
sistema vascular, 86
sistema linfático, 80
Sobrevivir al límite (Kamler), 93
sofocos, 204-205
Strassman, Rick, 156
sueño, 261-264
supervivencia, 71, 75
suspirar, 129

T
tamaño corporal, 99
tamaño del corazón, 100
Taylor, Shelley, 43
técnicas de respiración (pilar del WHM)
    acerca de, 28-30
    alcalinización, 150-152
    ascensión
        al Kilimanjaro, 147-148
    aumento de la capacidad pulmonar, 148-149
    bioquímica, 138-144
    ejercicio de respiración WHM para niños de hielo, 287
    ejercicio exprés para aliviar el estrés, 159-160
    emociones y, 152-155
    estimulación del nervio vago, 18
    experiencias psicodélicas, 156-157
    exposición al frío y, 102-103, 108
    fundamentos para una respiración saludable, 130-134
    actitud mental y, 176
    niños y, 285-286
    para entrenar la resistencia, 126-127
    posparto, 194-195
    práctica de respiración interoceptiva WHM para el embarazo, 193-194
    precauciones, 13, 157
    protocolos, 157-163
    reducir el dolor del suelo pélvico, 160-161
    reflejo de sobresalto y, 140
    respiración abdominal, 132
    respiración básica WHM, 142, 144-145, 194-195, 266, 277
    respiración de poder (DMT), 154, 161, 267, 276
    respirar como un monje, 162-163
    respirar como un músico, 288
    sofocos y, 151
    suspirar, 129
telómeros, 251
temblores, 91, 98, 101, 106-107
temperatura
    capacidad de Hof para regular la, 87
    corporal basal (TCB), 101
    hombres y, 98-99

mujeres y, 95-102, 226
regulación, 87-89, 95
temperatura corporal basal (TCB),
    101
terapia de contraste, 261
terapias naturales, 216
testosterona, 63, 72, 73, 187, 183,
    257, 267
The Emotional DNA (Capel), 228
The Fourth Phase of Water
    (Pollack), 113
«Thermostat Wars?», 98
TNF-alfa (TNF-α), 215
tormenta Dennis, 11
trabajo invisible, 44-45
Tracey, Kevin, 18, 50
transiciones neuroendocrinas, 70
trastorno afectivo estacional
    (TAE), 60
trastorno del suelo pélvico, 136
trastorno disfórico premenstrual
    (TDPM), 59, 74
trastorno por estrés postraumático
    (TEPT), 233
trauma, 47, 154, 166, 181,
    245-248
triclosán, 77
trifosfato de adenosina (ATP),
    126, 257

U
Universidad de California en Los
    Ángeles (UCLA), 43
Universidad de California en San
    Francisco (UCSF), 24, 52, 239,
    242

Universidad de Chicago, 24
Universidad
    de Maastricht, 94
Universidad de Medicina de Lodz,
    219
Universidad de Minnesota, 92
Universidad de Pisa, 157
Universidad de Queensland, 139,
    246
Universidad de Waikato, 221
Universidad de Washington, 155
Universidad RMIT
    (Real Instituto de Tecnología de
    Melbourne), 52, 237-238, 242,
    244
Universidad Rockefeller, 47
UK Biobank, 241

V
vasoconstricción,
    85, 88, 254, 269
vasodilatación, 85, 254-255
VICE, 26
violencia, 47
visualización, 168, 179-180
«Voluntary Activation of the
    Sympathetic Nervous System
    and Attenuation of the Innate
    Immune Response in Humans»,
    21

W
WHM. *Véase* Método Wim Hof
    (WHM)
*Wilderness & Environmental
    Medicine* (revista), 147

ACERCA DE ISABELLE HOF

ISABELLE HOF creó la Wim Hof Method Academy —de la que hoy es asesora—, y es instructora certificada de WHM y cofundadora de la Icewomen Community. Posee un máster en Psicología y colabora con Innerfire BV desde sus inicios, donde ha desempeñado diversas funciones, como la organización de expediciones, la creación de un curso en video para instructores y la coordinación de estudios científicos.

ACERCA DE LAURA HOF

Laura Hof es terapeuta holística, conferenciante, facilitadora y cofundadora de la Icewomen Community, además de impartir numerosos talleres de WHM. Ha ocupado distintos cargos en Innerfire BV y, en la actualidad, dirige sus propios viajes y enseña junto con Wim. Obtuvo un máster en Historia con dos especializaciones —Historia de las Relaciones Internacionales y Estudios Americanos—, y ha trabajado también para varias instituciones internacionales.

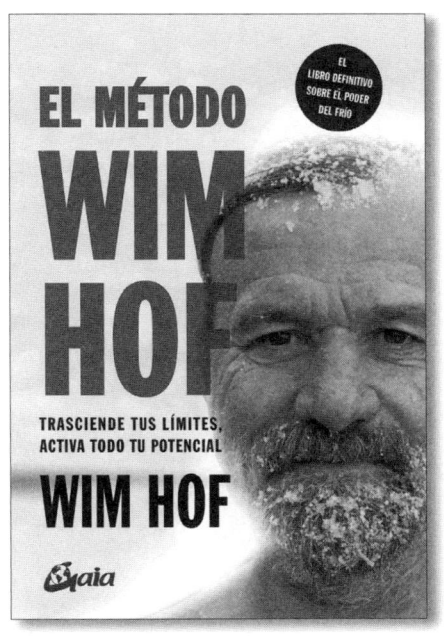

EL MÉTODO WIM HOF
Trasciende tus límites, activa todo tu potencial
Wim Hof

Wim Hof nos transmite un mensaje poderoso: «Todos podemos conseguir lo imposible, literalmente. En nuestras manos está superar las enfermedades, mejorar nuestra salud mental y rendimiento físico, y hasta controlar nuestra fisiología para superar cualquier situación de estrés». Este pionero defensor del potencial humano presenta en *El método Wim Hof* una técnica que cualquier persona —joven o de edad avanzada, sana o enferma— podrá emplear para sanar sus dolencias y recargarse al máximo de fuerza, vitalidad y felicidad.

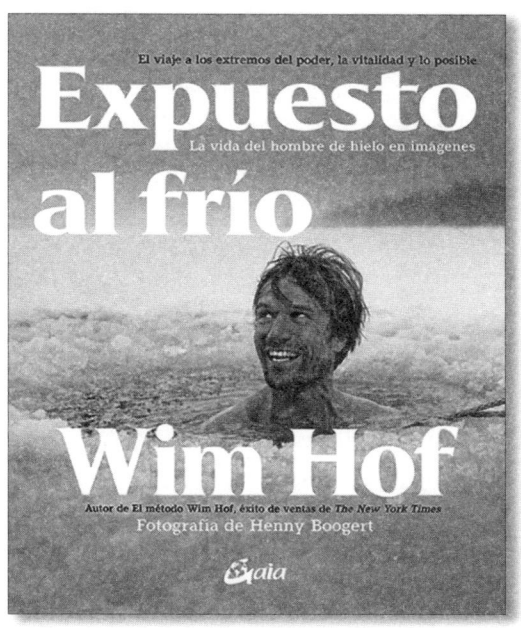

EXPUESTO AL FRÍO

El viaje a los extremos del poder, la vitalidad y lo posible

WIM HOF

FOTOGRAFÍAS DE HENNY BOOGERT

Con *Expuesto al frío*, seguirás el viaje de Wim desde sus primeros años de adultez hasta el presente, experimentando las desilusiones, alegrías y triunfos de uno de los maestros más inspiradores de la actualidad.

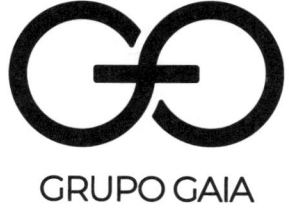

GRUPO GAIA

Para más información
sobre otros títulos de
GAIA EDICIONES

visita
www.grupogaia.es
Email: grupogaia@grupogaia.es
Tel.: (+34) 91 617 08 67